新编临床护理研究与实践

主　编　王晓玲　等

副主编　王晓玲　王云燕　王会会　许　娜
　　　　孙笑笑　陈秀华　张　静　张杰杰
　　　　张梦琦　柳　倩　赵国慧　赵莎莎
　　　　秦金霞　栾健萍　高绪莲　常　娜
　　　　褚国才　董建新　孙利宁

U0341559

吉林科学技术出版社

图书在版编目（CIP）数据

新编临床护理研究与实践 / 王晓玲等主编. -- 长春:
吉林科学技术出版社, 2020.8
　ISBN 978-7-5578-7582-4

　Ⅰ.①新… Ⅱ.①王… Ⅲ.①护理学 Ⅳ.①R47

中国版本图书馆CIP数据核字(2020)第189110号

新编临床护理研究与实践

主　　编	王晓玲 等
出 版 人	宛　霞
图书统筹	焦少敏
责任编辑	许晶刚　张延明
封面设计	周砚喜
开　　本	787mm×1092mm　1/16
字　　数	340 千字
印　　张	16
版　　次	2020年 8 月第1版
印　　次	2021年 5 月第2次印刷
出　　版	吉林科学技术出版社
发　　行	吉林科学技术出版社
地　　址	长春市净月区福祉大路5788号
邮　　编	130000
编辑部电话	0431－81629517
印　　刷	保定市铭泰达印刷有限公司
书　　号	ISBN 978-7-5578-7582-4
定　　价	65.00元

如有印装质量问题可寄出版社调换

目　录

第一章 临床护理教育管理

第一节 概 述

一、临床护理教育的概念

临床护理教育是护理教育的重要组成部分，也是现代医院护理管理的重要任务之一。临床护理教育是指继医学院校教育之后，对从事临床护理专业技术工作的各类护理人员进行专业教育的统称。它包括新护士岗前培训、护士规范化培训、继续护理学教育、护生临床教学和生产实习、护理进修生培训等。临床护理教育不同于医学院校教育，前者主要是结合临床护理实践开展教育，强调理论与实践相结合。通过临床教育，既可使护理人员增长知识，熟练掌握专业技能，还有利于培养严谨的工作作风和良好的职业道德。由此可见，临床护理教育不仅是培养学以致用的合格护理人才的重要途径，也是提高医院护理质量的有效办法。

二、临床护理教育的组织管理

（一）教育学术组

有医、教、研任务的大型综合医院，应在医院护理副院长或护理部主任领导下，设立护理教育学术组，成员由主任护师或副主任护师、护理部助理员等5~7人组成。其任务是研究制定与修订临床教学计划并组织实施，定期了解和检查各科室临床教育进展情况，听取意见，不断改进教学方法，提高教学质量，并根据教育计划的要求组织考核、总结和评价教育效果。条件不具备的医院，由护理部主任指定1名护理助理员专门负责。

（二）科室教学组

科室教学组在科主任指导及护士长领导下，由主管护师及护师3~4名组成，负责临床护理人员培训、评审和考核。同时医院应有科学的教育管理制度和规范的技术操作规程，以形成完善的教育管理体系。

第二节　新护士的岗前培训

一、概念

岗前培训是指护理专业毕业生上岗前的基础训练，训练内容分为公共部分与专科部分。公共部分由护理部统一制定计划，并组织实施；专科部分由各科室分别制定计划，并按计划逐项落实。公共部分教育时间为2周，普通科室专科部分教育时间3~4周，重症监护病房、急诊科等科室则根据训练内容及培训对象实际能力而定，一般为6~8周。

新护士的岗前培训是一项重要的工作，通过岗前培训可帮助新进人员转换角色，即从护生角色转换为护士角色；帮助新成员尽快地熟悉医院与科室环境；有利于新成员严格地执行医院各项规章制度；减少新成员对医院临床护理工作产生现实震撼；使新成员很快地投入临床护理工作，并成为一名合格的护理者。岗前培训时间较短，必须注意质和量两方面的效果，使新成员较快适应护士的角色，树立工作信心，达到尽快地、安全地独立开展工作的目的。

二、岗前培训的内容

新护士的岗前培训内容包括公共部分与专科部分。

（一）公共部分

1. 医院简介　重点介绍医院的组织机构、规模、功能、任务、目标及管理模式。
2. 职业道德　职业道德教育包括医德范畴、医德准则。
3. 工作环境。
（1）医院组织体系、护理人员排班、规章制度。
（2）医院环境：包括门诊部、住院部、办公区、生活区等。
（3）基础护理操作技术：生命体征测量、肌肉注射、静脉输液、青霉素过敏试验、给氧、吸痰、导尿、灌肠、鼻饲、铺床、重病人护理、无菌技术操作等。
（4）护理文书：体温单、医嘱单、医嘱本、病区交班报告、特护记录单的书写。
基础护理操作技术及护理文书两项内容，护生在校期间已接受训练，把它列为岗前培训内容主要是规范新护士操作，纠正实际操作中的错误。
4. 细微服务　即护士通过仪表、仪容、举止、语言等，为病人提供高品质的、无微不至的服务。

（二）专科部分

1. 科室人员结构。

2. 科室环境。

3. 各班工作程序、工作重点、标准及各类人员职责。

4. 专科主要常见病的临床表现、治疗原则、护理措施。

5. 专科主要常见急症的临床表现、救治原则、护理措施。

6. 专科主要检查及特殊诊疗技术的临床应用及护理，如心电监护、呼吸机、各种造影检查等。

（三）授帽仪式

授帽仪式是新护士岗前培训不可缺少的内容之一。洁白、整齐的燕尾帽代表着护士的尊严和责任；划一的格式体现了严格的纪律、严谨的作风和饱满充沛的精力。当每一名新护士踏上平凡而又神圣的护士岗位的第一天，接受了象征着高尚、纯洁的燕尾帽的授帽洗礼，就意味着她将对人类科学的护理事业做出无私的奉献。

新护士的授帽仪式可在室内或室外进行，必须有一明亮、清洁、宽敞的空间，会场正前方悬挂护理事业的创始人南丁格尔画像，画像两侧可配彩旗，并配有扩音系统或音响设备。

授帽仪式由护理部指定专人主持，其程序如下：

1. 新护士宣誓　由护理部主任或指定专人带领新护士宣读誓词。

誓词：

我志愿做一名护士。牢记护士的天职，热情、慎独、求实、奉献，尽心尽责，救死扶伤，全心全意为伤病员服务，发扬南丁格尔精神，遵循公道、公正、科学的道德准则，勤奋学习，刻苦钻研，精益求精，不断进取，把知识和生命献给人类的科学护理事业。

宣誓人：×××

2. 授帽　在轻快的《皎皎白玉兰》乐曲声中，由医院领导或医院护理高级职称人员为新护士授帽。

3. 新护士代表发言。

4. 医院领导或护理部主任讲话。

三、岗前培训的方法

岗前培训可采取集中式或分散式。集中式即是由护理部统一组织教学人员负责岗前培训公共部分内容的介绍与训练；分散式则由各科护士长安排临床师资负责岗前培训专科部分内容的介绍与训练。教育方法可采用视听、讲课、示教、练习、实地参观、临床带教等多种形式。

（一）视听

视听可采用录像带、幻灯片、投影片等教具进行，优点是使学习者比较容易记忆、了解和应用那些看得见或听得见的现象或事物。如：医院简介、医院组织机构、医院环境、排班、基础护理操作技术等的教育应尽量采用视听教学法。

（二）讲课

讲课是教学的常用方法，可用于职业道德、规章制度、专科护理操作技术、文明礼貌服务教育。

（三）练习

练习能使学习者亲自试验，亲身体会，在练习中悟出灵感，寻求各种问题的解决方法。如护理文书书写、基础护理技术操作等。

（四）实地参观

实地参观多用于科室环境介绍，有利于新成员顺利开展工作。

（五）临床带教

临床带教是岗前培训的重要方法，是新成员独立工作之前的临床实际工作能力教育。由护士长指定临床经验丰富的师资进行带教，主要教育内容为病情观察、基础护理、专科护理、临床护理问题的处理办法及工作程序、重点、要求等，使新成员具备独立工作能力。

四、岗前培训的考核

岗前培训考核的目的：一是筛选招聘人员；二是激发新成员对岗前培训的兴趣，鼓励她们努力参与岗前培训，完成岗前培训的各项内容。

培训内容中公共部分的考核以基础护理操作技术为主，训练后选择临床最常用的操作进行考核，如：静脉输液、肌肉注射、皮下注射、青霉素皮试、无菌操作技术、生命体征测试等。专科部分考核以常规、制度、职责、各班工作程序、专科基础理论知识为主。考核成绩可纳入新成员规范化培训的学分管理。

第三节　护士规范化培训

一、概念

护士规范化培训是指在完成护理专业院校基础教育后，接受规范的护理专业化培训。鉴于我国护理学科当前的实际情况，其培训对象包括护理专业大学本科、大学专科及中专毕业后从事临床护理工作的护士。扎实的基础是每一个称职的临床护士必须具备的基本条件，如果基础打不牢，不仅以后的提高和发展受到限制，而且临床护理质量也会受到影响。因此，护士必须进行严格的规范化培训，经过规范化培训，使基础理论、基础知识、基本技能、外语水平和医德医风等得到全面发展和提高，达到《卫生技术人员试行条例》规定的护师基本条件。

二、护士规范化培训的内容与方法

护士规范化培训内容包括：政治思想、职业素质、医德医风、临床操作技能、专业理论知识、外语。培训方式以临床实践为主，理论知识和外语以讲座和自学为主。培训时间依据大学本科、专科、中专三个不同学历层次分别为1年、3年、5年。

（一）本科毕业生

培训时间1年。主要是轮回参加本学科各主要科室的临床护理工作，进行临床护理操作技能和有关理论知识的培训。具备独立运用护理程序为病人实施整体护理的能力（培训细则见附件一）。

（二）专科毕业生

培训时间3年。第1年，轮回参加本学科各主要科室的临床护理工作，着重临床护理基本操作技能训练，同时学习有关专业理论知识。第2～3年，深入学习和掌握本专业理论知识和临床操作技能，运用护理程序为病人实施整体护理。

（三）中专毕业生

培训时间5年。第1年，轮回参加本学科各科室的临床护理工作，进行各项基本护理技术操作训练，巩固在校期间所学的基础理论知识，达到国家执业护士的合格标准。第2～3年，进行各项基础护理技术操作和部分专科临床护理技能操作训练，学习有关专业的理论知识。第4～5年，深入学习和掌握本专业理论知识和操作技能，运用护理程序为病人实施整体护理，适时进行外语培训。

附件一 大学本科、专科毕业生各主要临床科室轮回培训细则

重症监护病房：培训3个月。目的是学习危重病的基础护理知识，进行临床护理实践和护理科研设计。掌握休克、感染、水电解质紊乱、酸碱平衡失调、ARDS的基础理论知识和临床护理技能；掌握常见危重病的病因、病理、临床表现、治疗原则，并能运用护理程序对危重病人进行整体护理；熟悉呼吸机的基础理论知识及临床应用；熟悉各种监护仪的使用及血流动力学监测方法；结合实际选题，完成一份护理科研设计书。

普通外科（综合外科）：培训3个月。目的是学习普通外科常见病的围手术期护理，进行临床实践和见习护理管理。熟悉普通外科常见病的围手术期护理并能运用护理程序对病人实施整体护理，完成3份规范的护理病历；熟悉胃肠外营养的适应证、配制方法及营养途径、并发症与护理；跟护士长见习护理管理1～2周。

血管内科（综合内科）：培训3个月。目的是学习心血管内科常见病的基础理论知识，进行临床护理实践。熟悉心血管内科常见病的病因、病理、临床表现、治疗原则，并运用护理程序对病人实施整体护理，完成3份规范的护理病历，组织教学查房1次；掌握普通心电图、心电监护仪；除颤器的使用方法，能阅读正常心电图及常见异常心电图，了解心血管内科常用检查和诊疗技术的临床应用与护理。

急诊科：培训2个月。目的是学习急诊科常见急症的处理原则和抢救配合，掌握常用急救技术和常用急救器材的使用。熟悉损伤、昏迷、中毒、心搏骤停的处理原则；掌握气管插管、气管切开、胸腔闭式引流术的配合及护理，心肺复苏技术，洗胃机、呼吸机等常用急救设备的使用与管理；参与临床教学，完成2学时授课。

三、护士规范化培训的考核

护士规范化培训应依逐年的教育过程作整体规划，务使每一次课程的知识与技能在日后的课程计划里扩增，才不至于浪费精力和时间在无关联性的训练内容上。医院教育学术组与科室教学组有责任评价参与培训的护理技术人员是否达到预期的教育目的，因此必须建立考核制度。

（一）定性考核与定量考核相结合

在设计学分权重时，注意克服重定性轻定量的做法，定量考核权重可占0.85，而职业道德等定性指标则可运用模糊数学的原理进行量化（参见本章计算机学分管理系统）。

（二）年度考核与阶段考核相结合

规范化培训内容均作为考核要素，其中医德医风、实践时间、夜班数、公共理论、专科理论、专科护理技术为年度考核项目，即每年均要考核一次。其余项目为阶段考核，即一个教育周期完成后，最后一次考核授予学分。

（三）卷面考试与计算机辅助考试相结合

公共理论、专科理论考核以卷面考试形式为主，考核内容和试题必须规范化，才能保证考核的科学性、可比性和可靠性。临床护理能力考核则应用计算机辅助考试（参见本章计算机辅助考试系统）。

（四）理论考核与日常工作质量检查相结合

护理学是一门综合性应用学科，临床工作质量往往是评价教育对象实绩的一个重要标尺。

四、护士规范化培训的管理

护士规范化培训要求做到规范化、制度化，为了使培训对象、时间、内容三落实，必须加强教育管理。

1. 由主管副院长、护理部主任、有关职能部门负责人组成领导小组，在医院党委领导下，对全院护理规范化培训进行领导、管理和质量监控。

2. 规范化培训实行学分累积，学分分配每年25学分，由科室及护理部进行全面综合考核。考核周期结束后经医院考核小组审核合格，才能取得再次注册及晋升护师专业技术职务的资格。

3. 建立《护士规范化培训学分手册》，每年完成的学分由个人及科室考核小组审查、填写、核对签名。每年由护理部计算机学分管理系统处理存档。

4. 培训对象工作调动时，要把规范化培训档案、材料上交护理部，随同个人档案转出，以供新单位参考。新调入的护士，科室考核组应根据原单位培训情况，进行综合考核后纳入相应培训年度。

附：临床护士规范化培训办法、临床护士规范化培训大纲

附一：临床护士规范化培训办法

第一章　总　则

第一条　为加强临床护士规范化培训，完善毕业后护理学教育制度，培养合格临床护理专业人才，特制定本办法。

第二条　本办法的培训对象是护理专业大学本科、大学专科及中专毕业后从事临床护理工作的护士。

第三条　临床护士经过规范化培训，达到《卫生技术人员职务试行条例》规定的护师基本条件和以下要求：

1. 坚持四项基本原则，热爱祖国，遵纪守法，贯彻执行党的卫生工作方针，具有良好的职业素质和医德医风，全心全意为人民服务。

2. 熟悉本学科的基础理论，具有较系统的专业知识，并能用以指导实践工作。

3. 熟练掌握本专业的临床护理（包括基础护理和专科护理）的操作技能，能独立完成本专业常见病的护理，一般急重症病人的抢救配合及护理。

4. 了解临床护理科研的基本方法，掌握论文（包括个案护理分析、临床经验总结）撰写的基本方法。

5. 初步掌握一门外语，能熟记本专业的外语词汇。

第二章　培训基地

第四条　凡具有《综合医院分级管理标准》规定的二级甲等以上（含二级甲等）条件的医院可申请作为临床护士的培训基地。

第五条　培训基地由省、自治区、直辖市卫生行政部门或其相应机构审查，批准认可。有关部委属医院的培训基地由有关主管部门会同当地卫生行政部门审批认可。

第六条　培训基地除对本单位临床护士进行培训外，还应承担外单位派送的临床护

士培训任务。

第七条　培训基地应根据培训办法，制定具体实施计划，严格进行培训和考核，确保培训质量。

第三章　培训考核

第八条　培训内容包括政治思想、职业素质、医德医风、临床操作技能、专业理论知识、外语。业务培训方式，以临床实践为主；理论知识和外语以讲座和自学为主。

第九条　培训时间，依据不同学历层次（大学本科、大学专科、中专）分别为1年、3年、5年。

1．大学本科毕业生。培训时间1年。轮回参加本学科各主要科室的临床护理工作，进行严格的临床护理基本操作技能训练，同时学习有关专业理论知识。逐步进行专业培训，深入学习和掌握本专业的临床操作技能和理论知识，具备独立运用护理程序为病人实施整体护理的能力。培训结束由培训基地进行考核。

2．大学专科毕业生。培训时间3年，分两阶段进行。

第一阶段：1年。轮回参加本学科主要科室的临床护理工作，进行严格临床护理基本操作技能训练，同时学习有关专业理论知识。经培训，考核合格后方可进入第二阶段培训。

第二阶段：2年。逐步进行专业培训，深入学习和掌握本专业的临床操作技能和理论知识，具备独立运用护理程序为病人实施整体护理的能力。培训结束由培训基地进行考核。

3．中专毕业生。培训时间5年，分三个阶段进行。

第一阶段：1年。轮回参加本学科各科室的临床护理工作，严格进行各项基础护理技术操作的训练，复习和巩固在校期间学习的本专业基础理论知识，达到国家考试中心对执业护士的考试标准。

第二阶段：2年。严格进行各项基础护理技术操作训练，经培训基地考核全部掌握，学习有关专业的理论知识及部分专科临床护理技能操作，培训结束由培训基地进行考核。

第三阶段：2年。逐步进行专业培训，深入学习和掌握本专业的临床操作技能和理论知识，具备独立运用护理程序为病人实施整体护理的能力。培训结束由培训基地进行考核。

第十条　临床护士培训由护理部负责制定计划，科护士长、病房护士长执行指导，以保证计划实施。

第十一条　对临床护士的考核成绩，可根据政治思想、理论知识、操作技能等不同内容，采用评分或学分积累形成，由培训基地进行全面考核，合格者发给合格证书作为申报护师的依据。

第四章　组织领导

第十二条　在国家卫生健康委员会领导下，由科教司成教处组织有关部门成立"临床护士培训委员会"负责指导培训工作。

第十三条　各省、自治区、直辖市应在卫生行政部门领导下成立相应机构，其任务是：

1. 根据本办法，结合本地区实际情况制定培训考核的实施方案；
2. 确认培训基地的认可和撤销；
3. 指导检查培训工作；
4. 组织对培训质量的评估。

第十四条　医院应成立临床护士规范化培训管理机构，并有专职人员负责具体工作。把完成护士培训作为医院考核晋升等级的条件之一。

第五章　培训经费

第十五条　为加强培训基地的建设，其行政主管部门应根据培训任务在经费上给予一定支持，派送临床护士的单位应向培训基地缴付适当的培训费用。

附二：临床护士规范化培训大纲

总　　则

为加强临床护士规范化培训，完善护理学毕业后教育制度，特制定本培训大纲。

一、培训对象

从护理专业院校（大学本科、大学专科、中专）毕业后在医院从事临床护理工作的护士。

二、培训目标

临床护士经过规范化培训，达到《卫生技术人员职务试行条例》规定的护师水平。

三、培训方法

依据不同学历层次（大学本科、大学专科、中专）分阶段进行。

1. 大学本科毕业生（毕业后1年）。

专业知识：巩固大学理论知识，学习有关专业的理论知识，阅读本学科进展状况资料，完成一篇综述或论文。

专业技能：掌握本专业的各项操作技能，掌握常见病、多发病及一般急症及危症病人的抢救配合及监护，独立运用护理程序对病人实施整体护理，正确书写护理病历，完成临床教学工作。

2. 大学专科毕业生（分两个阶段）。

第一阶段（毕业后1年）

专业知识：巩固学校期间学习的理论知识，学习大学本科护理专业教材。

专业技能：熟练掌握基础护理操作技能，完成对常见病人的护理措施。

第二阶段（毕业后2年）

专业知识：深入学习有关专业的理论知识，了解本学科进展状况，完成一篇综述或论文。

专业技能：掌握本专业各项操作技能，掌握对危、急重症病人的抢救配合及护理，能运用护理程序对病人实施整体护理，正确书写出护理病历，完成临床教学工作。

外语水平：借助辞典每小时能笔译2000个印刷符号以上。

3. 中专毕业生（分三个阶段）。

第一阶段（毕业后1年）

专业知识：巩固学校期间学习的专业理论知识，复习国家考试中心规定的护士执业考试内容，掌握护理程序的理论知识。

专业技能：掌握各项基础护理技术操作，初步掌握本专科常见的护理操作及常见病人的护理。

外语水平：熟记常用医用英语词汇。

第二阶段（毕业后2~3年）

专业知识：完成本省、市卫生人员晋升教材中医学基础知识部分的复习内容，学习护理心理学、护理伦理学理论知识并运用于临床实践，了解本专科的进展状况。

专业技能：熟练掌握各项基础护理技术操作，掌握本专科护理技术操作及各项护理常规，基本掌握本专科急、重症病人的抢救配合及病情观察。

外语水平：借助辞典能阅读医用科普短文。

第三阶段（毕业后4~5年）

专业知识：完成本省、市卫生人员晋升指定教材中全部专业理论知识内容，掌握本专科重症监护病人护理知识，阅读大学专科或本科护理教材内容。

专业技能：熟练掌握本专科各项护理技术操作，掌握重症监护病房常规仪器的使用和保养，能运用护理程序对病人实施整体护理，并能书写护理病历，完成对中专护生实习的带教工作。

四、考核

1. 考核项目：政治思想、医德医风、实践时间、理论知识及专业。

2. 考核类型：由护理部主任主持，科护士长及护士长按照培训大纲，对临床护士进行阶段考核和综合考核。全部考核合格者由培训基地给予合格证书。

五、实施

按照培训大纲细则实施。

第四节　继续护理学教育

一、概念

继续护理学教育是继规范化专业培训之后，以学习新理论、新知识、新技术和新方法为主的一种终生性护理学教育。目的是使护理技术人员在整个专业生涯中，保持高尚的医德医风，不断提高专业工作能力和业务水平，跟上护理学科的发展。国际医学教育界把医学院校教育、毕业后医学教育和继续医学教育称为医学教育连续统一体。由于我国护理学教育存在三种教育体制（中专、大专、本科），继续护理学教育不包括三种不同学历毕业生的毕业后教育，这三种接受不同教育程度的毕业生，毕业后必须经过临床规范化专业培训达到相应的要求，才能进入继续护理学教育。继续护理学教育也不包括成人教育中的补课教育和学历教育，护理学补课教育和学历教育原则上是为那些已经进入护理技术队伍，正在从事护理工作，但却未完整接受过正规基础教育的在职人员举办的。

二、继续护理学教育的培训内容与形式

继续护理学教育内容要适应不同专科护理人员实际的需要，以现代护理学科发展中的新理论、新知识、新技术、新方法为重点。具体教育活动内容包括：学术会议、讲座、专题讨论、讲习班、调研考察报告、疑难病例护理讨论会、技术操作示教、短期或长期培训、提供教学、学术报告、发表论文、著作等。

教育形式和方法根据不同内容和条件灵活制定，一般以短期和业余在职学习为主。

三、继续护理学教育学分授予与管理

（一）学分授予

继续护理学教育实行学分制。学分分为Ⅰ类学分和Ⅱ类学分。

Ⅰ类学分项目：

1. 国家卫健委审批认可的国家教育项目。

2. 省、市审批认可的继续教育项目。

3. 继续教育委员会专项备案的继续教育项目。

Ⅱ类学分项目：

1. 自学项目。

2. 其他形式的继续教育项目。

继续护理学教育的学分授予办法（见表1-1、1-2）。

表1-1　Ⅰ类学分的计算方法

1. 学术讲座、专题讨论、研讨班、学习班、讲习班

	参加者	主讲者
一个月以内的国家级继续护理学教育项目活动	1学分/3h	2学分/1h
一个月以上的国家级继续护理学教育项目活动和一个月以内的省、自治区、直辖市继续教育委员会认可的继续护理学教育项目活动	1学分/6h	1学分/1h
一个月以上的省、自治区、直辖市继续教育委员会认可的或其授权单位组织的继续护理学教育项目活动	1学分/12h	1学分/2h

2. 学术会议

	第一作者			第二作者			第三作者		
	大会	小组	列题	大会	小组	列题	大会	小组	列题
国际会议	8	6	1	7	5	1	6	4	1
全国（全军）会议	6	5	1	5	4	1	4	3	1
行政区（军区）会议	5	4	1	4	3	1	3	2	1
省级会议	4	3	1	3	2	1	2	1	1

表1-2　Ⅱ类学分的计算方法

1. 自学有计划,领导审查同意执行能写出综述	每2000字1学分	每年不超过5学分
2. 卫生部或省市、自治区制定或指定的有关护理学"四新"资料	护理部组织考核并按规定给予学分	
3. 进修由接收单位授予学分	每月3学分	每次进修不超过25学分
4. 出国考察、国内专题调研报告	每3000字1学分	
5. 发表护理学译文	每1500字1学分	
6. 护理学著作	每1000字1学分	

7. 刊物发表论文、综述

	第一作者	第二作者	第三作者
国外刊物	10	9	8
具有国际刊号(ISSN)和国内统一刊号(CN)	8	7	6
省级刊物	6	5	4
地级以下	4	3	2
内部刊物	2	1	0

8. 各类成果奖

	国家自然科学奖、发明奖、科学技术进步奖			部委级、省级奖		
	第一作者	第二作者	第三作者	第一作者	第二作者	第三作者
一等奖	20	18	16	12	10	8
二等奖	15	13	11	10	8	6
三等奖	11	9	7	8	6	4
四等奖	9	7	5			

9. 出版国家或省市继续护理学教育项目
录像教材成品放映10学分,(讲授型1学分　编辑型2学分　形象素材编辑3学分)幻灯片每10张1学分

10. 医院组织的学术报告、专题讲座、技术操作示教、新技术推广
　　主讲人2学分,参加者0.3~0.5学分,全年不超过10学分
　　多科室组织大查房、个案讨论
　　主讲人1学分,参加者0.1~0.2学分,全年不超过10学分

（二）继续护理学教育管理

继续护理学教育实行学分制管理，教育对象每年参加经认可的继续护理学教育活动不得少于25学分，其中Ⅰ类学分须达到3~10学分，Ⅱ类学分达到15~22学分。教育对象在任期内每年须按规定修满接受继续护理学教育的最低学分，才能再次注册、聘任及晋升高一级专业技术职务。同时，为加强学分管理，应建立继续护理学教育登记制度，作为参加教育的凭证。

随着临床护理学教育的发展和考核制度化、规范化，采用人工方法处理考核数据已满足不了需要，必须运用计算机辅助管理。近年来，计算机运用于考核管理已取得了一定的经验。下面介绍规范化培训与继续护理学教育的计算机管理。

1. 计算机学分管理系统。计算机学分管理系统是综合计算机技术、临床护理学教育理论和模糊数学原理研制而成的应用系统。该系统主要包括考核体系、运行参数和运算模式三个部分。

（1）考核体系：考核体系是学分管理系统的重要内容，考核体系的建立必须服从考核目的和教育内容的需要，应体现专业特点，发挥考核导向作用。通过建立考核体系，统一量纲和量级，以达到对教育对象进行客观、公正考核评价的目的。考核体系根据护理规范化培训和继续护理学教育的不同对象，采用相应的考核项目和权重，建立由二级结构组成的护理人员考核体系（见图1-1）。

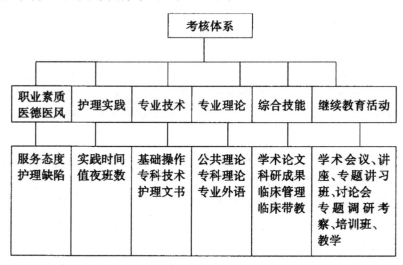

图1-1 护理人员考核体系的二级结构组成

（2）运行参数：护士规范化培训与继续护理学教育，由于教育对象层次不同，学历不同，所实施的考核科目、培训周期、权重、学分也不同，因此考核体系的参数亦有所区别（见表1-3）。

表1-3 中专毕业生规范化培训学业分分配

考核科目	权重	标准学分	考核次数
职业素质 医德医风	0.10	12.5	5
实践时间	0.18	22.5	5
夜班数	0.18	22.5	1
公共理论	0.14	17.5	*
专科理论	0.10	12.5	5
基础操作	0.14	17.5	*
专业外语	0.06	7.5	1
临床能力	0.04	5.0	3
带教能力	0.04	5.0	1
学术论文	0.02	2.5	1
合　　计	1.0	125	

注：带＊的科目考核次数依据课程次数按实际考核数目而定。

设：优票数为A_1，良票数为A_2，中票数A_3，差票数为A_4，总票数为Z，实际考核成绩为K，则：

$$K = \frac{95 \times A_1 + 85 \times A_2 + 75 \times A_3 + 60 \times A_4}{Z}$$

（3）运算模式：学分管理系统考核计算采用直接计量和模糊计量相结合的方法。

①直接计量是指在考试、考核中有精确的考试成绩和数量记录，将这些数量记录按评定标准直接计算出分数。例如，理论考试、技术操作考核、外语测验、值夜班数等等。

②模糊计量是指考核中难以用精确的数量单位来记录，而是运用模糊数学原理，使定性的考核要素转化为相应的分数。

医德医风定性考核法：把医德医风分为优（95分）、良（85分）、中（75分）、差（60分）4个档次，而后采取不记名投票，再把投票结果纳入计算公式，便得出考核对象医德医风的实际成绩。

在考绩管理中，无论是直接计量还是模糊计量，各项考核成绩均由计算机学分管理系统换算为"标准学分"及"比较学分"。

●标准学分

标准学分是用来衡量考核对象是否达到某项教育内容的基本标准。如要求中专毕业生规范化培训完成125学分才能达标，其中专科理论12.5学分。这125学分就是衡量其是否达标的分数线，12.5分则是衡量其专科理论是否达标的分数线。教育对象凡考核、考试合格，便可获得相应的标准学分。有的考核科目，整个教育周期才综合考评1次的，经考试合格便可1次授予整个教育周期的标准学分。对需要每年进行考试或考核的科目，每次合格只能授予1年的标准学分。

●比较学分

比较学分用来表示获得同一标准学分者之间的差异，即在达标者中谁的绩效更佳。比较学分的引入，可区分开教育对象不同的水平梯次，起到了高标准的导向作用，有利于激励人们努力拼搏，平等竞争。

比较学分计算方法：

设：比较学分为X，考核成绩为T，该项考核指标权重为P。

则：$X = T \cdot P$

例如：某中专毕业生在规范化培训周期中，专科理论考试分数为90分，问该项比较学分是多少？

代入公式：$X = 90 \times 0.10 = 9$

学分管理系统以菜单形式，分别完成护理人员教育手册中各类数据的输入、查阅、修改、删除、统计、排序、打印输出等功能（见表1-4）。该系统对护理人员考绩实行数量化考核管理，从而增强了考核与考绩管理工作的系统性、科学性。

表1-4 通用型学分管理系统

C. 参数设置	I. 输入修改	M. 资料管理	S. 排序列表	Q. 备份退出
1. 改变当前数据盘号	1. 基本情况	1. 查阅修改删除	1. 屏幕列表	1. 生成框架数据盘
2. 快速建立指标体系	2. 年度数据	2. 永久性删除	2. 打印输出	2. 备份后退出
3. 问答式指标体系	0. 返回	3. 索引维护	0. 返回	3. 直接退出
4. 查阅增减指标项目		4. 晋职处理		0. 返回
5. 设立科别代码		5. 自动纠错		
6. 培训周期		0. 返回		
7. 定性分转换				
8. 功能键设置				
9. 更改名称				
0. 返回				

2. 计算机考试题库。护理专业中级技术资格考试题库（下称题库）的建立，是为了适应护理人员继续护理学教育发展的需要。题库的设置以国家颁发的《卫生技术人员职务试行条例》为依据，作为护理专业中级资格考试命题的基础。题库由基础护理和本专业39个不同专科的一万多道试题组成（试题数仍在不断扩增），试题包括3个方面内容，即基础理论、专业水平、外语。基础理论和外语的考试采用笔试，专业水平考试采用计算机辅助考试。

题库中的试题类型分为A型题、X型题、阅图题和系列多项多选题四种类型。

●A型题

A型题为单项最佳选择题。先提供一段叙述、一个问题、一份简短病历，然后列出4~5个备选答案。备选答案中只有1个是正确或最佳答案，其余是似乎正确的错误答案，称干扰答案。

例1：

提示：病人行小肠部分切除术后12小时，体温37.8℃，脉搏88次／分钟，血压16／8kPa（120／60mmHg）。

提问：根据目前病人的状况，应给病人采取哪种最佳体位？

A. 平卧位　B. 头低脚高位　C. 半卧位　D. 截石卧位　E. 俯卧位

正确答案为C。5个备选答案只有1个正确。

●X型题

X型题为多项正确选择题。先提供一段叙述、一个问题或一份简短病历，然后列出4个备选答案，正确的选项为2项或2项以上，要求对每一选项都做出判断，全答对给分，全答错或部分答对均不给分。

例2：

提问：病人经检查确诊为机械性肠梗阻，下列哪些是处理该患者的主要措施？

A. 禁食　B. 清洁灌肠　C. 胃肠减压　D. 补液

正确答案为A、C、D。4个备选答案有3个正确。

●阅图题

阅图题为问答题。先提供一份病历摘要和有关的图片（如心电图、X射线片），然后根据病历摘要和相关的图片提出问题。例题请参见本章计算机辅助考试，试题实例第4问。

●系列多项多选题

参见本章计算机辅助考试系统。

3. 计算机辅助考试系统。临床医学决策能力计算机辅助考试系统（下简称系统），是综合计算机应用、教育测量学和临床医学（含医药学、护理学、中药学、中医学等）学科理论与技术研制而成的应用系统。该系统由环境配置、文件管理、考试管理、考绩分析和试题分析5个部分组成。本节主要介绍该系统考试管理中的试题结构、答题思路、答案类型和答题操作等有关考试的基础知识。

（1）试题结构：计算机辅助考试试题题型为系列多项多选题，属于多选题的范畴，但不同于目前我国采用的A型题、B型题、C型题和K型题等多选题。系列多项多选题是由一个病历摘要和若干组提示、提问、备选答案所组成，见试题实例。

试题实例：

病历摘要：患者男性，60岁。今晨因胸骨剧烈持续性压缩痛2小时入院。

体检：体温37℃，脉搏92次／分钟，血压14／8kPa（105／60mmHg）。面色苍白，皮肤潮湿，心音低。心电图检查提示："急性前壁心肌梗死"。

提示：患者感腹部不适，稍有便意。

提问：该患者入院时，应急需做哪些处理？

（√）1. 绝对卧床

（√）2. 持续吸氧

（√）3. 持续心电监护

（　）4. 记录出入量

（×）5. 嘱患者先去排便后再回病房

（　）6. 做入院介绍

（√）7. 按医嘱止痛处理

提示：心肌梗死后，常伴有不同程度的左心功能障碍和血流动力学改变，容易发生致命性的并发症，故须严密观察病情变化。

提问：应观察哪些主要症状？

（√）1. 疼痛的部位、性质和时间

（√）2. 发热、心动过速

（√）3. 恶心、呕吐、上腹胀痛

（　）4. 心脏浊音界增大

（√）5. 室性心律失常

（√）6. 呼吸困难、发绀、烦躁

（√）7. 血压、皮肤颜色、四肢温度

（×）8. 皮疹、出血

（×）9. 下腹疼痛、腹泻

提问：该患者做下列血清酶检测，什么酶升高最早，恢复最快？

（×）1. 谷草转氨酶

（×）2. 乳酸脱氢酶

（√）3. 肌酸磷酸激酶

（×）4. 碱性磷酸酶

（×）5. 谷丙转氨酶

提示：请看心电图（略）。

提问：下列哪些表现支持急性前壁心肌梗死？

（×）1. H、m、AvF、P波倒置，QRs波群呈Rs型

（×）2. V2、V3导联中，QRs波群呈QS型

（√）3. V4～V6导联中，QRs波群呈QS型

（√）4. V4～V6导联中，S-T段抬高与T波形成单向曲线

（×）5. V1、V5导联中，T波低平

提示：给患者哌替啶75mg肌注、休息、吸氧及静滴硝酸甘油等综合处理后，患者胸痛持续4小时未能缓解，而行静脉溶栓治疗。

提问：应注意观察哪些副作用？

（×）1. 寒战、发热

（×）2. 听力损害

（√）3. 出血

（　）4. 头昏、乏力

（×）5. 血管扩张性头痛

（√）6. 心律失常

（√）7. 皮疹

提示：患者住院的第二天下午5时，突然意识丧失，呼吸暂停，颈动脉搏动消失，心电监护屏幕上出现室颤波型。

提问：应立即采取哪些措施？

（√）1. 利多卡因50～100毫克静注

（√）2. 直流电除颤

（√）3. 胸外心脏按压和口对口人工呼吸

（×）4. 利多卡因100毫克心腔内注射

（×）5. 利多卡因200～250毫克肌注

提示：对患者进行心电监护。

提问：心电监护出现下列哪些现象为危险信号？

（×）1. 室性期前收缩，每分钟<3次

（√）2. 连续出现2个或2个以上室性期前收缩

（√）3. 出现多源性室性期前收缩

（×）4. 频发房性期前收缩，每分钟>5次

（√）5. 出现RonT

提问：该患者的护理重点是：

（√）1. 严密监视恶性心律失常的发生

（√）2. 解除疼痛

（　）3. 调节水、电解质和营养平衡

（√）4. 保持安静休息

（√）5. 保持大便通畅

（　）6. 进行生活指导

（√）7. 变换体位

提示：患者由于进食量减少及卧床而发生便秘，第3天给予开塞露20毫升注入肛

门，护士嘱患者排便时勿过度用力屏气。

提问：避免用力排便是因为用力排便可：

（√）1. 使迷走神经张力升高

（√）2. 反射性引起心律失常

（×）3. 使迷走神经张力下降

（√）4. 加重心肌缺氧

（×）5. 减低右心房压力

（√）6. 发生心脏破裂

提示：患者入院已3天，病情稳定，心电示波未见异常心律。

提问：对该患者有哪些护理诊断？

（×）1. 意识障碍

（√）2. 舒适的改变

（√）3. 心排血量减少

（√）4. 排便异常

（×）5. 感知异常

（√）6. 焦虑

从试题实例看，系列多项多选题有以下几个特点：第一，问题系列性。试题围绕着某个病人所患的疾病而逐步引申出与该病人有关的一系列临床护理问题。如试题实例，通过该病历摘要，围绕着急性心肌梗死病人住院期间的检查、治疗、护理等过程引出了10问。第二，病例真实性。试题是以实际的临床病历为基础，经过适当"塑造"而成。第三，提问序惯性。试题的每一个提问之间往往有连贯性。因此在解答问题时对应注意联想前面的问题。第四，答案多解性。在备选答案中，有正确、错误和无效三种解答。如试题实例第一问，有7个备选答案，其中1、2、3、7项是正确的，第5项是错误的，第4、6项是无效的。

（2）答题思路：计算机辅助考试是一种全新的考试方法，应试者要紧密围绕试题所提供的资料，准确地理解提问，从临床护理工作的实际出发，进行思考。对以上试题实例解题如下：

答题思路

病历摘要：患者男性，60岁。今晨因胸骨剧烈持续性压榨痛2小时入院。体检：体温37℃，脉搏92次/分，血压14／8kPa（105／60mHg）。面色苍白，皮肤潮湿，心音低。心电图检查提示："急性前壁心肌梗死"。

提示：患者感腹部不适，稍有便意。

提问：该患者入院时，应急需做那些处理？

（√）1. 绝对卧床

（√）2. 持续吸氧

（√）3. 持续心电图监护

（　）4. 记录出入量

（×）5. 嘱患者先去排便后再回病房

（　）6. 做入院介绍

（√）7. 按医嘱止痛处理

本试题第一问的关键词是"急需""哪些处理"。患者心电图提示"急性前壁心肌梗死"，其急救措施就是要尽量减少心肌氧的消耗，尽量缩小梗死面积，保存更多的心肌。绝对卧床、止痛处理是使身体减少活动，降低心肌缺氧，这是正确的。持续吸氧是提高血氧浓度，增加心肌的氧供应，有利于保护心肌。而心电监护有利于心律失常的早期发现，便于早期处理。所以第1、2、3、7项答案是正确的。心肌梗死急性期患者的进食、排便及一切生活料理必须在床上进行，才能达到身体减少做功的目的。若患者便秘可给缓泻剂或低压灌肠等处理，而让患者去排便有违急性心肌梗死的常规处理。故第5项答案是错误的。对一个新入院的患者来说，本应做入院介绍，但不是急需处理的措施，可在病情稳定，患者情绪安定情况下再做入院介绍。记录出入量应该在所有急救措施执行后再进行。

因此，第4、6项作为无效答案。

提示：心肌梗死后，常伴有不同程度的左心功能障碍和血流动力学的改变，容易发生致命性的并发症，故须严密观察病情变化。

提问：应观察哪些主要症状？

（√）1. 疼痛的部位、性质和时间

（√）2. 发热、心动过速

（√）3. 恶心、呕吐、上腹胀痛

（　）4. 心脏浊音界增大

（√）5. 室性心律失常

（√）6. 呼吸困难、发绀、烦躁

（√）7. 血压、皮肤颜色、四肢温度

（×）8. 皮疹、出血

（×）9. 下腹疼痛、腹泻

这个问题主要是测试应试者临床观察能力。心肌梗死由于冠状动脉闭塞，常可出现胸骨后或心前区压榨、窒息或烧灼样疼痛，且伴有大汗、烦躁不安、恐惧濒死感，持续时间可长达1～2小时至10多个小时，用硝酸甘油不能缓解。部分病人可向左上肢、上腹部、下颌、颈部、背部放射。所以，观察疼痛的部位、性质和时间是非常必要的。发热、心动过速与心肌梗死后坏死物质吸收有关，发热一般在38℃左右，持续时间约1周，心肌梗死病人疼痛剧烈时伴有频繁的恶心、呕吐，尤以下壁心肌梗死常见，与迷走神经受刺激和心排出量降低有关。因此，上述备选答案中第1、2、3项是正确的。心律失常是心肌梗死急性期引起死亡的重要原因之一。多发生在起病1周内，尤以24小时内最多见，各种心律失常中以室性心律失常为多见，故严密监护心律失常是十分重要的。心力衰竭是心肌梗死的并发症之一，可在起病最初几天内发生，其原因为梗死后心肌收缩力显著减弱以及心脏各部分心肌之间不协调所致，患者常出现呼吸困难、发绀、烦躁等。血压下降，皮肤苍白、四肢湿冷、脉压减小等是心肌梗死并发休克的主要表现，其原因是心肌广泛坏死，心排血量急剧下降所致。所以，第5、6、7项答案是正确的。心肌梗死心脏浊音界可轻度至中度增大，但此项属心脏体征，故第4项作为无效答案。皮疹、出血、下腹疼痛、腹泻不为心肌梗死的临床表现，故答案中第8、9两项作为错误答案。

提问：该患者做下列血清酶检测，什么酶升高最早，恢复最快？

（×）1. 谷草转氨酶

（×）2. 乳酸脱氢酶

（√）3. 肌酸磷酸激酶

（×）4. 碱性磷酸酶

（×）5. 谷丙转氨酶

此问的关键词是"升高最早"，肯定答案只有一个。从上述备选答案中，肌酸磷酸激酶（CPK）升高最早，且恢复最快，一般在病后6小时开始升高，24小时达高峰，2～4天恢复正常；谷草转氨酶（GOT）在发病后6～12小时开始升高，24～48小时达高峰，3～6天后降至正常；乳酸脱氢酶（LDH）在发病后8～10小时升高，恢复则更迟；碱性磷酸酶与谷丙转氨酶对急性心肌梗死无特殊意义，所以肯定答案是第3项。

提示：请看心电图（略）。

提问：下列哪些表现支持急性前壁心肌梗死？

（×）1. Ⅱ、Ⅲ、AVF、P波倒置，QRs波群呈Rs型

（×）2. V2、V3导联中，QRs波群呈Qs型

（√）3. V4～V6导联中，QRs波群呈Qs型

（√）4. V4～V6导联中，S-T段抬高与T波形成单向曲线

（×）5. V1、V5导联中，T波低平

急性心肌梗死的心电图常有典型的改变及动态变化，其特点是S-T段弓背向上抬高，为损伤的改变，异常Q波显示心肌穿壁性坏死；T波倒置为心肌缺血改变。这个提问的关键词为"急性""前壁"，从5项备选答案中看来，V4～V6导联的S-T段弓背向上抬高，QRs波群呈Qs型，此表现支持急性前壁心肌梗死。所以，第3、4项为正确答案。V2、V3导联虽然出现病理性Q波，但根据心电向量的基本观念，该区定为前间壁。应试者在答题时，必须认真阅读提问及备选答案，才能提高答题的准确性。P波倒置及V1、V5导联T波低平不是心肌梗死的心电图表现，故第1、2、5项不支持急性前壁心肌梗死。

提示：给患者哌替啶75mg肌注、休息、吸氧及静滴硝酸甘油等综合处理后，患者胸痛仍持续4小时未能缓解，而行静脉溶栓治疗。

提问：应注意观察哪些副作用？

（√）1. 寒战，发热

（×）2. 听力损害

（√）3. 出血

（ ）4. 头昏，乏力

（×）5. 血管扩张性头痛

（√）6. 心律失常

（√）7. 皮疹

溶解血栓常用药物有尿激酶和链激酶。其作用是使纤溶酶原转变为纤溶酶，使已形成的纤溶蛋白水解，使堵塞血管再通。溶栓药物其主要不良反应为出血，出血是因血中纤溶酶过度增多所致，表现为注射部位血肿，伤口或溃疡处渗血，鼻出血和血尿。部分病人用药后可有寒战、发热及头痛等不适，链激酶具有抗原性，若链球菌感染而体内链激酶抗体含量较高的病人，易引起过敏反应，表现为皮疹。如：溶栓治疗成功，闭塞的冠脉再通，恢复灌注，由于代谢的因素，缺氧心肌与正常心肌之间的电位差别，将产生再灌注性心律失常，主要是室性心律失常，甚至心室纤颤或室性心动过速，再灌注性心律失常也是溶栓成功的临床指标之一。所以备选答案1、3、6、7项为正确的。由于溶栓剂是溶解血栓，并不扩张血管，故备选答案第5项是错误的；此药虽无头昏、乏力的副作用，但如发生过敏反应的病人有可能出现头昏，故第4项作为无效答案。

提示：患者住院的第2天下午5时，突然意识丧失，呼吸断续，颈动脉搏动消失，心电监护屏幕上出现室颤波型。

提问：应立即采取哪些措施？

（√）1. 利多卡因50~100毫克静注

（√）2. 直流电除颤

（√）3. 胸外心脏按压和口对口人工呼吸

（×）4. 利多卡因100毫克心腔内注射

（×）5. 利多卡因200~250毫克肌注

病人突然出现意识丧失、抽搐，呼吸断续，颈动脉搏动消失，而且心电示波呈室颤图形，应判断为"心脏骤停"，并立即进行心肺复苏的抢救。首先可叩击心前区2~3次，每次叩击心前区可产生5~15秒的能量，有可能使室颤消除，继而做胸外心脏按压及口对口人工呼吸或其他人工呼吸，并迅速建立有效的呼吸通道。心电示波显示心室纤颤时，应立即进行非同步直流电除颤及静脉注射利多卡因50~100毫克，每分钟注射1次，总量不超过300毫克，继以1~4mg/min，静脉滴注。经第1、2期复苏心跳恢复后，再进一步地进行生命支持。故第1、2、3项答案是正确的。

提示：对患者进行心电监护。

提问：心电监护出现下列哪些现象为危险信号？

（×）1. 室性期前收缩，每分钟<3次

（√）2. 连续出现2个或2个以上室性期前收缩

（√）3. 出现多源性室性期前收缩1个

（×）4. 频发房性期前收缩，每分钟>5次

（√）5. 出现RonT

　　心律失常是急性心肌梗死的重要并发症之一，尤以室性期前收缩最为常见。急性心肌梗死时出现室性期前收缩是由于心肌急性缺血、损伤和坏死所致。根据Lown分级标准，通常把以下4种现象定为危险信号：①室性期前收缩，每分钟>5～6次。②RonT型的室性期前收缩。③多源性室性期前收缩。④连续出现2个或2个以上室性期前收缩。由于这些类型的室性期前收缩是心室颤动的先兆，应给予及时、有效的处理。因此，备选答案第2、3、5项为正确答案。频发性房性期前收缩，发展下去的结果可能是房性心动过速或心房扑动。这几种心律失常，对血液循环的影响相对较轻。因此，一般不会有什么生命危险，此期不处理，也会导致心衰，加重病情。但由于提问的是危险信号，而不是发展结局，故1、4项为错误答案。

提问：该患者的护理重点是：

（√）1. 严密监视恶性心律失常的发生

（√）2. 解除疼痛

（　）3. 调节水、电解质和营养平衡

（√）4. 保持安静休息

（√）5. 保持大便通畅

（　）6. 进行生活指导

（√）7. 变换体位

　　此问主要是回答心肌梗死急性期及亚急性期的护理要点。急性心肌梗死可能由于完全性冠状动脉阻塞所致心肌缺血或由于血管再通所致灌注性心肌损伤引起心律失常，而且容易发生室性心动过速和心室颤动。一旦并发恶性心律失常，致死的发生率较高，所以严密监护恶性心律失常的发生是十分重要的。疼痛往往可导致休克与心律失常，应尽早给予有效的止痛处理。安静休息可减轻心脏负荷，减少心肌缺氧。卧床休息，食量减少或使用吗啡易引起便秘，用力排便易诱发并发症甚至心脏破裂。为避免长期卧床的病人发生褥疮而定期变换体位是必要的。上述备选答案中1、2、4、5、7五项答案是正确的。进行生活指导是恢复期的护理重点，作为无效答案。调节电解质和营养平衡也是十分重要的，但已脱离提问中的"护理重点"范围。

提示：患者由于进食量减少及卧床而发生便秘，第3天给予开塞露20毫升注入肛门，护士嘱患者排便时勿过度用力屏气。

提问：避免用力排便是因为用力排便可：

（√）1. 使迷走神经张力升高

（√）2. 反射性引起心律失常

（×）3. 使迷走神经张力下降

（√）4. 加重心肌缺氧

（×）5. 减低右心房压力

（√）6. 发生心脏破裂

当用力排便时迷走神经张力增高，迷走神经受刺激后血压下降，通过颈动脉窦压力感受器引起反射性的心律失常。而且用力可增加心排血量，增加心脏负荷，加重心肌缺氧。心肌梗死尤其是透壁性梗死缺乏侧支循环，梗死区薄弱。一旦用力排便可使血压升高，心室扩大而致心脏破裂，所以第1、2、4、6项答案是正确的。由于用力时可使迷走神经张力增高，心脏压力增强，因此，第3、5项为错误答案。

提示：患者入院已3天，病情稳定，心电示波未见异常心律。

提问：对该患者有哪些护理诊断？

（×）1. 意识障碍

（√）2. 舒适的改变

（√）3. 心排血量减少

（√）4. 排便异常

（×）5. 感知异常

（√）6. 焦虑

急性心肌梗死的病人由于冠状动脉供血不足而致胸骨后或心前区疼痛。一旦心肌收缩力减弱，心功能不全使心排血量减少。由于发病后卧床休息，食量减少或使用吗啡止痛而引起便秘。心肌梗死病人发病急，病情重，使病人产生焦虑情绪。备选答案中第2、3、4、6项为正确病案。病人住院期间，病情稳定，无并发症。因此，无意识障碍及感知异常，备选答案中的第1、5项为错误答案。

（3）答案类型：计算机辅助考试主要是检测应试者的临床观察能力、判断能力和处置能力，三种能力之和为总能力，其总和取值100。每一大题包括8～10个小题，每小题有若干个选项，选项分正确、错误、无效三种类型。正确答案，选了得分；错误答案，选了扣分；无效答案，选与不选均不给分也不加分。每小题的分值是相等的。各种能力分值的大小取决于拥有其小题数目的多少。如果一次考试，小题总数为100题，其中测量观察能力为30道，判断能力为25道，处理能力为45道。三种能力的分值分别为30分、25分、45分。

●答题操作

人机交互考试过程显示屏幕共分四个部分。

屏幕上部为静态窗口，用于显示病例摘要；屏幕中部为动态窗口，显示各问所需提示、提问和备选答案；屏幕下部为信息提示窗口，显示考试总时间、待考病例数、剩余总问数和当前病例问数等；屏幕右下部为显示图表和图像信息。

答题操作时答案的选择：应试者只选择正确的答案或者正确的"错误答案"，按你认为正确的答案代号相应的数字键，备选答案最多为10个，"0"键代表第10个答案。例如：应试者认为第1项备选答案是应该"√"出的，就按键盘上的"1"键，屏幕上便在序号"1"之前打"√"，表示答案生效了。奇数次按同一键为"√"，偶数次按同一键为删除"√"，确认自己的选择后，按"P"键便结束当前的提问，进入下一个提问或考试结束。每一问至少需选出一个备选答案，否则按"P"键无效。当一个提问选择结束后，不能返回前面修改。

在考试过程中，当某问题需要配合图片显示时，如心电图、X射线照片等，系统在屏幕的右下方形象地画出一只手按键图形，提示你按"G"键或"Enter"键，即可显示所需的图表或图像。应试者只需掌握10个数字键和P、C、Enter键，便可完成整个考试操作。

附：《继续护理学教育试行办法》

第一条 为了提高护理人员素质，促进护理学的发展，必须逐步建立连贯性护理学教育的完整体系和制度，以适应社会主义卫生事业的发展。

第二条 继续护理学教育是继毕业后规范化专业培训之后，以学习新理论、新知识、新技术、新方法为主的一种终生性护理学教育，目的是使护理技术人员在整个专业生涯中，保持高尚的医德医风，不断提高专业工作能力和业务水平，跟上护理学科的发展。

第三条 继续护理学教育的对象是毕业后通过规范或非规范化的专业培训，具有护师及护师以上专业技术职务的，正在从事护理专业技术工作的护理技术人员。参加继续护理学教育，既是广大护理技术人员享有的权利，又是应尽的义务。

第四条 继续医学教育委员会是在国家卫生健康委员会领导下，对全国继续护理学教育进行领导、管理和质量监控的权威性组织。

第五条 继续医学教育委员会聘请医院、高等医学院校、科研单位和有关护理学学术团体等的7~9位专家组成继续护理教育学科组。

护理学学科组受继续医学教育委员会委托承担以下任务：

1. 负责国家级继续护理学教育项目及其主办单位和学分的审定，报继续医学教育委员会批准。

2. 推荐优秀的国家级继续护理学教育文字、音像教材和电视节目，发展多媒体教学及远程教育。

3. 研究并提出全国继续护理学教育发展计划和指导意见，并向继续医学教育委员会提出建议。

4. 继续医学教育委员会交付的其他工作。

第六条　各省、自治区、直辖市继续医学教育委员会要重视继续护理学教育，成立护理学学科组，积极开展继续护理学教育。

第七条　各级卫生行政主管部门应加强对继续护理学教育工作的领导，各医疗卫生单位、高级医学院校和护理学学术团体应将开展继续护理学教育作为一项重要的任务，鼓励、组织和监督护理技术人员积极参加继续护理学教育活动，并从制度上予以保证。

第八条　继续护理学教育的内容要适应不同专科护理技术人员的实际需要，注意针对性、实用性和先进性，应以现代护理学科学技术发展中的新理论、新知识、新技术和新方法为重点。

第九条　继续护理学教育活动包括：学术会议、学术讲座、专题讨论会、专题讲习班、专题调研和考察、疑难病历护理讨论会、技术操作示教、短期或长期培训等，为同行继续护理学教育提供教学、学术报告、发表论文和出版著作等，亦应视为参加继续护理学教育。

第十条　继续护理学教育应以短期和业余学习为主，其形式和方法可根据不同内容和条件，灵活多变。

自学是继续护理学教育的重要形式，应有明确的目标并经考核认可，各单位要积极提供有关的文字和音像教材。

第十一条　国家级继续护理学教育项目的申报办法按《国家级继续教育项目申报、认可试行办法》执行。

中华护理学会总会举办国家级继续护理学教育项目可直接向继续医学教育委员会申报。

第十二条　继续护理学教育实行学分制，可按照《继续医学教育学分授予试行办法》执行。护理技术人员每年参加经认可的继续护理学教育活动的最低学分数为25学分，其中Ⅰ类学分须达到3～10学分，Ⅱ类学分达到15～22学分。省、自治区、直辖市级医院的主管护师及其以上人员5年内必须获得国家级继续护理学教育项目5～10个学分。

第十三条　建立继续护理学教育登记制度。登记的内容应包括：项目名称、编号、日期、内容、形式、认可部门、学分数、考核结果、签章等。登记证由省、自治区、直辖市继续医学教育委员会印制和发放。登记证由本人保存，在参加继续护理学教育项目后由主办单位签章认可，作为参加继续护理学教育的凭证。

第十四条　各单位应建立继续护理学教育档案，将本单位护理技术人员参加继续护理学教育活动的情况作为本人考绩的一项内容。

第十五条　护理技术人员须按规定取得每年接受继续护理学教育的最低学分数，才能作为再次注册、聘任及晋升高一级专业技术职务的条件之一。

第十六条　本办法由继续医学教育委员会负责解释。

第十七条　本办法自发布之日起试行。

第五节 进修生的临床培训

护理专业进修是指护理人员通过短期强化训练方式，有针对性地提高专科理论与技能的培训方法。护理专业进修是医院护理教育的重要组成部分，是培养合格专科护理人才的有效途径。

一、目标与要求

经过进修强化培训，具有扎实的护理基础理论，熟练掌握本专科理论知识与专科技能，能开展专科护理新业务、新技术，胜任临床教学及管理工作。具体要求：

1. 具有良好职业道德修养和护士基础文明素质，全心全意为伤病员服务。

2. 熟悉本专业和相关专业的理论知识，具有较系统的专科理论，并能应用于临床实际，能处理本专科常见病护理疑难问题。

3. 熟练掌握本专科技术操作，掌握本科室开展的专科护理新业务、新技术，能对护理人员进行业务指导。

4. 了解本专科国内外护理新进展。

二、进修生应具备的条件

1. 必须是正规院校毕业并有3年以上临床实际工作经验者。

2. 具有系统的护理基础理论知识及专科护理知识，熟练掌握基础操作技能。

3. 具有良好的职业道德修养及护士素质，努力工作，勤奋学习，刻苦钻研，勇于创新。

三、进修生临床教育内容

1. 职业素质。医德医风、文明礼貌、专业形象。

2. 专科理论。专科基础医学理论、专科护理理论。

3. 专科技能。各种专科技能、新技术、新方法。

4. 临床能力。专科护士各班工作内容、程序、要求，常见病的护理常规，急危重症的抢救配合、处理、护理，专科护理疑难问题处理等。

5. 专科环境。含专科的环境设施、医疗、护理设备，各项医疗护理规章制度等。

四、临床带教师资与带教方法

护士进修生不同于在校实习生，均具有中专以上专业基础，并经过长短不一的临床实践，且进修目的是通过专科化训练，使其发展成为专科的技术骨干。根据其特点，必须选择称职的带教老师及灵活的带教方法。

（一）带教师资

1. 临床带教老师必须系统掌握本专科的专业知识和技能，熟悉专科护理的国内外新进展。

2. 掌握临床教育理论和教育技能、技巧，并创造性地运用到教学实践中。

3. 热爱护理事业，热爱护理教育，具有良好的职业道德和素质，以身作则，为人师表。

4. 必须是护师或护师以上专业技术职务的临床护理技术人员。

（二）带教方法

承担进修生带教任务的科室，必须根据进修目标制定出周密的带教计划，在重点突出临床实际能力的基础上，安排一定比例的课程，使理论与实践紧密结合。在实际工作中，带教老师可采用各种不同的方法进行讲解、分析、提问、总结，可根据自己的能力选择不同的教学法，如启发法、分析法、研讨法、论证法、归纳法等。在教学中注意发现进修生潜能，变被动为主动，提高教学效果。

五、进修生的管理

1. 实行二级管理。进修生由护理部及科室协同管理，护理部按照进修生应具备的条件进行严格审核，经审批后由有关科室按照进修人员的进修目的、内容制定出进修计划，并具体组织实施。

2. 完善进修手续。护理部设计"专科护士进修表"，凡进修人员必须按表中内容逐项填写清楚，同时履行进修手续。

3. 建立进修生管理制度。全院统一进修生管理制度，内容包括：医德医风、考勤、遵守制度等。

4. 重症监护病房、手术室、急诊科等科室进修时间不得少于6个月。

5. 定期召开座谈会。科室定期分别召开带教老师与进修生座谈会，了解进修进度、带教情况、进修生表现及要求，掌握进修生临床教育整体情况，对存在问题及时发现，并妥善给予解决。

6. 考核。

（1）经常性考核：带教老师负责进修生的经常性考核，其内容含工作质量、临床能力、医德医风、考勤等。

（2）终末考核：终末考核于进修结束前进行，包括专科理论知识的卷面考试及专科技能考试。

7. 鉴定。进修生于进修结束时，必须书写自我进修鉴定，科室护士长根据其进修状况写出科室意见，最后由护理部负责人签名盖印，以示证明。

第六节　临床护理培训中心的管理

临床护理培训中心是应临床护理工作的需求，以护理基础理论、技术、新业务为主要培训内容，对护理人员进行集中教学的训练基地，其目的是为了全面提高护理人员的基础理论和临床技术操作水平。

一、任务

（一）组织岗前培训

制定岗前培训计划，内容有：基础护理理论、医院的规章制度、基础文明素质规范、基础护理技术操作的培训与考核。时间为2～3周。

（二）负责规范化培训与继续护理学教育的实施

落实护理人员规范化培训与继续教育方案，适应不同专科护理人员的需要，组织基础护理技术操作与专科护理技术操作的培训与考核，公共理论的学习与考核、学术会议交流、专题讲座、讲习班等。

（三）组织临床护理教学

针对临床护理工作中护理难度大、技术要求高的操作以及新理论、新技术、新方法，进行教学，统一标准，使护理人员更好地开展工作。如心电监护、十二指肠引流、输液泵的使用等，同时可应专科护理需要，进行业务指导。

（四）开展护理研究，进行临床验证

为护理人员开展护理科研提供一定的场所与实验器材，解释、说明各种护理技术、护理操作的理论基础，改进护理操作程序与方法。

二、布局与设备

临床护理培训中心应力求布局合理，设备齐全，集现代化、科学化为一体，与临床护理工作接轨。总占地面积不得少于160平方米，可分设为办公室、资料室、准备室、基础护理示教室、专科护理示教室、课室、护士行为规范训练室等。

（一）办公室

宜宽敞明亮，配置电话，可供管理人员办公用。

（二）资料室

具备开展护理科研的基本设施，是护士查找护理期刊、专业资料及开展一定护理

实验研究的场所。需配资料柜、复印机、多媒体电脑，并与医学情报室联网，可进行科技文献数据库的检索。

（三）准备室

为各种物品放置区，是护理人员进行操作考核前的物品准备间，备有置物柜，柜上放置无菌物品（含储槽、治疗巾、手套、不同规格注射器、输液器、输血器）、导尿包、灌肠包、各种处置盘等。室内备有治疗车、护理车、药物配伍禁忌表等。

（四）基础护理示教室

是进行静脉输液、皮试等基本护理技术操作示教、练习的场所，需备有床单位等设施，有基本护理技术操作流程图。

（五）专科护理示教室

有专科解剖挂图，配备一定床单位设施及医疗仪器设备，如：心电监护仪、除颤器、心电图机、静脉输液泵等，可开展心电监护、十二指肠引流等专科护理技术教学与练兵。

（六）课室

是对护理人员进行规范化培训与继续护理学教育的场所，需备有一定数量的课桌及音响器材、投影机和幻灯机等，可容纳100～200人。

三、管理要求

（一）专人负责

临床护理培训中心必须由专人管理，可设1名负责人，2名组员。

（二）建章立制

制度是管理的依据，是产生效益的保证。临床护理培训中心应有较完备的操作规程和管理规则，每年应有工作计划，每季度与科室沟通联系一次，及时了解当前护理学科新动态。

（三）物品保管

中心的物品管理要由专人负责，每月进行清点登记。对消耗的一次性物品应及时补充。所有教学仪器设备和器材应分类、分室立账，做到账物相符，定期维护。

第二章 护理质量管理

护理质量直接关系到病人的生命与健康，关系到医院在社会公众中的形象。医学模式的转变、健康观念的更新，人们生活水平的提高，使服务对象对护理质量提出了更高的要求，他们不仅仅要求治好疾病，还希望得到尊重、重视、关怀、理解等心理上的满足。因此，加强护理质量管理，不断提高护理服务质量，使病人满意，是护理管理的中心任务，是医院工作的主要目标，也是护理管理者探讨的重要课题。

第一节 质量管理概述

一、质量

质量的概念在不同的历史阶段有不同的内涵，人类对质量的认识是随着生产力的发展而演化的。

在早期，由于生产力低下，物质资源极度匮乏，人们渴望的是产品数量上能够得到一定程度的满足，以维持生活上的最基本的需要。因此，当时人们对质量的理解和认识，主要是突出产品的数量，突出产品的有无，存在就是质量。

随着生产力的发展、物资的不断丰富和生活水平的提高，人们对质量的认识也不断深化。许多质量管理学者从不同角度阐述了质量的基本概念和内涵，其中最具代表性的是世界著名质量管理权威朱兰博士所提出的质量概念。在他的经典著作《朱兰质量手册》中是这样论述质量概念的："所有人类集团（工业公司、学校、医院、教会、政府）都从事对人们提供产品或服务，只有当这些产品或服务在价格、交货期以及适应性上适合用户的全面要求时，这种关系才是建设性的。""在这些全面需要中，产品在使用时能成功地适合用户目的的程度，称为'适应性'。适应性这个概念，通俗地用'质量'这个词来表达，是一个普遍的概念，适用于所有产品与服务"。这里朱兰博士把质量与产品（数量）、服务、价格、交货期及适应性联系起来，构成一个从狭义上讲比较完整的质量概念。

在工业发达国家，由于生产系统由所谓"刚性"生产线向"柔性"生产线转化，管理体系由垂直的纵向管理向"扁平化"发展，社会资源主要体现为信息和理论知识，劳动的价值退到次要地位，产品质量中文化成分增加，形成所谓"魅力质量"。产品体现的将不再是劳动力的价值，而是知识和观念的价值。产品或服务质量给予人们的已不仅是使用上的满足、生理上的需求，而是心理和个性上的满足。故此，一种广义的质量概念应运而生。最具权威性的是国际标准化组织对质量所下的定义：即"反应实体满足明确或隐含需要的能力的特性总和"。这个定义既包括产品质量，也包括服务质量；既包括满足明确规定的标准，也包括用户潜在的需要；既包括产品或服务的内在特性，也包括产品或服务的外在特征。

二、质量管理

质量管理是指确定质量方针、目标和职责，并在质量体系中通过诸如质量策划、质量控制、质量保证和质量改进，使其实施全部管理职能的所有活动（《质量管理和质量保证术语》）。在理解质量管理的概念时，必须同时明确以下两层含义，即：质量管理是各级管理者的职责，并且必须由最高管理者领导；质量的实施涉及组织中的所有成员，因此应全员参与。质量管理中要考虑经济因素，因为产品或服务的价格和用户满意程度与质量成本直接相关。

三、质量管理发展简史

按照质量管理所依据的手段、方式及管理范围的不同，质量管理的发展经历了以下四个阶段（见图2-1）：

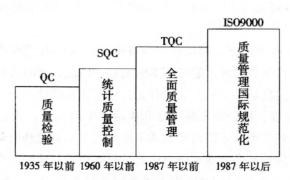

图 2-1　质量管理发展的四个阶段

（一）质量检验阶段

20世纪初至40年代以前的质量管理为质量检验阶段，也叫事后检验阶段。在这个阶段，主要按产品技术规格，采用各种各样的检测设备仪表，通过严格检验来控制和保证转入下道工序和出厂产品的质量。在20世纪以前，产品的加工和质量检验集中在一人身上，质量检验由手工操作者自己或工长完成，个人工作质量决定着产品的好坏，产品质量参差不齐。随着工业的发展、生产规模的扩大，这种"操作者的质量管理"方式已不能适应社会化大生产的要求，于是在企业内进行职能分工，把检验与生产分开，出现了专门的检验部门和专职的检验人员。专职检验对于保证下道工序和出厂成品的质量、提高工作效率起了一定的作用，但它属于"事后检验"，无法在生产过程中起到预防和控制作用，即它只能挑出不合格产品，但是无法预防和控制不合格产品的产生，因此必然会给企业造成损失。而且它要求对产品进行全数检验，这在经济上也不合算，在技术上有时也不可能做到。在20世纪20年代，一些专家开始注意到质量检验的弊端，并设法用数理统计学的原理去解决这些问题，1929年美国的休哈顿就提出关于抽样检验的概念，但在当时并没被人们接受。

（二）统计质量控制阶段

20世纪40年代后，生产力进一步发展，大规模生产形成，如何控制大批量产品的质量成为一个突出问题。第二次世界大战的爆发，战争对军需品的特殊需求（既要保证质量，又要按时交货）促使美国政府和国防部组织数理统计专家对质量管理方法进行改革，质量管理是运用数理统计法的原理，将质量管理从质量检验阶段进入统计质量阶段。统计质量管理是运用数理统计法的原理，将质量管理的重点由"事后把关"变为对生产过程进行检查和控制的"事先预防"；将全数检查改为随机抽查，根据抽样质量数据的统计分析制作"控制图"，再用控制图对生产过程的工序进行质量控制，从而杜绝了生产过程中的大批量不合格产品的产生，大大减少了不合格产品造成的损失。但是这一阶段过分强调统计质量控制方法，而忽视了组织、计划等管理工作，给人们以质量管理即数理统计方法，而数理统计方法太深奥，只有少数质量管理专家才能掌握的印象，在一定程度上影响了统计质量控制方法的普及推广。

（三）全面质量管理阶段

1961年，美国工程师费根堡姆提出了全面质量管理的理论和方法，很快就被世界各国接受。各国在接受费根堡姆的全面质量管理这一全新观念的同时，又根据本国的国情加入自己的实践成果，使质量管理发展到一个新的阶段，即全面质量管理阶段。全面质量管理理论和方法在全球的运用，获得了极大的成功，被誉为20世纪管理科学最杰出的成就之一。它具有以下几个特征：

1. 全面的质量管理　不仅抓直接与产品质量有关的各项工作，而且抓间接与产品质量有关的各项工作，以良好的工程质量和工作质量来保证产品质量。

2. 全程的质量管理　全面质量管理强调产品质量有自身的形成过程，必须对质量形成的全过程都进行质量管理。

3. 全员参与管理　要求从上至下，全体人员都参与质量管理活动，而不是把质量仅看成是质量管理部门或少数专业人员的事。

管理方法多样化，强调除"三全"以外，管理方法可以多种多样。全面质量管理常用的方法有：PDCA循环法、数理统计法、价值分析运筹学等。

（四）质量管理国际规范化阶段

质量管理国际规范化的主要标志是 ISO 9000《质量管理和质量保证》系列标准的发布和推广。20世纪60年代以来，全面质量管理理论和方法的推广，在提高和保证产品质量方面发挥了重要作用，是质量管理的一次飞跃，也是系统科学在质量管理上具体运用的一个范例。随着社会的进步、科学技术的发展，国际的贸易往来和技术经济合作与交流越来越频繁。由于各国经济、科学技术和管理的水平不同，对产品质量的要求也不相同。全面质量管理虽然提供了质量管理的理论和方法，但并未对产品或服务质量的有关标准作统一的规定。因而，不同国家不同企业生产的产品在质量上仍有明显的差异，因此，在国际贸易往来中责任的争端，影响了国际间的贸易和技术经济合作与交流，为解决国际间产品质量争端和产品质量问题，保护消费者的利益，国际标准化组织（ISO）于1987年发布了 ISO 9000《质量管理和质量保证》系列标准（以下简称系列标准）。系列标准的发布、实施和推广，使质量管理进入了规范化、国际化的新阶段。我们将系列标准的发布和实施作为质量管理的新阶段，主要基于以下认识：

1. 系列标准虽然是在总结全面质量管理实践经验的基础上，吸收全面质量管理基本内核而产生的，但与全面质量管理比较，仍有其不同之处。主要是：

（1）强调管理者的质量职责，特别是企业最高管理者的质量职责；

（2）提出了质量体系要素，并将要素分为基本要素和选择要素，选择要素可根据产品或服务质量的实际情况舍取；

（3）强调质量体系审核、评审和评价，是质量体系实施和有效运行的重要保证；

（4）强调建立质量体系文件，认为质量体系文件是开展质量管理和质量保证的基础，是质量体系审核和质量认证的重要依据。

2. 系列标准不是一个具体的质量标准和管理工具，而是一个理论体系。实行系列标准并不是在标准规定的领域内实施标准化，执行一个模式，而是用于对该领域的质量管理进行原则指导。这个理论体系由质量术语概念、质量体系、质量保证模式、质量体系审核、质量改进、质量认证等理论组成，是各国质量管理和质量保证实践经验的科学总结，并吸收了社会学、经济学、技术科学等多种学科的理论和方法，是质量管理理论新发展的标志。因此，系列标准一发布就受到了世界各国和地区的普遍重视和采用，并获得了巨大的成功，在比较短的时间内就在世界范围内形成了"ISO 9000"热。所以有人说，系列标准的发布和实施是20世纪80年代质量管理上的一个惊人创举。

3. 系列标准统一了质量术语、保证模式，术语的新概念比旧的概念更加完美；提出了合同环境和非合同环境、内部质量保证和外部质量保证等新概念，是质量管理发展到国际规范化阶段的重要佐证。

四、ISO 9000系列标准与护理质量管理

（一）ISO 9000系列标准简介

ISO 9000系列标准是一个大的标准家族，标准数量较多，而且还在发展之中。该标准由1个术语标准、11个主体标准和13个支持性标准构成（见图2-2）。

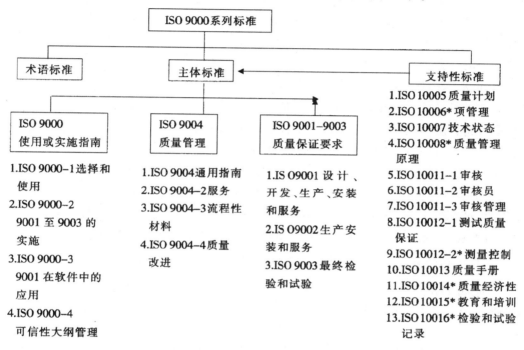

图2-2　ISO 9000系列标准的构成（注：带＊号标准为正在修订的标准）

其中11个主体标准中有5个标准是主干标准，即ISO 9000-1、ISO 9001、ISO 9002、ISO 9003和ISO 9004-1。5个主干标准中，ISO 9000-1《质量管理和质量保证标准第一部分选择和使用指南》是牵头标准，为整个ISO 9000系列标准的选择和使用提供指导，是ISO 9000系列标准的"路线图"，它阐明了与质量有关的基本概念以及这些概念之间的区别和相互联系，规定了选择和使用系列标准的原则、程序和方法。ISO 9004-1《质量管理和质量体系要素第一部分指南》，全面阐述了与质量有关的质量体系要素以及组织建立和实施质量体系选择和使用要素的原则，为组织内部建立和实施质量体系提供指南；ISO 9001、2、3是质量保证模式标准，用于外部质量保证。ISO 9004-2《质量管理和质量管理体系要素第二部分服务指南》，基于ISO 9004-1中所描述的内部质量管理的一些原则，阐述了服务质量体系的基本概念和原则，为服务组织建立和实施质量体系提供指南。该标准附录A列举的服务实例中将医疗列为第三项：健康服务。支持性标准紧紧围绕主体标准阐明了有关的概念、要求、方法，并提供指南。

ISO 9000系列标准根据使用对象从不同侧面不同角度对质量管理和质量保证提出了

具体要求，并强调使用者在贯彻实施过程中应根据自身的具体需要选择质量体系要素或对标准内容加以剪裁，但作为一个国际通用标准仍有一些共同的基本要求，主要有：一是强调建立质量体系，要求参照ISO 9004-1《质量管理和质量体系要素第一部分指南》，选出适合的、需要加以控制的要素，建立质量体系，并有效地运行；二是强调质量管理职责，主要包括制定质量方针，明确质量目标，规定质量职责和职权，负责管理评审；三是强调全过程控制，运用科学的管理方法和程序，使质量形成的全过程都处于被控制之中；四是强调全员参与，深入开展全员教育培训，使员工明确建立和实施质量体系的目的、意义、作用和方法，从而自觉参与质量管理；五是强调预防性活动，以避免发生问题，并有一旦问题发生能及时加以纠正的能力；六是强调质量体系文件化，质量体系文件是进行质量管理、衡量质量保证能力的重要依据；七是强调质量体系审核、评审和评价，确保质量体系运行持续、有效；八是强调质量改进，要求结合服务类型和特点，开发适宜的质量改进过程，不断改进质量。

我国政府十分重视ISO 9000系列标准，并发布了GB／T 19000《质量管理和质量保证》国家标准。为了推动GB／T 19000系列标准的贯彻实施，先后成立了国家质量管理和质量保证标准化技术委员会（CS-BTS／TC151）、中国质量体系认证机构国家认可委员会（CNACR）等机构。上述措施有力地促进了系列标准在我国的贯彻实施。

（二）ISO 9000系列标准在护理质量管理中的地位和作用

医院属于服务行业，服务的对象是病人。为病人提供满意的服务质量既是医院的服务性质所决定的，也是社会和病人对医院的要求。护理服务质量是医院服务质量的重要组成部分。提供高水平的护理服务质量，必须学习和采用先进的、科学的质量管理方法和技术，加强护理质量管理。几十年来，我国广大护理管理工作者为此进行了长期的探索，虽然提出了许多管理方法，但在科学性、实用性方面仍有不少问题，效果也不十分满意，因而，护理缺陷时有发生，护理服务质量仍未达到理想的水平。ISO 9000系列标准总结和吸收了世界先进发达国家质量管理的实践经验和理论精华，阐述了质量管理的原理、方法和程序，是一套科学性、目的性、实用性强，结构严谨、定义明确、内容具体、涵盖面广，对各行各业包括护理专业的质量管理都有指导作用的管理标准。10余年的实践证明，按ISO 9000系列标准建立和实施质量体系，并保证其有效运行，企业的社会效益和经济效益就会有明显提高，因而受到企业的普遍重视，纷纷采用，以推动本企业产品或服务质量的改进。由此可见，医院护理系统贯彻和实施ISO 9000系列标准不仅必要，而且具有十分重要的意义：

（1）有利于落实"以病人为中心"的整体护理，保护病人的利益。

（2）有利于规范护理人员的工作行为，提高护理管理水平。

（3）有利于培育护理人员的职业道德，提高职业道德素质。

（4）有利于激发护理人员钻研业务的自觉性，提高专业技术水平。

（5）有利于促进护理服务质量改进，提高医院的社会效益和经济效益。

第二节　护理质量管理概述

一、护理质量的概念

一个完整的护理质量定义应包括两层含义：一是护理服务活动要符合规定要求，二是质量与护理服务对象的关系。因此，护理质量的定义可表述为：护理质量是反映护理服务活动符合规定，满足护理服务对象明确与隐含需要的效果。所谓符合规定是指护理人员的工作行为符合职业道德的规范，各项操作符合技术操作规程等；明确的需要是指护理服务对象明确提出的、需护理人员解决的问题；隐含的需要则是指护理服务对象存在但未明确提出寻求帮助的问题。

二、护理质量的特性

特性是指事物的属性，是此事物区别于他事物的特征。护理质量特性是指满足服务对象需求的质量特征，主要表现为：

（一）功能性

护理工作的目的是系统地为护理对象解决与健康有关的问题。为社会服务，保护和提高社会劳动生产力，是护理的基本功能。

（二）技术性

护理服务过程就是运用护理知识和技术的过程。扎实的专业知识和熟练的技术是完成护理工作、取得高水平护理质量的保证。

（三）整体性

现代护理以人的健康为中心，为护理对象提供从生理到心理的整体服务，以帮助人们维持健康、预防疾病，帮助病人接受治疗和管理，促进早日康复。

（四）安全性

护理是以人的健康和生命为对象，工作质量的优劣直接关系到护理对象生命的安危。因此，使用的技术和手段必须成熟、安全可靠，并要求护理人员在提供服务的过程中，不仅要有安全意识和预见性，而且要认真负责，一丝不苟地执行规章制度和技术操作规程。

（五）时间性

护理人员在为病人服务的过程中要有很强的时间观念。各项工作的完成需要时间的保证，各项治疗的实施也有相应的时间要求。尤其是危重病人的病情瞬息万变，时间就是生命，抢救工作必须争分夺秒。

（六）精确性

护理服务是一项非常精细的工作，治疗、处置不能有丝毫错误，否则就可能造成不可挽救的后果。所以护理人员在服务过程中应从细微处着眼，提高工作的精确程度，避免发生不必要的偏差。

（七）圆满性

圆满性是指护理服务及其结果符合服务规范，服务对象对服务过程中的情感交流、服务场所的环境美化、舒适等的满意程度。因此，要求护理人员在服务过程中应保持良好的形象，做到态度和蔼、服务热情周到、礼貌待人，并注意为服务对象提供优美、舒适的环境。

（八）伦理性

高尚的护理道德既是职业要求，也是影响医院护理质量和社会信誉的重要因素。因此，要求护理人员对服务对象要充满爱心，尊重他们的人格和权利，发扬救死扶伤的人道主义精神。

三、护理质量管理的概念

护理质量管理是指按照护理质量形成的过程和规律，对构成护理质量的各要素进行计划、组织、协调和控制，以保证护理工作达到规定的标准和满足服务对象需要的活动过程。这个定义表达了以下几层意思：首先，开展护理质量管理必须建立护理质量管理体系并有效运行，护理质量才有保证；其次，要制定护理质量标准，有了标准，管理才有依据。第三，对护理过程构成护理质量的各要素，按标准进行质量控制，才能达到满足服务对象需要的目的。

四、护理质量管理的原则

（一）病人第一的原则

用医疗护理技术医伤治病，为病人服务，是医院工作的基本特点。护理人员在护理过程中，每项工作、每个环节都直接关系到病人的安危，因此必须坚持病人第一的原则，时时处处都要为满足病人的需要和安危着想。

（二）预防为主的原则

护理质量管理必须坚持预防为主的原则，对护理质量产生、形成和实现的全过程的每一个环节都充分重视，经常分析影响质量的各种因素，找出主要因素，加以重点控制，做到把质量问题消灭在形成的过程之中。坚持预防为主，一是"防止再发生"，其基本程式是：问题—分析—导因—对策—规范；二是"从开始就不允许失败""第一次就把工作做好"，基本程式是：实控—预测—对策—规范。后者是根本意义上的预防。

（三）事实和数据化的原则

要正确地反映医院护理质量状况，必须以客观事实和数据为依据，用事实和数据说话。事实和数据是判断质量和认识质量形成规律的重要依据，用事实和数据说话也是质量管理科学性的体现。护理活动中有许多现象是不能用数据表达的，只能用事实做定性描述。因此，护理质量管理在强调数据化的同时，不能忽略非定量因素，把定量与定性结合起来，才能准确反映护理质量水平。

（四）以人为本，全员参与的原则

重视人的作用，调动人的主观能动性和创造性，发动全员参与是实施护理质量管理的根本。因此，在护理质量管理过程中，必须重视人的作用，增强护理人员的质量意识，引导护理人员参与质量管理，形成一个人人注重质量的局面。

（五）持续改进的原则

质量改进是质量管理的灵魂。护理服务对象的需求是不断变化的，要满足服务对象的需求，护理质量管理必须坚持质量持续改进的原则。每个护理人员尤其是护士长以上管理人员，应对影响质量的因素具有敏锐的洞察能力、分析能力和反省能力，不断地发现问题、提出问题、解决问题，以达到持续质量改进的目的。

五、护理质量管理的任务

（一）进行质量教育，强化质量意识

护理质量管理"始于教育，终于教育"。质量教育的第一任务是灌输质量意识，以唤起全体成员对质量的重视，树立质量第一、一切以病人为中心的思想。其次要进行质量管理方法的训练与导入。如果大家对质量的重要性有相当的共识，但不懂得应用质量管理方法，质量问题仍不能得到彻底解决。因此必须十分重视质量管理方法的培训。

（二）建立质量体系，明确质量职责

完善的质量体系，是进行质量活动，实现质量方针、质量目标的重要保证。护理质量是在护理过程中逐步形成的，要使护理过程中影响质量的因素都处于受控状态，必须建立完善的护理质量体系。因为只有建立健全质量体系，才能有效地把各部门、各级护理人员、各种质量要素、各项工作和活动以及物资组织起来，形成一个目的明确、职权明确、协调一致的质量管理体系，以实现质量方针和目标。

（三）制定质量标准，规范护理行为

质量标准是质量管理的基础，也是规范护理行为的依据。没有标准，不仅质量管理无法进行，而且护理行为也没有遵循的准绳。因此，制定质量标准是护理质量管理的基本任务和基础工作。

（四）建立质量信息反馈系统

建立质量信息反馈是质量管理的重要环节，只有质量信息反馈及时、准确，才能做到上下级各个层次情况明了，发现问题及时给予解决，使质量管理按照PDCA循环，一环扣一环地循环反复，螺旋上升。

第三节　护理质量体系的建立与实施

一、护理质量体系的概念

护理质量体系是指实施护理质量管理所需的组织机构、程序、过程和资源。根据这个定义，护理质量体系可做如下解释：护理质量体系包括护理质量管理的组织机构、质量职能、质量职责以及机构之间的纵向、横向关系，质量工作网络与质量信息传递与反馈；包括为进行某项活动所规定的途径（即规定某项活动的目的、范围、做法、时间进度、执行人员、控制方法和记录），所有工作都是通过过程来完成的，每一过程都有输入和输出，输出是过程的结果。护理质量管理是通过对各个过程进行管理来实现的，包括人员和物资。人员（含技术）和物资是护理质量体系的硬件，是实施护理质量管理，实现质量目标的前提和基础，必须给予有力的保证。

一个医院的护理质量体系包含在质量管理的范畴内，是为了实施护理质量管理而建立和运行的。建立护理质量体系必须结合医院的具体情况和内外环境来考虑，且每个医院只有一个。任何一个医院实际上已有一个护理质量体系，按ISO 9000质量体系的标准建立健全护理质量体系是为了使护理质量体系更加完善、科学和有效。

为了避免混乱，应把人们称之为质量保证体系、质量管理体系系统一称为护理质量体系。

二、护理质量体系的基本要素

护理质量体系由四个基本要素，即管理者职责、人员和物质资源、质量体系结构及护理对象沟通。这四个要素在护理质量体系中起着纲举目张的作用（见图2-3）。

上图表明，护理对象是质量体系三个基本要素围绕的核心或焦点，四个基本要素之间的连线则表示它们之间的相互作用和影响。四个基本要素协调一致时，才能取得满意的服务效果。因此，使护理对象满意既是医院每个护理人员为之努力工作的主要动力，也是医院护理质量管理的最高目标。

（一）管理者职责

1. 制定质量方针　质量方针是指医院的质量宗旨和质量方向，是进行质量管理，

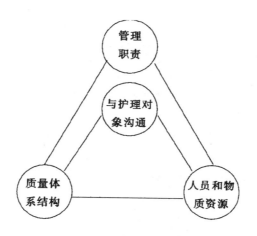

图2-3 质量体系的关键因素

建立和实施质量体系，开展各项质量活动的准则。质量方针的内容包括质量宗旨、达到的总体质量水平、应树立的形象与信誉、各项具体质量目标、在追求质量目标中采取的措施等。这里提供某医院的护理质量方针供大家参考。该医院的质量方针是：本院坚持把满足病人的需要作为护理质量管理的最终目标，以对病人高度负责的精神，用快速、准确、及时、彻底、热忱、周到、公正、安全、廉洁、低耗的优质服务赢得病人的依赖。

（1）坚持全员质量教育，强化质量意识：坚持以预防为主，全过程控制的质量管理原则；建立和实施护理质量体系，形成人人自觉参与质量管理，各司其职、各负其责的局面，使护理服务提供全过程的各个环节始终处于受控状态。

（2）坚持大众的健康至上、病人第一的服务宗旨：提供以病人为中心的整体护理，顾及人的整体性及个别需要，尊重伤病员的尊严与隐私。同时严格遵守和执行医德规范、法规制度、质量标准、技术规程，并与其他医疗、技术人员合作，为所有病人提供最佳服务。

（3）坚持在职教育：不断提高护理人员的专业技术水平，注意收集信息，不断推出并运用新的护理技术，满足病人的需求。

（4）建立质量信息反馈机制：认真及时处理质量问题，总结、吸取经验教训，促进质量改进。

（5）加强护理设备设施管理和建设：适时更新和添置护理设备，不断改进护理手段和条件。

（6）各病房之间本着合作协调及互助的态度，为实现护理质量方针共同努力。

2. 明确质量目标　质量目标是实现质量方针的具体内容，是为实现中长期的质量宗旨和质量方向而提出的短期内质量方面要达到的具体目标和活动。例如某三甲医院的护理质量目标是：①护理质量指标达到三级甲等医院的标准。②病人得到优质服务，对服务质量满意率达90%以上。③护理人员无违法违纪行为。④无护理事故，护理差错发生率控制在规定的标准以内。

3. 规定质量职责与职权 为达到质量目标，要建立一个结构设置合理、隶属关系合理、管理与技术人员比例合理的质量体系机构，对护理质量进行有效控制、评价和改进，并明确机构中所有人员的质量职责和职权，使他们在一定的岗位上做到有职有权，为实现质量方针和目标努力工作。

4. 负责管理者评审 管理者评审是指护理管理者正式、定期地对质量体系运行的有效措施和服务成绩及效果进行评审，对质量体系及其运行中存在的问题及时予以修正，使质量体系更加符合医院护理质量管理的实际。

（二）人员和物质资源

要确保建立起来的质量体系有效运行，就必须有包括人员在内的资源保证，通过资源保证把质量改进与医学护理技术的进步与发展联系起来。

1. 人员资源 护理人员是护理组织最重要的资源。

（1）护理管理者要灵活运用各种激励措施：调动每个护理人员的积极性，以保证质量方针和目标的落实。

（2）培训与开发：培训包括两个方面：①质量体系教育。②知识更新。通过培训，提高质量控制的自觉性和控制技能；开发是对护理人员的业绩进行评价，了解他们的发展需要和潜力。

（3）沟通联络能力：护理人员应具备与病人和内部工作人员之间进行有效沟通的知识和技能，这是确保护理质量极为重要的无形资源。

2. 物质资源 护理服务所需的物资，在科技高速发展的今天已成为影响护理服务质量的重要因素。物资可以帮助改善服务条件和美化服务环境，可以加快服务过程中的信息流转速度，提高服务效率和质量。因此，除保证供应外，还要把好护理设备和卫生材料的采购质量关，防止和避免因这些物资的质量问题而影响护理质量；应注意护理设备的更新，采用先进的护理手段为病人服务。

（三）护理质量体系结构

护理质量体系结构包括护理服务质量环、质量文件和记录、内部质量审核等。

1. 护理服务质量环 护理服务质量环（见图2-4）详细描述了门诊和住院护理服务全过程的运转情况，包括5个作业过程和3个评价过程。护理服务质量环从质量改进的原理上清晰地阐述了质量体系各运转要素之间的关系，从病人入院开始，一直到最终满足病人需要的服务结果为止，充分体现了"病人至上"的服务宗旨；还显示了全过程的质量信息反馈系统，以评价护理质量，了解服务在各个阶段中存在的问题，作为质量改进的依据。

2. 护理质量文件和记录。

（1）体系文件：构成护理质量体系的全部服务要素、要求和规定均应明确并形

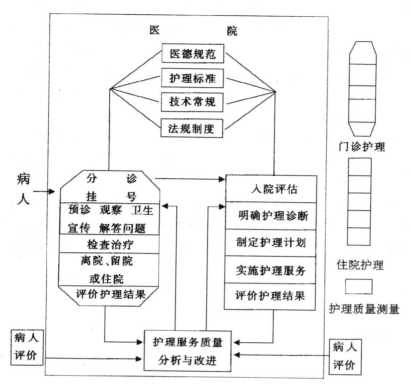

图2-4 护理服务质量环

成文件。护理质量体系文件是评审护理质量体系及其运行情况的依据。质量体系文件包括：护理质量手册、护理质量计划、护理质量程序、护理质量记录和附件（技术规程）。

1）护理质量手册：护理质量手册是阐明医院护理质量方针，规定质量体系基本结构，对护理质量体系做出详细阐述的文件，是护理质量体系文件中的纲领性文件，也是建立健全和实施护理质量体系并保证有效运行，应长期遵循的行为规范、统一标准和共同准则。质量手册的内容一般包括质量方针、质量目标、组织结构（含职责）、质量体系要素和医院护理质量活动的基本方法、措施及护理质量体系文件的结构和分发等。

质量手册根据其用途可分为：用于内部质量管理时，称为质量管理手册；用于外部质量保证时，称为质量保证手册；用于质量管理和质量保证两种目的的简称质量手册。质量手册的结构和格式没有统一标准和模式，可根据医院护理工作的实际情况确定，以满足需要为准。质量手册的编写要突出重点，思路清晰、简明扼要、控制篇幅、避免烦琐。通过质量手册可对一个医院的护理质量管理状况有较全面和清楚的了解。

2）护理质量计划：护理质量计划是指针对某一项护理活动做出的包括质量措施、所需资源和活动顺序进度的具体部署和安排。质量计划是质量体系要求在具体事物上的反映，因此应与医院护理质量体系的要求相一致。

3）护理质量程序：护理质量程序是为进行某项活动所规定的途径。护理质量程序就是以书面文件的形式规定医院满足病人需要开展的护理活动的方针、目的和范围，以及活动如何实施、控制和记录等。质量程序是质量手册的支持性文件，是为落实质量手册的要求而规定的实施细则。通过质量程序的编制使各项质量活动处于受控状态，使与质量活动有关人员明确职责、权限和相互关系，为执行、验证和评审质量活动提供依据。因此，程序编制的优劣直接影响护理质量体系的建设与运作。

4）护理质量记录：护理质量记录是证明护理服务达到的程度，并验证服务质量体系有效性的原始数据资料。其目的：①实现服务的可追溯性。②为采取预防和纠正措施提供信息。

（2）文件管理：所有的质量文件都应字迹清楚、注明日期（包括修订、再版日期）、内容明确、易于识别和具有权威性。护理部对质量文件应建立严格的管理程序，包括文件的发布、分发、修订和管理办法。根据质量文件的管理程序，所有文件都应保证做到：

①由授权人员批准。

②在需要此资料的范围内发放和保证其有效。

③使用者能够理解和接受。

④对任何必要的修订进行评审。

⑤文件作废时给予撤销。

（3）内部质量审核：为了验证护理质量体系的实施情况和有效性，发现问题及时纠正，应定期进行内部质量审核。内部质量审核应按照已形成文件的程序由与受审核活动或领域无关的、能胜任的人员有计划地完成并记录归档。审核结论应形成文件并提交给上级管理者。对被审核活动，管理者应负责确保采取必要的、和审核结论相适应的纠正措施。应当评定由前次审核产生的纠正措施的落实情况和效果。

（四）与护理对象的沟通

与护理对象的沟通联络包括了解护理对象的需要，获取与治疗护理有关的信息；向护理对象说明诊疗方法和要求，以取得护理对象的合作；进行健康教育，增强护理对象自我保健水平和能力；收集护理对象对护理服务质量的感受，便于进行质量改进。与护理对象的沟通贯穿于护理全过程，既是护理全过程的出发点，又是护理过程的最后归宿，是实现护理质量目标的焦点。融洽的护患关系是搞好与护理对象沟通联络的前提。因此，护理管理者应在护理对象和护理人员之间建立有效的相互协作关系，帮助护理人员掌握与护理对象及内部工作人员的沟通联络方面的知识和必要的技能。

三、护理质量体系运作要素

（一）住院护理服务过程

1. 接诊、入院评估　病人来到医院，办理各种入院手续，责任护士进行接诊做入院介绍，并通过询问病史、体格检查及了解各种辅助检查的结果等方式，系统地收集影响病人健康的资料，识别病人的健康问题。责任护士第一次与病人较长时间的接触，无论对病人或护士都是至关重要的。护士给予病人的第一印象，形成服务质量的最初评价（即首次效益），如果留下不好的印象，很长时间不能消除。因此应重视这个阶段的工作，注重护士职业道德的培养和掌握资料收集方法。

2. 找出护理问题，明确护理诊断　把评估中的各种资料进行分析，得出病人的需要和应解决的问题，确定护理诊断，然后制定护理计划。护理诊断的运用在我国还处于初级阶段。正确进行护理诊断对多数护士还有一定的困难。管理者要根据诊断过程的特点，加强专业培训并制定护理诊断规范，以提高护理诊断的准确性。

3. 制定护理计划　计划是一个决策过程，其目的是确定护理对象护理的重点，并采取各种措施预防、减轻和解决护理问题。护理计划的内容包括顺序列出诊断和预期目标，采取一系列措施以达到护理目标，制定护嘱促成目标的实现，护理计划成文。制定护理计划应考虑护理对象的年龄、性别、病情、原来的健康状态和对改变目前状态的愿望；要尊重病人的风俗习惯和宗教信仰，以取得护理对象和家属的合作；要与其他医务人员的治疗目标相一致；要与病人有足够的沟通，使计划内容完整，不能只凭经验或疾病的共性问题来制定，这样的计划缺乏个体性和有效性，因而失去制定计划的意义；要有明显的指导作用，能明确指导实施者做什么、怎么做，由何人、何时、何地完成；按照病情的变化及时修订，病人的病情每时每刻都在变化，计划的内容也应及时给予调整和修订，不再存在的护理诊断，无效的目标与措施应该除去。

4. 实施护理服务　实施是护士为达到病人健康目标的实现而采取的活动，即将计划付诸实现。在这个阶段护士扮演着决策者、实施者、教育者、组织者和联络者多种角色。要实施护理计划并详细记录实施内容；深入病房仔细观察病人的病情及心理变化，继续收集资料，不断进行评估和获得反馈信息，发现新的护理问题；根据需要调整护理措施；对病人进行健康教育等。这个阶段的质量监控主要是抓工作中对计划制定的敷衍、执行中的怠慢，使护理计划得以实施。

5. 评价护理效果　评价是指对护理目标已达到的程度和护理工作已经取得的效果做出客观的判断，再根据护理对象目前的健康状态，对其健康问题重新估计，引入护理程序的下一个循环，给病人一个连续性的护理。

以上五个阶段实际上是护理服务的全过程，病人入院正式进入"病人"角色，是护理过程的开始，护理诊断是对疾病的认识全过程，护理计划是实施的指南。在整个护理过程中，经过周密观察，不断反馈信息，实施有效控制，护理结束时，对护理效果做出评价，解脱"病人"角色，使病人回到正常的工作与生活中。

（二）护理服务的重点对象

1. 危重、大手术病人　这类病人诊疗手段多，操作复杂，工作紧急而又集中，容易发生意外，产生并发症，出现护理差错事故。

2. 疑难病人、预后不良的病人　这类病人心理问题较多，容易发生意外事件，不仅要作为护理管理的重点，而且要当作心理治疗的护理对象。

3. 老年病人　这类病人年龄较大，而且有些病情较重，复杂多变，对服务质量要求较高，不仅病人，就是病人的亲属、同事也非常关心，往往就护理工作中的种种细节提出各种问题，稍有疏忽，就会导致反应强烈，对医院工作与声誉影响大。

4. 开展新技术项目的病人　因为新项目、新技术的未知数较多，对工作的计划安排与组织实施要求较高。

（三）护理质量管理的重点监督对象

护理质量管理是全员管理，需要对所有护理人员进行监督。但是，护理人员发生质量问题的机会和概率不一样，有些很少发生，有些则不断出现大大小小的质量问题。所以要从全员中找出重点监督对象，以提高质量管理的效率和效果。重点监督对象是：

1. 刚毕业的护士　她们缺少实践经验和锻炼，不熟悉医院护理工作程序，还没有养成良好的工作作风。只有在严格的监督下，逐步接受工作制度和技术操作常规的约束，才能成为符合质量要求的工作人员。

2. 新调入的护士　工作的变动造成环境的不熟悉、病人不熟悉、规章制度和工作程序不熟悉，易发生质量问题。

3. 工作责任心不强或技术水平低的护士　他们往往发生差错较多又不能真正吸取教训。对待这部分人，可在日常工作中适量减少他们独立工作的机会或者在工作中加强指导，加强检查。

4. 社会、心理原因致发生问题可能性增高的护士　对个人发生了某种不幸的事、情绪波动的人应加强监督。

四、护理质量体系的建立与实施

建立护理质量体系可根据医院的实际情况，采用不同的步骤与方法。建立护理质量体系的一般程序是：

（一）质量体系的组织准备

1. 领导决策，落实组织。建立质量体系，首先要统一高层管理者的认识，明确建立和实施质量体系的目的和意义、作用和方法。在此基础上，结合医院实际，分析、对照、找出护理质量存在的主要问题，统一认识、做出决策。然后选择合适的人员组成一个精干的工作班子，负责策划，制定工作计划并组织实施。

2. 制定工作计划，确定质量目标。制定工作计划是实施质量体系的基础工作，必须认真做好。工作计划要明确质量方针与目标，实行目标管理，责任到人。质量方针和目标是建立健全护理质量体系的依据，护理最高领导应亲自策划，并利用各种形式宣传质量方针和目标。

3. 调查现状，选择体系要素。只有了解单位的现状，找出存在的问题，进行分析研究，才能建立适合本单位需要的有效的质量体系。单位当前存在的问题就是建立质量体系重点要解决的内容。因此要广泛调查了解本单位质量形成过程中存在的问题，明确质量改进方向。对现状做了全面的调查之后，将调查结果与系列标准进行对比分析，找出可以改进的地方，从而确定单位需要的体系要素，并将要素展开为若干个质量活动，明确每个活动的范围、目的、途径和方法。

4. 分解职责，配置资源。当质量体系要素已经确定并把每个要素展开为若干活动后，就应考虑怎样把这些活动落实下去，确定组织机构，把相应的工作职责和权限分解到各质量机构和所有人员。质量职责的分解应遵循职、责、权、利统一的原则，做到职、责、权、利清楚，使各个部门和有关工作人员执行质量职责时理直气壮，毫不含糊。质量职责的分解和资源的合理配置是紧密地联系在一起的，任何质量活动的实施都要建立在一定的人才、物力资源的基础上，并消耗一定的人力和物力资源。因此，根据质量体系建设的需要，应在满足活动需要的基础上精打细算，避免浪费，真正做到人尽其才，物尽其用。

（二）编制护理质量体系文件

护理质量体系文件是对质量方针、质量目标、组织结构、职责职权、质量体系要素等的详细描述。编制质量体系文件是建立健全和实施质量体系的一个重要环节，是整体计划后的细化设计，是开展护理质量管理的基础，也是质量体系审核、评价的依据。因此，质量体系文件应体现科学性、先进性、可操作性、经济性，便于管理与控制。

（三）质量体系的实施

1. 开展教育培训。质量体系文件编制完成后，应对全体成员进行教育培训。以程序文件的内容为重点，提高全体护理人员对建立质量体系的认识，使他们在思想认识上、技术管理上都有所提高，以适应新的要求。

2. 加强组织协调。在质量体系文件执行中，会因体系设计不周、计划项目不全、体系情况变化等原因而出现各种问题，同时由于执行人员对质量体系文件理解和掌握的程度不同、工作习惯各异以及利害关系而造成不协调。因此，应在部门之间、人员之间不断进行协调，及时纠正偏差，以保证护理质量体系地有效运作。

3. 建立信息反馈系统。质量体系每运行一步都会产生许多质量信息，对这些信息应分层次、分等级进行收集整理、存储、分析、处理和输出反馈到各执行或决策部门，以提供做出正确决策的依据。只有确保信息流通迅速，分析处理及时、准确，才能保证质量控制及时、准确，使整个质量保持在一个稳定的状态中。

4. 质量体系评审与审核。对质量体系的运行，应有充分的证据予以证实，因此，应在一定的时间内，对上述一系列的过程和结果，组织有关人员进行评审与审核。通过评审，修改质量体系文件，使质量体系运行更有效；通过检查结果对员工进行激励，调动员工实施质量体系的积极性。

5. 质量改进。质量改进的关键是预防问题的出现，而不是等到出了问题才去改进，其目的是向病人提供高价值的服务和使他们满意。因此，为了病人和医院双方的利益，为提高各项活动和过程的效果和效率，护理管理者应增强质量意识，增强ISO 9000在护理质量管理中应用的紧迫感，对照国际标准，努力改进护理质量。

第四节　护理质量管理的方法与技术

质量管理方法多种多样，一般认为，要搞好质量管理，除了要有正确的指导思想之外，还必须依靠思想政治工作、专业技术、管理技术、现代统计方法等。在这一节，我们介绍几种护理质量管理的方法和技术。

一、质量管理的工作程序——PDCA循环

PDCA管理循环就是按照计划、实施、检查、处理四个阶段来进行质量管理，并循环不止地进行下去的一种管理工作程序。其特点是大环套小环，互相促进且呈螺旋式上升。PDCA管理循环是由美国质量管理专家戴明于1954年根据信息反馈原理提出的，所以又称戴明循环。

（一）PDCA循环的步骤

PDCA管理循环四个阶段可分为8个步骤：

1. 分析现状，找出存在的质量问题。

2. 分析产生问题的各种影响因素。

3. 找出主要因素。

4. 针对影响质量的主要因素，制定工作计划和活动措施。

以上四个步骤属于P阶段。

5. 按照制定的计划措施认真执行，为D阶段。

6. 根据计划的要求，检查实际执行的结果，看是否达到预期的结果，这属于C阶段。

7. 根据检查的结果进行总结，把成功的经验和失败的教训形成一定的标准、制度或规定，指导今后的工作，为A阶段。

8. 提出这一循环中存在的问题，让其转入下一循环去解决。此步介于两循环之间。

（二）PDCA循环的特点

在实践中，要正确操作PDCA循环，还要把握以下几个特点：

1. PDCA四个阶段是一个有机的整体。只有计划，不去实施，等于没有计划；计划有了，也按它执行了，但不检查，也就无从知道干得怎样；计划、执行、检查都有了，缺乏处理也不行，这样，工作成果无法巩固，工作水平无法提高。因此，四个阶段才能组成一个完整的循环。

2. 大环套小环（见图2-5），互相衔接，互相促进。在大PDCA循环管理中，包括若干小PDCA循环。护理质量管理是一个独立的质量管理系统，也是医院质量管理工作中一个重要组成部分，所以其既可以在护理系统内进行不同层次的循环管理，又是医院管理大循环中的一个小循环。

3. 不断上升的循环（见图2-6）。PDCA循环不是原地不动，而是螺旋式上升的过程，每一次循环都要解决一些实际问题，使质量有所提高，下次的循环是在提高了的基础上进行。

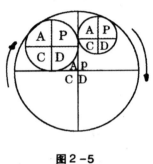

图2-5

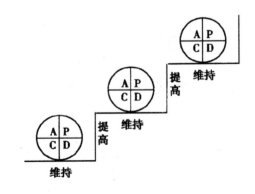

图2-6

4. 循环的关键环节。关键环节是A，即处理阶段，把执行计划中的成功经验与失败教训都纳入有关的各项标准、规程、制度中去，作为今后的指南或借鉴，才能使工作在已有的基础上提高一步。如果没有把成功的经验纳入有关标准，就等于没有把PDCA循环真正推动一圈。"A"阶段具有承上启下的作用，它是实现理论到实践又从实践到理论两个飞跃的重要条件，应倍加重视。

（三）PDCA循环在护理质量管理中的具体运用

PDCA循环与护理程序一样，都是科学的解决问题的工作方法、工作程序。近年来，一些护理管理者开始将PDCA用于护理质量管理，并体会到这种科学的工作方法在促使管理者的管理行为由原来的经验管理向科学管理转化中的积极作用，既提高了管理者的管理水平，又提高了护理质量。

下面是某医院在预防和控制新生儿脐部感染中运用PDCA循环管理法获得成功的实例。

某医院产科护士长在工作中发现科室新生儿脐部感染发生率高达30%，脐残端愈合率仅12%。针对以上情况，护士长召集科室质量小组成员对导致新生儿脐部感染的可能因素进行分析，认为以下情况可能是导致新生儿脐部感染的原因：

1. 母婴同室后，消毒隔离制度不严，引起交叉感染。

2. 新生儿沐浴时脐残端浸泡在非无菌水中。

3. 脐残端留置过长，折脐圈不及时易造成细菌繁殖。

4. 分娩过程断脐器械污染，脐残端接触污染的手或敷料。

5. 脐部护理未按常规进行。

6. 产前宫腔内感染。

结合科室护理工作的实际情况，科室质量小组认为以上原因中，第1、2、4是引起科室新生儿脐部感染的主要因素。针对这几个主要因素，科室质控小组制定了以下几项护理措施：

1. 加强产程的管理，尤其是加强无菌操作意识。

2. 脐周围及靠近脐轮的脐带经严格消毒后再断脐，残端采用高锰酸钾溶液彻底消毒处理，手及污染的敷料不可触及脐残端。

3. 新生儿沐浴前先用负压球罩住脐部，浴后用2.5%碘酒消毒脐残端，75%酒精脱碘，无菌棉签擦干后再将诺氟沙星粉末均匀地撒在脐部。

4. 护士护理新生儿之前，双手用消毒液浸泡消毒。

5. 病房空气消毒2次／天，通风2次／天。

为了使计划得到很好的落实，该科护士长召开了全体护士会议，护士会议的主要目的有三：

1. 本阶段科室存在的主要护理问题——新生儿脐部感染发生率高。

2. 与全体护士一同分析导致新生儿脐部感染的主要原因。

3. 明确科室要降低感染发生率所采取的主要措施以及对每位护士的具体工作要求。

实施了护理措施后，质控小组对计划落实的情况采用不定期抽查法进行检查，检查的内容有环节质量（即每位护士是否严格执行了以上各项护理措施）和终末质量（即新生儿脐部的情况），并将检查的结果做好记录，一个月后护士长对检查的结果进行分析、总结。分析结果显示，护士基本能严格落实以上各项护理措施；新生儿脐部感染率明显下降；脐残端5天愈合率达84%。这一结果有力地说明，科室质控小组找的原因是准确的，制定的措施是有效的，于是该科护士长要求护士把以上几项措施作为预防新生儿脐部感染的护理常规来加以执行，质控小组把此作为质控的一个内容来抓。

至此，该科护士长完成了一轮PDCA循环，可针对新的护理问题，进入下一轮的PDCA循环。

不断通过PDCA循环解决护理问题，其最终结果就是促进护理质量阶梯式提高。

二、分层法

分层法是质量管理中整理数据的重要方法之一。搜集罗列一大堆数据，杂乱无章，看不出问题，利用分层法可以有效地解决这一问题。分层法是把收集来的原始质量数据，按照一定的目的和要求加以分类整理，以分析质量问题及其影响因素的一种方法。运用分层法时应根据分层的目的，按照一定的标志进行区分，把性质相同分列一组，使数据反映的事实更明显、更突出，以便找出问题，对症下药。分层法通常以表格或图形表示，常与排列图法同时使用。表2-1就是利用分层法对某医院1998年发生护理差错的原因进行分类。

表2-1 某医院1998年护理工作差错原因分类表

原　　因	发生次数	累计次数	百分比／%	累计百分比／%
发错药	70	70	45.2	45.2 *
漏执行医嘱	48	118	31.0	76.2
打错针	21	139	13.5	89.7
化疗药外漏	5	144	3.2	92.9
烫伤	5	149	3.2	96.1
褥疮	3	152	1.9	98
输错血	1	153	0.6	98.6
其他	2	155	1.4	100

三、调查表法

调查表是为收集数据而设计的图表。调查表法就是利用统计表进行整理数据和粗略分析原因的一种工具。其格式多种多样，可根据调查的目的不同，使用不同的调查表。下面介绍某医院对消毒供应科护理工作质量评价的调查表。

各科护士长及护士同志：

你们好！为了进一步提高我院供应室工作质量，请你协助我们对下列项目做出评定：

1. 玻璃类消毒器械是否清晰、透明、无异物（优、良、一般、差）。
2. 无菌针头质量合格率（优、良、一般、差）。
3. 搪瓷类物品光亮无污垢、无漏（优、良、一般、差）。
4. 橡胶类物品不粘连，不变形，腔内外符合要求（优、良、一般、差）。

5. 手套成对，不漏气，上粉均匀（优、良、一般、差）。

6. 各种无菌包、盘、包装盒要求标志清楚，种类数量相符，有消毒日期标志（优、良、一般、差）。

7. 坚持按时下收、下送物品（优、良、一般、差）。

8. 病区急救用无菌物品保证按时供应（优、良、一般、差）。

9. 供应室护士服务态度（优、良、一般、差）。

10. 您对供应室工作质量的总体印象（优、良、一般、差）。

11. 您对供应室工作的要求和建议（优、良、一般、差）。

四、排列图法

排列图法又称主次因素分析图、巴雷特图，是把影响质量的因素进行合理分类，并按影响程度从大到小的次序排列做出排列图，以直观的方法表明影响质量的主要因素的一种方法。

排列图的基本结构：1个横坐标，2个纵坐标，几个直方块和一条曲线构成（见图2-7）。绘制巴雷特图的方法步骤：

1. 针对某一问题收集一定时期的资料。

2. 将数据按一定分类标志进行分类整理，从大到小依次排列，并计算出各类项目的频数、累计频率。某医院1998年护理工作差错发生的原因、发生次数（频数）、百分比及累计百分比（累计频率）（见表2-1）。

3. 按一定的比例画出两纵坐标和一个横坐标。横坐标表示影响质量的因素，左边纵坐标表示频数，右边纵坐标表示累计频率（见图2-7）。

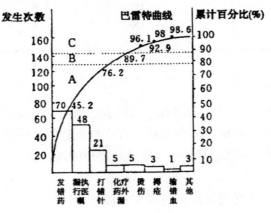

图2-7 护理差错原因排列图

4. 按种类影响因素的程度的大小，依次从左到右在横坐标上画出直方块（"其他"放最后，见图2-7），其高度表示该项目的频数，并写在直方块上方。

5. 按右纵坐标的比例，在直方块中间的上方标出累计频率，从原点开始连接各点，画出的曲线就是巴雷特曲线。

应用排列图的注意事项：

（1）通常把因素分为A、B、C三类：在累计频率80％与90％两处画2条横线，把图分成三个区域，累计频率在80％以内的诸因素是主要因素（A类），累计频率在80％～90％的是次要因素（B类），90％以上的为一般因素。由图2-7可知，发错药、漏执行医嘱是造成护理差错的主要原因，重点做好这两个方面的防范工作，则可以使差错的发生率明显下降。

（2）主要因素不能太多：一般找出主要因素一二项为宜，最多不超过三项。若找出主要因素过多，须考虑重新进行因素的分类。

（3）适当合并一般因素：不太重要因素可以列出很多项，为简化作图，可把这些因素合并为"其他"项，放在横坐标的末端。

（4）在采取措施之后，为验证效果，要重新画巴雷特图，以便进行比较。

五、因果分析图

又称特性因素图、树枝图、鱼刺图。巴雷特图仅对属于同一层的有关因素的主次关系进行统计分析，若因素在层间还存在着纵向因果关系时，需运用因果分析图才能整理出这两种关系。因果分析图是整理、分析影响质量（结果）的各种原因及各种原因之间的关系的一种工具。因果分析图运用系统分析方法，从结果出发，首先找出影响质量问题的大原因，然后再从影响质量的大原因中找出中原因，再进一步找出影响质量的小原因……依此类推，步步深入，一直找到能够采取改进措施为止（见图2-8）。

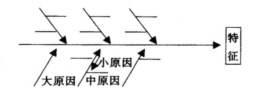

图2-8　因果分析图基本结构

绘制因果分析图的方法步骤：

1. 确定要解决的问题（结果）是什么。例如某医院内科病房自从迁入新大楼后，多次空气监测均发现细菌数严重超标，是什么原因造成的，就可以用因果分析图分析（见图2-9）。

2. 采用开座谈会的方法召集熟悉情况的人员，进行原因分析。把造成空气培养细菌超标的大原因写在用箭头表示的大枝的尾部。本例的可能大原因为制度、环境、物品材料、人为因素、自然因素等。

3. 追问大枝上存在的原因，分解出中枝（中原因），再继续追问中枝上的原因，分解出小枝（小原因）。如本例中人为因素是引起细菌超标的一个大原因，采样方法不正确是这个大原因上的中原因，而这个中原因上又有"采样时间过长""整床后采样"

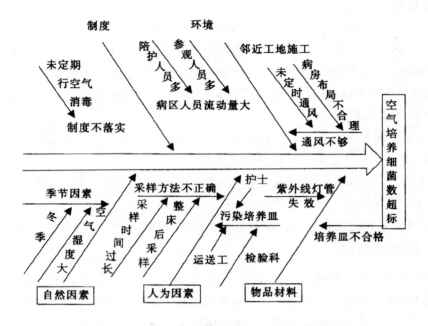

图2-9 某医院空气培养细菌数超标的因果分析图

这两个小原因，直至追问到采取具体措施为止。

4. 记录有关事项。如制图时间、制图者、单位、制图时的客观条件和情况等。

应用因果分析图的注意事项：

（1）分析原因一定要充分发挥民主、集思广益，把可能的原因都罗列出来，对有急诊的问题，应调查了解后再做定论。

（2）大原因不一定是主要原因。可以用投票方式，确定主要原因。主要原因不要太多，一般不多于4~5个。

因果分析图使用简单的图表就可以把质量问题产生的原因和结果都表示出来，便于查找原因，制定改进措施，是一种实用性很强的质量控制工具。

六、控制图

控制图又称管理图，是画有控制界限的图表，用来检查质量波动是否处于控制状态的一种工具。控制图根据质量特性的数据统计特征，可分为计量数据的控制图和计数数据的控制图两大类。计量数据的控制图包括X控制图、X-R控制图、L-S控制图、X-Rs控制图；计数数据的控制图包括Pn控制图、P控制图、C控制图、U控制图。

控制图的基本格式（见图2-10）。建立XY坐标，横坐标为样本号码或取样时间，纵坐标为质量特性数据。在图上分别画出上、下控制界线和中心线三条线（有的控制图可以是五条线，在UCL与LCL之间增加上警戒线）。在管理过程中，定期将测量到的质量特性数据，用圆点标在图的相应位置，如果点子落在控制界线之内，则表明质量在控制范围内；如果点子落在控制界线之外，则表明质量不稳定或者发生缺陷，这时质控人

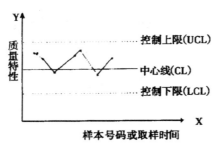

图 2 -10 控制图的基本格式

员就要分析原因，及时采取措施，以防质量继续下降。

不同的控制图有其不同的适用范围，其CL、LCL、UCL的计算方法也就不一样。如果所分析的数据呈正态分布，通常采用X控制图，以X作为中位线，X+3S作为上控制线，X−3S作为下控制线（X为均数，S为标准差）。

控制图法不是事后检查，它贯穿于护理工作的全过程，它能及时发现异常现象，对于检查护理工作质量是否稳定有重要作用。

七、直方图

又称质量分布图，是通过对测定或收集的数据加以整理，从中找出质量变化规律，来判断或预测生产过程质量的一种常用工具。

例如，某医院1月份全院各科室护理质量得分如下：

88.8	87.7	81.4	95.9	93.7	95		97.1	95.9	96.9	91.1
90	92.3	89.9	83.1	95.4	95.3		93.5	90	94.1	91.3
93.6	88.2	95.6	95.2	94.3	93.9		96.3	96.7	96.6	97.1
88.6	95.1	95.1	96.8	97.3	94.5		85.7	85.3	86	92.4

以上一组数据分布很乱，要清楚地看出1月份全院护理质量得分的分布情况，就可以绘制成直方图。直方图的绘制方法：

1. 找出数据中的最大值、最小值并计算出极差（R）。本组数据中的最大值为97.3，最小值为81.4，最大值与最小值之差为极差，本组R：15.9。

2. 根据极差决定"组段"数、组距和组段。组段数一般取8~15个，本组取8个，则组距等于15.9／8=1.99，取整数等于2（分）。

3. 列表画记。如本组，可列出表2-2的画记表，将原始数据用画记法计算，得出各组段的频数。

4. 依据画记表绘出直方图（见图2-11）。

八、散布图

散布图是描绘两种质量特性值之间相关关系的分布状态的图形，又称相关图。两种对应数据之间有无相关性，相关关系是一种什么状态，只从数据表现就很难判断，如果按数据作成散布图就比较容易得出结论。

表2-2	某医院1月份各科室护理质量得分画记表	
护理质量得分组段	划记	频数
81~	-	1
83~	-	1
85~		3
87~		4
89~		3
91~	正	5
93~	正	7
95~	正正	14
97~99		2
合计		40

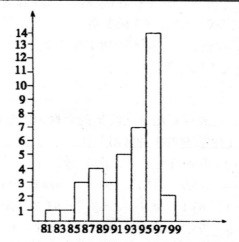

图2-11 某医院1月份各科室护理质量得分分布情况直方图

例如推断科室护士长素质与科室护理质量之间是否存在相关性，就可以使用相关图做出推论。具体方法：设计调查表对护士长素质进行调查，将调查结果进行整理后运用模糊数学法计算出每位护士长素质的分值；同时计算出一段时间内各科室护理质量的平均成绩，这样就可得到两组数据，每位护士长都有对应的自身素质分值（X）和质量分值（Y）。建立一个坐标，横坐标表示护士长素质分值，纵坐标表示护理质量分值。将每一组（X、Y）分别画在坐标上，就可以观察到护士长素质与科室护理质量之间的关系了。某医院得出的护士长素质与科室护理质量呈正相关关系的相关图（见图2-12）。

散布图的判断与分析，一般考虑所示的四种情况（X：原因特性，Y：结果特性）（见表2-3）。

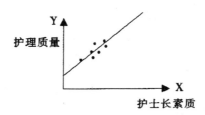

图2-12 某医院得出的护士长素质与科室护理质量
呈正相关关系的相关图

表2-3

相关类型	判断	示意图
X,Y呈正相关	X增加,Y随之增加,只要控制X,Y就得到控制	
X,Y呈负相关	X增加,Y随之减少,可通过控制X来控制Y	
X,Y呈非线性相关（曲线）	在一定范围内X增加,Y亦增加,而在一定限度以外,X增加,Y随之减少,这时要分别控制	
X,Y无关	X,Y之间没有关系,不能通过一个特征值来控制另一个特征值	

第五节　护理质量评价

一、评价形式

（一）全程评价与重点评价

1. 全程评价　顾名思义,就是对护理活动全过程进行分析评价,主要是检查护理各个方面的整体情况,找出普遍存在的和个别需要改善的现象,为进一步修订质量标准指明方向。

2. 重点评价　重点评价指某项技术操作考核、护理文书书写质量或病区管理、服务质量等单项质量评价,这种评价所需的时间较短,且分析仔细,易于发现存在的不足之处,及时提出解决问题的办法,采取补救或纠正措施。

（二）事前评价与事后评价

按评价的时间先后可分为事前评价、事后评价。事前评价就是在标准实施前进行的评价,找出质量问题,明确实施标准应重点解决的问题。事后评价则指在某些标准实施后所进行的评价，为质量改进指明方向。

（三）定期评价与不定期评价

定期评价是指按规定的时间进行的评价，如周评价、月评价、年度评价。不按规定的时间随机进行的评价称为不定期评价。这种评价真实性强，是无准备状态下所做的评价，能较真实地反映质量问题。

（四）自我评价与他人评价

1. 自我评价　自我评价是由被评估者本人对自己在一定时期内所做工作的质量对照标准进行的自我总结和评价。

2. 他人评价　他人评价包括同级护理人员的相互评价，上级机关组织的评价以及病人的评价。采用自我评价与他人评价相结合，能全面、全方位、全角度地发现问题，弥补自我评价的不足。

一般说来，只要制定的评估标准合理，这种方法的评估准确性较高。

二、评价方法

护理质量评价的方法很多，各种方法都有它适用的范围，都有它的优点和局限性。分述如下：

（一）等级法

是用事先制定的具体衡量标准，来评价被评估者各个方面的护理工作质量，而不是拿某个评估者比较，并对每项标准设立分值，最后把各项得分相加，评分越高质量越好。

（二）因素比较法

因素比较法也叫要素比较法。这种方法是将评估者的工作质量分为若干因素或要求，把每个要素方面的评分又分为3个或5个等级。三个等级即好、中、差；5个等级为优、良、中、及格、差。又可分为很满意、满意、较满意、可接受和不满意。一般来说，人们对3个等级的评估比较容易产生聚中趋势，趋向平中，而五等级较为科学，评估结果更确切实际。使用因素比较法时，评委们在各个等级中选择一个最符合被评估项目的实际情况的答案，在某一等级中画个圈或打个"√"，然后将评委的意见进行综合，得出结论。

（三）评分法

1. 百分法　把护理工作与质量标准对照，以百分为基础，根据检查中问题的程度，作分值扣分（也叫负值法）。此法适用一定时期对护理工作质量进行检查评价，易被护理人员、管理人员及病人所接受。

2. 赋值记分法　以定额点值法计算工作量，根据得分评价护理质量，也叫正值法。

3. 加权平均法　将检查结果赋值，并根据管理者所认为的重要程度加权，计算平均值而评价护理质量。

评价质量的方法还有排列法、目标管理评价法等，这些方法已在管理理论中做过详细的介绍，不再赘述。

三、评价中应警觉的问题

（一）误差分析

所谓误差就是指评价与实际工作质量之间的差距。评估过程中很多的主、客观因素均可造成误差。例如：评估项目不当，评估各项目之数值不当，评估的目的和意义不明确，评估程序不严格以及评估人未进行培训，仅凭自己的主观感觉或第一印象来评估下属人员的工作质量等等。下面介绍几种最常见的评价误差。

1. 宽厚误差　这种误差就是将工作质量基本上定为合格。这种现象在管理实践中最为常见，产生的原因主要是质量标准定得太低，再则是评价者为了化解护理人员的压力而对标准掌握得过松。

2. 苛严误差　这种误差与宽厚误差相反，是将护理人员的工作质量都评为不合格，主要是质量标准定得过高的原因。

3. 近期误差　近期误差是评估者对被评估近期工作质量印象深刻，而忽视了前期的也属于评估期内的工作质量，以近期的记忆来代替被评估人整个过程中的工作质量。这是由于人们一般都对近期发生的事情留下清晰印象，而对早期发生的事情印象模糊。

4. 偏见误差　人是有感情的，评估人与被评估人之间的感情好坏程度会在无形中造成对工作质量评估偏高或偏低。在社会上，有一些陈旧的传统观念如：论资排辈、平均主义、嫉能妒才等，也会造成误差。为了防止或尽可能减少评估中的误差，为了提高评估信度与效度，挑选与培训评估人员极为重要。

（二）先圈效应

先圈效应也称晕轮效应，是一种十分微妙的社会心理现象，往往不知不觉地影响着评估者的评估方向，是评估者对被评估人某种特征有特别印象影响到对该人整体认识，以偏概全。如穿着良好，又有讨人喜欢的个性或高水平的社交技巧，往往容易获得较高的评分。对研究感兴趣，临床见解、嗜好性格等与评估人相似的人，能给予较高的评价。

（三）触角效应

触角效应指对实际评价过低现象。一个全年表现超越平均水准的护理单位或人员，可能因一时与评价者的意见相左，而得到较低的评价，因为管理者容易怨恨下属不支持他的意见和建议；一个工作表现优越的员工，可能因为没有按照理想中的穿着或表现而得到较低的评价；有些习惯性地给予外来的护理人员较低的评价。

（四）暗示效应

暗示是人们一种特殊的心理现象，是人们通过语言行为或某种事物提示别人，使其间接或照办而引起的迅速心理反应。评估人在领导者或权威人士的暗示下，很容易接受他们的看法，而改变自己原来的观点，这样就可能造成评估误差的暗示效应。

（五）后继效应

当对多个评价者依次进行评价，或者对绩效的各个方面先后进行评价时，先前评价结果对随后评价的影响就称作后继效应。如在各种比赛中，评委们总是把第一个选手的成绩作为参照，既不会得分太高，也不会得分太低，这就是后继效应的一种表现。所以没有哪一个选手愿意第一个出场。

（六）自我中心效应

评价者以自我感受代替绩效标准进行评价，这种误差叫"自我中心效应"。可分为以下两种：

1. 对比型　这种自我中心效应表现为评价者拿被评估者与自己相比较。

2. 相似型　这种自我中心效应表现为评价者寻找评价对象与自己相似的地方进行评价，例如喜欢被评估者的服饰、发型，或是被评价者是自己的老乡、亲友或同龄人等为标准进行评估。

第六节　护士长与质量管理

护士长是医院护理管理指挥系统中数量最多的管理人员。在完成医院工作总任务，提高护理管理质量过程中，发挥着重要的角色功能。护士长管理角色的完善对于护理管理的成效至关重要。因此，护士长不仅要掌握科学的管理理论、管理方法，而且还要具备良好的管理素质，这样才能胜任角色，获得成功。护士长为了适应管理者的角色，做到有计划、有步骤地利用本病区人、财、物、时间和信息资源，发挥最大的管理效益，不仅要明确自己的角色、职责和任务，还要掌握科学的管理工作方法，具备良好的管理素质，才能为医院护理质量的提高起积极的作用。

一、护士长角色模式

（一）护士长角色的概念

1. 角色的概念　角色是描述一个人在某位置或状况下，被他人期望的行为总和。角色也可以是社会结构中或社会制度中的一个特定的位置，不同角色有不同而特定的权利和义务。每一种角色只是一个人的某一个方面，一个人可以同时担负着多种角色。如一个护士长，在护理部主任面前，他是下级，在病区护理人员面前他是管理者，在子女面前，他又是父（母）亲。但在一定场合中一个人只能充当一种角色，否则会发生角色冲突。

2. 护士长角色　护士长角色是医院护理管理中的一个特定位置，它被赋予护士长的权利和义务。护士长在医院护理工作中，主要是管理者的角色；在病区工作中是具体的领导者和组织者，需要指导和带领护理人员共同完成护理任务，处理病区各种危急和突发事件。在医院护理工作系统中，护士长是基层管理者，处于承上启下的中间环节。在医护之间、护与护之间及护患之间又是协调者，护士长常常扮演着多种角色，但仍以管理为主。良好地适应这一角色，可满足各方面对护士长的角色期望。

护士长角色期望的来源主要有所在医院护理部、科室等组织，以及病人、护理人员群体等。从组织角度，期望和要求主要反映在护士长的岗位职责、规定、工作细则中。从病人角度，期望取决于依病情及护理质量标准所决定的护理需要等。从护理人员群体角度，期望表现为以服从群体规范，满足护理人员群体利益需要等。

（二）护士长角色模式与功能

国内外许多专家都对护士长角色模式和功能进行了探讨和分析。霍尔和布兰兹勒根据护士长应具备的领导和管理能力提出"成功管理者"的角色，以10个英文字母COMPETENCE，即"胜任"一词为代表，归纳说明了作为"成功管理者"的护士长应有的角色功能。

下列以"胜任"一词作为首写字母组成的单词内容说明如下：

C（care-giver professional）专业的照顾提供者。

O（organizer）组织者。

M（manager of personal）人事管理者。

P（professional manager of care）照顾病人的专业管理者。

E（employee educator）员工的教育者。

T（teamstrategist）小组的策划者。

E（expert in human relation）人际关系的专家。

N（nurse-advocator）护理人员的拥护者。

C（change-agent）变革者。

E（executive and leader）行政主管和领导者。

根据工作任务和特点以及护士长在基层护理管理工作中扮演的多种角色，有的专家将护士长功能归纳为三元角色模式，即人际关系方面、信息传递方面、决策方面三大类十种角色。

1. 人际关系方面角色。

（1）领导者：护士长应具备领导的才能和影响他人的能力。带领并指导下属护理人员共同完成护理工作任务，主持病区各种会议，组织查房，管理病区的教学与科研，负责排班，工作中以身作则，以优良的品格、扎实的理论知识、娴熟的专业技能和管理能力激励护理人员，共同实现护理目标。

（2）联络者：建立内、外部联络和沟通网络关系。在工作中与上级领导、医师、其他医务人员、病人及其家属、后勤人员等进行有效沟通和协调，努力为护理人员和护理对象创造一个良好的工作环境和治疗休养环境，建立各方面和谐的人际关系（见图2-13）。

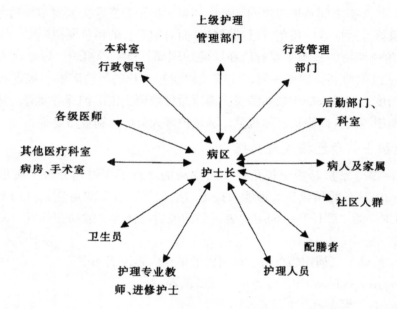

图2-13 病区护士长的沟通联络关系示意图

（3）代表者：在护理行政与业务工作中护士长代表所属单位参加护理部或院方的各种行政和业务会议，接待来访者，签署法定文件，履行许多法律、社会性的例行义务。

2. 信息传递方面角色。

（1）监督者：护士长监督并审核病区各项护理活动与资料。注意寻求收集各种信息资料，检查护理计划和措施落实情况以及各项技术操作、护理质量是否符合标准，规章制度执行情况，维护病区秩序，保证各项工作顺利进行。

（2）代言人：作为病区护、患的代言人，护士长应维护护理人员的合理权益，代表护理人员与其他医务人员协商处理业务工作，与后勤行政部门协商沟通，争取护理人员的权益。同时代表病人反映其需求，与相关医务人员沟通信息，满足病人的健康需求。

（3）传播者：护士长将从外部人员和上级那里获得的信息、文件、命令、有关方针、政策、规章等，向护理人员宣传和传达，同时收集病区各种信息，经整理分析，汇报给相关部门和人员，做到信息准确、渠道畅通。

3. 决策方面的角色。

（1）计划者：护士长规划病区有关护理业务，如制定年度、季度、月度计划，提出工作改进方案，协助护理人员制定、修订护理计划，修改并完善病区各种有关规章制度、工作程序和细则及护理人员岗位职责、意见和建议。

（2）资源调配者：护士长负责病区各类资源的分配，有向护理对象提供足够人、物和护理服务的责任。排班时合理选择人员，科学地进行调配，充分发挥人力资源优势并负责病区各种仪器设备、办公用品的申请、领取与保管、维修与报废等，做好各项工作的准备，保证病区医疗护理工作顺利进行。

（3）协调谈判者：病区接纳的病人具有不同的社会背景、文化、个性等，病区发生任何冲突和矛盾，护士长必须与有关人员和部门进行正式、非正式的协商与沟通，帮助双方化解矛盾，不使冲突激化。当病区面临重大、意外事件时，护士长应负责采取处理措施和补救行为。

（4）变革者：护士长管理角色的完善，对于护理管理改革创新至关重要。护士长要寻求组织内外部环境的机会进行改革，制定战略性护理计划，开发新项目，监督某些护理计划或方案的实施，成为有效的管理者。

（三）新护士长适应角色的艺术

管理职能与领导技巧是科学管理的两个重要组成部分，我国传统护理管理活动缺乏有效领导与管理的原因是护士长在进入领导和管理角色之前，缺乏必要的准备和训练。为了协助新护士长进入并胜任角色模式，Sullivan提出作为一个高效率的护士长应做到以下10点：①发展有效的沟通网络。②采用变革策略，增进护理人员的工作积极性和工作满意程度。③组织科室或病区护理人员成立互动小组。④有效地安排时间。⑤学习并掌握冲突处理方法。⑥学会运用计算机；⑦学习如何去选择安排护理人员及考核其绩效。⑧成为病区危急事件的前瞻者。⑨学习财务的管理。⑩学习与高阶层的行政管理人员相处。

二、护士长岗位职责与工作方法

职责就是担当某种职务的人员应该履行的责任。各级护理管理人员在其岗位上都有其相应的职责。医院分级管理中明确指出，病区护理管理实行护士长负责制，护士长是医院护理管理系统中最基层的管理者，其工作范围涉及面广，责任重大，既要带领本科室、本病区的护理人员同心协力地完成临床护理工作，又要承担护理行政管理职责。根据医院管理的体制和要求，护士长职责包括护理行政管理与护理业务技术管理职责。

（一）护士长行政管理职责

护士长行政管理职责主要是应用管理理论、管理方法对所属科室与病区履行应尽的行政管理职责，充分发挥护理人员工作的积极性，完成各项管理目标。其主要职责如下：

1. 在护理部主任和科护士长的领导下进行工作。未设科护士长的科室，护士长直接受护理部领导。

2. 根据护理部及科内工作计划，制定本病区具体护理工作计划，有计划地安排病区工作重点，做到日有安排，周有重点，月有计划，并予以组织实施，定期进行总结评价，推动工作开展。

3. 负责本病区护理人员的思想政治工作，教育他们树立热爱护理专业，加强责任心，切实改善服务态度，强化优质护理意识，全心全意为人民服务。

4. 负责病区人员的分工和排班工作，合理安排使用人力资源。

5. 树立管理即是服务的宗旨，深入病区了解病人的思想情况和健康需求，对病区探陪人员加以组织管理，定期召开工休会议，听取病人对医院的意见，以便改进管理工作。

（二）护士长业务技术管理职责

护士长业务技术管理职责要求根据现代护理发展趋势，做好护理新业务、新技术的引进和开发，督促检查、指导本科室或病区的护理人员严格执行各项护理规章制度和技术操作规程，指导和解决技术上的疑难问题，保证护理质量。其主要职责有以下几个方面：

1. 在护理副院长及护理部主任、科护士长的指导下进行工作。

2. 根据护理部及本科业务技术管理要求，制定本病区的业务技术管理具体计划，按计划实施，定期进行评价，及时改进工作。

3. 负责检查护理质量，督促、检查、指导各项常规技术工作的贯彻落实，严格执行各项规章制度和技术操作规程，严密观察病情，做好抢救、隔离、消毒工作，严防差错事故的产生。

4. 组织护理查房和护理会诊，积极开展新业务、新技术、护理科研等工作。

5. 指定专人负责病区的药品、器械、仪器设备、被服及办公用品的领取、保管、使用、检查及维修。遇有损坏应查明原因，提出处理意见。

6. 随同科主任及主任医师查房，参加各类大手术或新手术前讨论以及疑难病例和死亡病例的讨论会。

7. 负责本病区护理人员的业务技术能力的培养和教育，负责指导和管理实习生、进修生的专业教学工作，指定或选聘有教学能力的主管护师以上的护理人员或护理本科专业毕业2年以上的人员担任带教工作。

8. 督促检查卫生员、配餐员做好清洁卫生和消毒隔离工作，严格执行病人的饮食护理制度。

副护士长的工作职责是协助护士长进行工作。

随着以病人为中心的整体护理模式的转变，满足病人的需求不仅是医院护理部的服务宗旨，也是医院工作的既定目标，护士长的管理职责也应随着模式的转变努力提高管理知识水平，应用科学的管理手段，为病人提供全方位的优质护理服务，更好地服务于期望他的人们。

（三）护士长的工作方法

护士长日常工作实践中，常用的管理方法有调查研究、组织学习、会议交流、计划总结、批评、表彰等。从包括的范围来说可将其分为目标管理方法、重点管理方法、信息管理方法、科学统计方法、行政管理方法等。以下重点介绍两种管理方法：

1. 目标管理方法　是一种现代管理方法，与其他管理方法协同发挥作用。护士长目标管理是以工作总目标为中心，激励下属参与管理，共同制定各项分目标，取代传统自上而下的命令与控制。在工作中实现自我目标控制，增加护理人员的责任感和事业心。目标管理的实施方法与注意事项：

（1）科护士长、护士长应明确目标管理方法、目的、优缺点，对下属护理人员进行目标管理的宣传教育，达成共识。

（2）实行参与管理方式，上下结合制定目标，如科护士长、护士长制定某个护理单元的护理服务质量目标时，必须按护理部的总目标要求，根据不同的具体情况，共同确定目标，使下属护理人员对各层次目标有所了解和认识，然后根据组织目标确定个人目标。护理总目标逐级分解时，各分目标均应以总目标为依据，群体互相合作，形成上下目标方向一致，共同完成目标。

（3）各项护理管理目标内容应明确、清晰、定时、定量，具体而实际。目标制定要合理，具有一定的挑战性，应以经过努力才能达到为基本条件。

（4）病区或科室护理目标及个人目标被认可后，护士长应努力创造良好的工作条件与环境，在执行目标过程中，实行自我管理和控制，充分发挥护理人员主观能动性。

（5）定期检查、考核。执行目标时，护士长应通过自查与科护士长、护理人员共同对一些具体、可衡量的工作进行效果评价，发现问题及时解决，必要时予以修订目标。完成预定目标后通过考核评价，给予相应的奖惩，激励下属做出更好的成绩。

（6）根据目标实现情况再次修订新的目标，并进入目标管理的另一个循环。目标期限不宜过长，一般以半年至一年为宜。

2. 重点管理方法　护士长是医院基层护理管理者，其角色特征要求其必须有时间、效率、效益观念。在有限的时间内，处理好各项工作，始终与组织目标保持一致，抓住关键，运用系统论的观点和运筹学的方法安排工作，学会运用ABC时间管理法。护士长可将病区的工作按轻、重、缓、急分为ABC三类，实施重点管理，以提高工作效率。一般病区管理工作可分类如下：

（1）A类项目：指对组织目标有影响，既重要又紧急的工作，需要护士长立即采取措施和方法解决的问题。如在每日工作中，护士长要组织抢救危重病人，了解危重病人的护理问题，检查落实危重病人护理措施情况等，均属于此类事件。

（2）B类项目：指重要不紧急的工作或不重要而紧急的工作，护士长可按一般情况进行管理，也可授权他人进行处理。但应注意控制，有时B类项目问题可随时间和情况的变化上升为A类，如对抢救器材的检查、维修、填充等。

（3）C类项目：指一些不重要也不紧急，后果影响少或无影响的工作，暂时可以不必管理或处理完重点工作后再进行处理的问题。如对病区一般少用的业务用品的请领工作等。

ABC分析法可以提醒或帮助护士长对紧急与重要事件进行判断，提出处理措施，提高管理工作效率。

在抓工作重点时，还应注重参考目前广泛应用的"重要的少数与次要的多数"原理，即在管理中要正确判断和处理好重要与次要工作之间的数量问题，辩证地开展护理管理工作，如医院少数护理单元承担着大部分危重病人的护理任务，而多数护理单元承担的一般护理任务。因此，要重点抓好少数护理单元的管理工作。

三、护士长的素质要求与管理艺术

（一）护士长的素质要求

有管理学家认为，能力比知识重要，素质又比能力重要。护士长是管理者，作为一名合格的护理管理者，不仅要有广博的专业知识，较强的工作能力，而且还必须有较高的素质。

1. 护士长应有较高的思想政治素质。任何社会都强调管理者应具有较高的思想政治素质，只是内容的不同，如美国管理学家认为管理者应有献身事业的精神，以及为社会、为员工所敬仰的品德；从我国医院管理活动要求来看，一个合格的护士长的思想政治素质应包括以下几个方面：

（1）热爱祖国，具有社会主义觉悟和全心全意为人民服务的精神。

（2）有较强的责任感和事业心，热爱护理工作，对工作兢兢业业、认真负责。

（3）有良好的护理伦理道德、思想作风、工作作风，能以身作则，严于律己，平等待人。

2. 护士长应具有较高层次的文化知识素质。护士长要胜任管理工作，应具有丰富的医学科学知识、社会和人文科学知识及护理知识，不断钻研业务，成为护理学科的带头人，护士长在学习过程中，应注意形成合理的知识结构。

（1）文化科学基础知识：主要指护士长应具备的必要的语言、文学、美学、社会科学、逻辑学、数学、化学等基础科学知识，它们是形成管理者一般能力的基础。

（2）专业理论和实践知识：如内、外、妇、儿科护理学、护理学基础、诊断学等专业知识与技能，有利于护士长成为业务上的专家或带头人。

（3）管理科学知识：指护士长结合自身工作性质应掌握的管理科学知识，如管理心理学、组织行为学、人事管理学、领导科学、人才学等，有利于提高护士长的管理水平和管理能力。

3. 护士长应具有良好的心理素质。护理管理活动是一种复杂和艰苦的实践活动，一个合格的护士长必须具备良好的心理素质。

（1）有坚强的意志：在确立的目标上，任何时候不盲从，不受内、外各种因素的干扰，遇到困难不气馁，取得成绩不骄傲，紧要关头能冷静。

（2）有宽广的胸怀：护士长应胸怀宽容大度，求大同、存小异，善于团结与自己意见相同或不相同的同志，对同事和下属尊重，敢于承认自己的缺点和错误，不文过饰非、居功自傲。

（3）要有自信心：护士长要相信自己的能力，相信自己能够激励和带领下属。自信是积极工作和克服困难的前提，也是激励全体护理人员积极性的重要因素。

4. 护士长应有良好的身体素质。护士长管理工作具有脑力和体力相结合的复合型劳动特点。要成为一名优秀的管理者，健康的体魄与充沛的精力是必不可少的。因此，要注重身体素质的锻炼，以便朝气蓬勃地带领护理人员完成繁重的护理任务。

（二）护士长的管理艺术

护理管理既是科学又是一门艺术。管理艺术是管理者在运用管理理论与管理方法的实践中，所表现出的个人行为方式的特点。护理工作是一项精细的艺术，一位成熟的基层护理管理者，必须善于用简练的语言表达自己的意图，抓住对方的心理，做好思想沟通，善于交往，及时发现问题，要求在问题未完全暴露时，即能预感到事态发展趋势，做出正确的决策，采取适当的解决办法，这就是管理科学与艺术的结合。护士长的管理艺术主要包括以下几个方面：

1. 决策艺术　决策艺术是管理艺术的核心。护士长应能够识别环境中现存的和潜在的矛盾与冲突，依照科学的决策程序，运用一定的技巧做出正确的决策。决策时应注意实事求是，集思广益，个人能决断的问题要敢于决断，遇到重大问题应采取群体决策法。对护理工作出现的突发事件，护士长要有一定的分析判断力，根据情况及时地进行非程序化决策。

2. 指挥艺术　决策的实施有赖于管理者的指挥。指挥是护士长运用权力指挥护理人员从事护理活动。护士长的指挥效能通常体现在病区突发事件的处理上，如危重病人的抢救、大批伤员的抢救、护理人员的集体活动等。

3. 交谈艺术　护士长角色的多样性和特殊性决定了护士长必须有一定的沟通交流能力。交谈是人与人之间的交往方式，具有一定的感情色彩。护士长的交谈有正式和非正式两种。谈话时护士长必须注意自己的语调、态度、眼神、方式，谈话的场合与分寸。交谈中善于注意倾听，适当地插话给予鼓励以示尊重。要善于激发下属的谈话愿望，讲出自己的心里话。作为管理者表达意见应谨慎客观，使对方易于接受。

4. 协调人际关系的艺术　护士长在协调科内外、护士之间及其他成员之间的人际关系中，扮演着十分重要的角色。护士长要善于与各种人打交道，平等待人。在护理工作中，使人与人之间感情融洽、关系密切、相互理解，消除不必要的误会，引导他人朝着积极的人际关系发展，反对庸俗的"关系学"，决不滥用职权，损害他人利益。

5. 激励艺术　激励是激发鼓励人的内在动力，推动和控制人向既有个人需要，又有组织需要而奋进的心理活动过程。护士长在管理活动中，要学会通过各种激励方法激发护理人员的主观能动性，促进整体功能的发挥，提高护理工作质量与效率。常见的激励方法有目标激励、物质激励、感情激励、行为激励、精神激励等。

在管理活动中，护士长应有效地、艺术地行使管理职能和技巧，不断更新补充现代管理科学知识与方法，增强宏观控制能力和提高微观管理水平，适应现代护理发展的需要，成为一个高效、成功的管理者。

第三章 普外科患者护理常规

第一节 营养支持

一、患者营养状况判定的方法

患者营养状况评价涉及病史、人体测量和实验室监测指标等多方面的综合评价，现简介一些判定营养状况的方法。

1. 体重 当实际体重仅为理想体重的90%以下时，可视为体重显著下降。

2. 体质指数（body mass index，BMI） BMI=体重（千克）／身高的平方，理想值介于18.5～23。

3. 三头肌皮皱厚度 间接测定机体脂肪贮存的一个指标，正常值男性为11.3～13.7毫米，女性为14.9～18.1毫米。

4. 上臂中部周长 实际上是上臂肌肉、肱骨和皮下脂肪所形成的周长。测量方法：用卷尺测定上臂中点处的周长。上臂中部肌周长可用公式推算，即上臂中部肌周长（厘米）=上臂中部周长（厘米）－0.314×三头肌皮皱厚度（毫米）。

5. 血清转铁蛋白量 反映内脏蛋白情况的一种检查方法。

6. 淋巴细胞总数 周围血液中淋巴细胞总数（白细胞总数×淋巴细胞百分率）。

7. 氮平衡试验 用于初步判定体内蛋白质合成与分解代谢状况，当氮的摄入大于排出量时为正氮平衡，反之为负氮平衡。

8. 细胞免疫状态的测定 营养不良会影响机体的细胞免疫功能。可用抗原如结核菌素、白色念珠菌抗原、腮腺炎病毒、链激酶、链球菌脱氧核糖核酸酶、植物血凝素等各0.1毫升分别同时做皮内注射，24～48小时后观察反应。营养不良的患者往往反应低下，皮肤风团很小（小于5毫米）。风团大于5毫米者为阳性。皮肤试验中有两项阳性反应者，表示细胞免疫有反应性。

9. 肌酐／身高指数 从肾排出的肌酐量和体内肌肉量直接相关，本指数可用来判定体内肌肉量。

肌酐／身高指数= 24小时实际排出的尿肌酐量（mmol／L）／标准的24小时尿肌酐排出量（mmol／L）×100。

二、外科营养支持的途径

外科营养支持的途径包括肠内营养和肠外营养。肠内营养是指经胃肠道，包括口或喂养管来提供人体代谢所需的一种营养支持方式；肠外营养指患者胃肠道功能不能充分利用时，通过静脉途径提供人体代谢所需的营养。

三、肠外营养的适应证

1. 营养不良。
2. 胃肠道功能障碍。
3. 因疾病或治疗限制不能经胃肠道进食者。
4. 高分解代谢状态，如严重感染、大面积烧伤、大手术后等。
5. 抗肿瘤期间不能正常进食者。

四、肠外营养治疗的并发症与防治

（一）技术性并发症

气胸、血胸、水胸、臂丛神经损伤、出血、空气栓塞、导管扭曲或折断等。以空气栓塞最严重，可导致死亡。

（二）代谢性并发症

1. 补充不足　包括电解质紊乱、微量元素缺乏和必需脂肪酸缺乏等。预防：注意各种营养物质的均衡性补充。
2. 糖代谢异常　包括胰岛素用量不当引起的高血糖和低血糖以及葡萄糖用量过多引起的肝损害（脂肪肝）。预防注意胰岛素用量及速度。
3. 肠外营养本身的并发症　如胆汁瘀滞、胆泥及胆石形成、肝酶谱升高和肠屏障功能减退及继发性肠道细菌和内毒素移位和肠源性感染。预防：适当补充谷氨酰胺类肠黏膜保护剂和及早改用肠内营养。

（三）感染性并发症：导管性脓毒症

1. 原因　插管时无菌操作不严、插管后局部伤口处理欠妥和营养液在配制过程中受到污染所致。
2. 临床表现　突发寒战、高热，重者可发生感染性休克。
3. 预防　导管置入和营养液配置执行严格的无菌操作；加强导管的护理。

五、肠内营养的适应证

凡有营养支持征、胃肠道功能可利用的患者均可进行肠内营养。包括吞咽和咀嚼困难，胃肠功能正常，但营养物摄入不足或不能摄入者，如意识障碍、大面积烧伤、大手术后等；消化道疾病稳定期，如消化道瘘、炎症性肠病和胰腺炎等；慢性消耗性疾病，如结核、肿瘤等。

六、肠内营养治疗的并发症与防治

肠内营养治疗过程中可发生倾倒综合征或腹泻，营养液宜从少量开始，交错递减量和浓度有利于患者对肠内营养液的耐受。依赖重力滴注而不用胃肠喂养泵时，因受腹腔压力影响，滴入不均匀而时快时慢，有些患者难以适应，最好使用胃肠喂养泵保持恒速输入。此外，配制好的营养液在温度高的条件下易滋生细菌和真菌，输入后易引起腹泻等，肠内营养液应现配现用，在较凉快的室温下放置时间小于6~8小时。若营养液含有牛奶及腐败成分时，放置时间应更短。

第二节　围手术期患者护理

一、围手术期的三个阶段

围手术期是指从患者确定手术治疗时起，直到与这次手术有关的治疗基本结束为止，包括手术前、手术中及手术后的一段时间。手术前期指从患者决定接受手术到患者送至手术台；手术中期指患者接受手术的整个过程；手术后期指从患者被送到恢复室或外科病房至患者出院或后续追踪。

二、手术前期

手术前期：从病人准备手术至进入手术室，这一时期称手术前期。

三、手术前健康教育

1. 宣传术前戒烟、皮肤准备及禁食禁饮等的目的。
2. 讲解术后早期活动、深呼吸及咳嗽排痰的意义。
3. 讲解术后可能留置的各种引流管、氧气管、导尿管、胃肠减压管等的目的和意义。
4. 指导术后必须进行的活动锻炼。

四、手术前的饮食管理

术前患者的饮食管理重在改善营养状况，以提高手术耐受能力，减轻术时和术后并发症。可增加下列营养物质的摄入。

1. **糖类**　能增加肝糖原的数量，既可防止麻醉意外，也可减轻手术刺激，防止休克，还可避免患者因低血糖发生昏迷。故术前最好进食一些含糖丰富的食物，如藕粉、面食、蔗糖、麦芽糖等，这些食物都易消化，不会影响术后胃肠功能的恢复。

2. **蛋白质**　创口愈合需要消耗蛋白质，术前增加蛋白质摄入，可以促使伤口早日愈合。麻醉药剂都有不同程度的毒性，术前多吃含蛋白质丰富的食物，尤其是含必需氨基酸较多的食物，可以提高体内血浆蛋白的浓度，减轻麻醉药剂中毒。

3. 维生素　B族维生素参加糖代谢，对合成肝糖原有好处；维生素C能促进胶原蛋白的生成，有助于伤口愈合；维生素K能提高凝血酶含量，帮助血液凝固，减少手术失血。

4. 水分　术前供给充足的水分，能预防手术过程中发生脱水、休克等并发症。

五、手术前胃肠道准备的内容

择期手术患者术前12小时起禁食、4小时起禁水。胃肠道手术患者术前1~2天进少渣饮食，手术当天清晨常规放置胃管。幽门梗阻患者术前3天每晚以温生理盐水洗胃，排空胃内滞留物，减轻胃黏膜充血、水肿。结肠或直肠手术患者术前3天起口服肠道不吸收抗生素，术前晚及手术当天清晨行清洁灌肠或全肠道灌洗，以减少术后感染机会。

六、手术前呼吸道准备

1. 术前戒烟2周以上，以免呼吸道黏膜受刺激，分泌物增多。

2. 有肺部感染或咳脓痰的病人，术前3~5天使用抗生素，并做体位引流，促使脓性分泌物排出；痰液黏稠者应用抗生素加糜蛋白酶超声雾化，每天2次，使痰液稀薄，易于排出；支气管哮喘发作病人，术前可用地塞米松雾化吸入，以减轻支气管黏膜水肿。

七、术前呼吸锻炼

1. 鼓励患者术前练习并掌握正确的深呼吸运动。分别坐位练习胸式深呼吸和平卧位练习腹式深呼吸，每天3~4次，每次15分钟左右，并进行适当的体育锻炼，以增加肺活量。

2. 练习有效地咳嗽和排痰等方法。向患者解释通过有效咳嗽，可预防肺不张、肺部感染。指导患者深吸气后，用胸腹部的力量做最大咳嗽，咳嗽的声音应以胸部震动而发出，每天练习3次，每次20回左右。

3. 指导患者进行呼吸功能训练。通过术前呼吸训练器的锻炼，可以增加患者的肺活量和最大通气量，从而改善肺功能。嘱患者取坐位、半卧位深呼气后口含连接呼吸训练器的喉嘴，做最大吸气。每天各练习2~3次，每次20分钟，术前3天开始进行训练，训练器上的刻度可显示每次吸气量。

八、术前皮肤准备的目的

术前皮肤准备的目的是降低术后切口的感染率，备皮时间离手术时间越近越好。若切口周围毛发比较短少，不影响手术操作，可不必剃除毛发，反之应全部剃除。

九、术前备皮注意事项

1. 冬天注意保暖，防止受凉感冒；注意遮挡，保护病人的隐私。

2. 操作时绷紧皮肤，勿剃破皮肤，尤其是对皮肤松弛的老年人。

3. 剃毛时须以锋利剃刀顺着毛发生长方向剃，以免损伤毛囊，剃刀与皮肤表面呈

45°，切忌刮破皮肤。

4. 备皮区域内如有炎症应治愈后再手术。

5. 腹部手术应注意肚脐清洁，术前日用肥皂球、清水彻底清洁腹部及会阴部皮肤，彻底清除脐孔内的污垢，手术晨用碘附或75%酒精消毒皮肤。

6. 阴囊、阴茎手术前，每晚用肥皂水清洗，温水坐浴。

7. 口腔手术术前3天，每次餐后用复方硼酸液漱口。

十、手术前特殊病人准备

1. 纠正营养不良状态。鼓励多摄取碳水化合物、蛋白质和B族维生素、C、K丰富的饮食，不能经口进食者，给予鼻饲或静脉营养支持，以改善病人的营养状况。贫血病人可通过少量多次输血，纠正低蛋白血症。

2. 纠正脱水、电解质紊乱和酸碱平衡失调。脱水病人遵医嘱由静脉途径补充液体，记录24小时出入液量，测体重；纠正低钾、低镁、低钙及酸中毒。

3. 合并有糖尿病、高血压、心脏病等疾病时，遵医嘱分别做好术前的特殊准备工作。

（1）糖尿病：应适当控制血糖、尿糖、纠正水、电解质代谢失调和酸中毒，改善营养情况。凡是施行有感染可能的手术，术前都应使用抗生素。

（2）高血压：病人血压在160／100mmHg（21.28／13.30千帕）以下，可不必做特殊准备。血压过高者，诱导麻醉和手术应激可并发脑血管意外和充血性心力衰竭等危险，在术前应适当用降压药物，使血压控制于一定程度，但并不要求降至正常后才手术。

（3）心脏病：严重心律失常病人，用药物治疗尽可能使心率恢复正常方能手术。急性心肌梗死病人6个月内不实行择期手术，6个月以上，只要没有心绞痛发作，在监护条件下可施行手术。心力衰竭病人，心力衰竭控制3~4周后，再施行手术。

十一、术日晨的准备

1. 测量体温、脉搏、呼吸和血压，如有体温升高或女病人月经来潮，及时与医师联系，考虑是否延期手术。

2. 检查手术前准备工作是否完善，如皮肤准备情况，是否确实做到禁食、禁水。更换清洁衣裤。

3. 遵医嘱灌肠，按手术需要置胃管并固定。

4. 遵医嘱排空膀胱，根据手术需要留置导尿管并固定。

5. 取下假牙、眼镜、发夹、手表和首饰等，给予妥善保管。

6. 擦去指甲油、口红等，以便术中观察病人血液循环情况。

7. 遵医嘱给术前用药。

8. 送病人至手术室，按手术需要将X射线、计算机断层成像（computed tomography，CT）等摄片，术中特殊用药、用物等随病人一起带入手术室。

9. 病人去手术室后，按手术大小，麻醉种类准备好床位及术后所需用物。

十二、术后护理

术后护理是指病人手术后返回病室直至出院这一阶段的护理。

十三、术后转运患者注意事项

1. 术后转运患者应先由医生、麻醉师评估，待患者意识清醒，呼吸频率、幅度恢复正常，生命体征平稳，血氧饱和度稳定方可转运。

2. 携带必要的抢救物品，如面罩、简易呼吸囊、氧气袋、简易抽吸器等；专梯接送以减少护送途中的时间。

3. 转运过程中应轻抬轻放，推送过程平稳，避免颠倒和急剧体位改变。

4. 妥善固定各种管道，转运前将引流袋稳妥放在患者身上，待患者移至转运车后，将管道及引流袋妥善放置身旁，勿打折、无受压；转运前检查输液是否通畅，局部有无漏出，有无妥善固定，避免因躁动导致输液管道脱落或液体渗出。

5. 防止碰伤、坠床 转运前检查转运车是否完好，患者转移至转运车上后拉上床挡，脚在前、头在后，护送工友在头侧，以利于观察患者保护患者；交换对接车时，两车应在同一水平位置，以减少患者的震动；躁动者使用约束带严加防护，防止坠床；过高、过胖者，对超出平车的身体部位应加强防护，尤其是进出电梯及过门时，保证头及四肢的安全。

6. 转运前通知所在病区准备事项，如准备好床单位、监护仪、急救物品，并调整病室室温；转运后与护士进行床旁交接病情、交治疗、交物品、交生命体征并签字。

十四、术后安置患者合适的卧位

1. 全身麻醉。尚未清醒者应去枕平卧，头转向一侧，使口腔分泌物或呕吐物易于流出，避免误吸入气管，全身麻醉清醒后根据需要调整卧位。

2. 蛛网膜下腔麻醉。患者应去枕平卧12小时，以防止因脑脊液外渗致头痛。

3. 硬脊膜外腔麻醉。患者一般取平卧位6小时，随后根据病情安置合适体位。麻醉作用消失后：

（1）一般头颅手术，抬高床头15～30°。

（2）颈、胸、腹部手术后，采取半坐卧位。

（3）脊柱和臀部手术后采取俯卧位或仰卧位。

（4）四肢手术后应抬高患肢，减轻肿胀和疼痛。

十五、术后不适的主要原因

手术后不适的主要原因有疼痛、恶心、呕吐、腹胀和尿潴留等。

十六、术后疼痛护理

1. 安慰和鼓励病人，消除对疼痛的恐惧。

2. 根据疼痛的原因，采取相应措施，如腹胀及膀胱膨胀所引起的疼痛，在做肛管排气和诱导排尿后可减轻，因石膏绷带压迫引起的疼痛，做石膏开窗或切开后可缓解。

3. 小手术后疼痛可口服止痛剂，大手术1~2天内常需肌肉注射哌替啶止痛。注意在病人疼痛开始时给予止痛剂，其效果比疼痛厉害时给药好。如血压较低者，应减少止痛剂的用量。

十七、手术后尿潴留处理

尿潴留常见于全身麻醉后排尿反射受抑制、切口疼痛引起的后尿道括约肌反射性痉挛以及不习惯床上小便等。若患者术后6~8小时尚未排尿或者虽有排尿，但尿量甚少、次数频繁者，应在耻骨上区叩诊检查，有明显浊音区，可确诊为尿潴留。先稳定患者的情绪，采取听流水声、下腹部热敷、轻柔按摩等方法诱导排尿。若无禁忌，可协助其坐于床边或站立排尿。亦可针对切口疼痛的患者用镇静、止痛药解除疼痛，有利于患者自行排尿。上述措施均无效时，在严格无菌技术下导尿，一次放尿液不超过1000毫升尿潴留时间过长，导尿时尿量超过500毫升者，应留置导尿管1~2天，以利于膀胱逼尿肌收缩功能的恢复。

十八、麻醉后恶心、呕吐和呃逆的处理

恶心、呕吐的常见原因是麻醉反应，待麻醉作用消失后自然停止。若持续恶心、呕吐，应查明原因进行对应处理。护士应观察患者出现恶心、呕吐的时间及呕吐物的量、颜色、性质，并做好记录，以利诊断和鉴别诊断；稳定患者情绪，协助其取合适体位，头偏向一侧，防止发生吸入性肺炎或窒息；遵医嘱使用镇静、镇吐药物，如阿托品、奋乃静或氯丙嗪等。

手术后早期发生呃逆者，可经压迫眶上缘、抽吸胃内积气和积液、给予镇静或解痉药物等措施得以缓解。如果上腹部手术后出现顽固性呃逆，应警惕膈下感染或积液的可能，做超声检查可明确病因。

十九、术后预防腹胀的护理措施

1. 鼓励患者尽早排小便，预防腹胀 患者麻醉一旦清醒，生命体征平稳后，根据患者实际情况，主动协助患者在床上或下床小便，减少因尿潴留所致的腹胀。

2. 协助患者早期活动，尽早恢复肠蠕动，减轻腹胀 患者麻醉清醒，生命体征平稳后帮助患者取斜卧位，协助患者活动上、下肢；待输液完毕后，两腿下垂，床边活动；次日晨协助患者下床活动，以促进肛门排气，减轻腹胀。

3. 指导患者合理进食，预防腹胀 患者肛门排气后，指导患者进少量低脂、易消化流质饮食，不吃牛奶、豆类等产气食物，逐渐进普食，鼓励患者多饮水，多吃蔬菜、水果，增加肠蠕动，促进排便，减少腹胀所致的不适。

二十、手术后切口护理

1. 保持敷料清洁干燥，切口渗血、渗液应及时更换敷料，渗血可加压包扎止血，四肢切口大出血时先用止血带止血后再进一步处理，若出血量较多，立即通知医师，查明原因及时处理。

2. 昏迷、躁动病人和小儿应给予约束，防止抓脱敷料；大小便污染后应立即更换。

3. 遵医嘱使用抗生素，正确按量、按时给药，预防切口感染。

4. 切口有红、肿、硬结和压痛等感染征象时，应采取局部热敷、理疗等措施促进炎症吸收。

二十一、手术后引流管的护理

1. 必须熟知各种引流管的作用和通向，贴好标识，切勿接错。

2. 固定妥当，以免脱落或滑入体腔内。

3. 观察记录引流液的颜色、性状及量。

4. 避免压迫或扭曲引流管，保持引流通畅，必要时负压吸引。

5. 维持引流管装置的无菌状态，防止污染，每天更换引流袋。

6. 掌握各类引流管的拔管指征、拔管时间及拔管方法。

7. 向病人及家属交代好注意事项。

二十二、手术后早期活动的意义及注意事项

早期活动有增加肺活量，减少肺部并发症，改善全身血液循环，促进切口愈合，防止褥疮和减少下肢静脉血栓形成等优点。还可利用肠道和膀胱功能的恢复，减少腹胀和尿潴留的发生。但有休克、心力衰竭、严重感染、出血、极度衰弱等情况或四肢关节手术需限制活动的病人，则不应强调早期活动。

二十三、手术后患者的饮食指导

术后根据患者术式和机体情况进行饮食指导。胃肠道手术需禁食1～3天，待胃肠功能恢复，肛门排气、排便后，开始少量流质，逐步增加至全量流质。第5～6天进食半流食，第7～9天可过渡到软食，第10～12天开始进食普食；胃切除术后患者应少量多餐；体表或肢体的手术，全身反应较轻者，术后即可进饮食；手术范围较大、全身反应较明显的，需待2～3天后方可进食；蛛网膜下腔阻滞和硬脊膜外腔阻滞者，术后3～6小时即可进食；全身麻醉者，应待麻醉清醒，恶心、呕吐反应消失后，方可进食；当患者禁食或进食不足时，应经静脉输液供给水、电解质和营养。

第三节　甲状腺疾病患者护理

一、单纯性甲状腺肿的病因

甲状腺激素合成原料（碘）缺乏；甲状腺素需要量的激增；甲状腺素合成、分泌障碍。

二、甲状腺功能亢进的分类

1. 原发性甲亢　最常见，好发年龄在20～40岁之间，多为女性。在甲状腺肿大的同时伴有功能亢进症状，常伴有眼球突出，故又称"突眼性甲状腺肿"。

2. 继发性甲亢　较少见，好发年龄在40岁以上，主要见于单纯性甲状腺肿流行区。有多年甲状腺结节性腺肿，腺体呈结节性肿大，两侧多不对称，无眼球突出，以后逐渐发展成甲亢症状，容易发生心肌损害。

3. 高功能腺瘤　少见。

三、甲亢的临床表现

1. 甲状腺肿大　多数患者有不同程度的弥漫性、对称性甲状腺肿大，肿大程度与症状轻重无关；一般无局部压迫症状。因腺体内血管扩张、血流加速，在左右叶上下极可扪及震颤感，听诊可闻及杂音。

2. 甲状腺激素分泌过多症候群　由于三碘甲状腺原氨酸（triiodothyronine，T_3）、甲状腺素（thyroxine，T_4）大量分泌和交感神经兴奋性增高，患者可出现高代谢症候群和各系统功能受累。主要表现为多语、急躁、易激动、失眠、怕热、多汗，皮肤常较温暖及双手常有细速颤动；心悸、胸部不适、脉快有力，脉率常在100次／分以上，休息和睡眠时不减速，脉压增大；食欲亢进但消瘦、肠蠕动亢进，腹泻、易疲乏；停经、阳痿，极个别患者伴有局限性胫前黏液性水肿。

3. 眼征　典型病例常有双侧眼球突出、眼裂增宽。严重者，上下眼睑难以闭合，甚至不能盖住角膜，凝视时瞬目减少，眼向下看时上眼睑不随眼球下闭，两眼内聚能力差。

四、基础代谢率的测定方法

于清晨、空腹、完全安静状态下测量患者的脉搏和血压，按如下公式计算：

基础代谢率（basal metabolic rate，BMR）%=（脉率+脉压差）–111

五、碘剂的作用

碘剂的作用在于抑制蛋白水解酶，减少甲状球蛋白的分解，逐渐抑制甲状腺素的释放，有助于避免术后甲状腺危象的发生。

六、常用碘剂及用法

常用碘剂是复方氯化钾溶液，每天3次口服，第一天每次3滴，第二天每次4滴，依次逐日递增至每次16滴为止，然后维持此剂量。

七、口服碘剂的注意事项

1. 由于碘剂可刺激口腔黏膜和胃黏膜，引起恶心、呕吐等不良反应，护士应指导患者饭后用冷开水稀释后服用，或在用餐时将碘剂滴在面包、饼干上服用。

2. 急性支气管炎、肺水肿、高钾血症、甲状腺功能亢进症、肾功能受损者慎用。

3. 应用本品能影响甲状腺功能，影响甲状腺吸碘率的测定，甲状腺核素扫描显像结果也受影响，这些检查均宜安排在应用本品前进行。

4. 孕妇及儿童慎用。

八、预防甲亢术后甲状腺危象发生的预防措施

甲状腺危象的有效预防措施关键在于做好术前准备，使病人基础代谢率降至正常范围后再手术。

（一）避免诱因

避免诱发甲状腺危象的因素，如应激状态（感染、手术、放射性碘治疗等）、严重的躯体疾病（心力衰竭、脑血管意外、急腹症、严重创伤、败血症、低血糖等）、口服过量甲状腺激素制剂、严重精神创伤及手术中过度挤压甲状腺素等。

（二）提供安静轻松的环境

保持病室安静，室温稍低，色调和谐，避免精神刺激或过度兴奋，使病人得到充分的休息和睡眠。

（三）术前药物准备的护理

术前通过药物降低基础代谢率是甲亢病人手术准备的重要环节，护士应遵医嘱正确指导甲亢病人完成术前药物准备。术前药物准备方法通常有：

1. 开始即用碘剂，2～3周待甲亢症状得到基本控制（病人情绪稳定，睡眠好转，体重增加，脉率＜90次／分，基础代谢率＜+20%）后便可进行手术。

2. 先用硫脲类药物，待甲亢症状基本控制后停药，再单独服用碘剂1～2周，再行手术。

3. 少数病人服用碘剂2周后症状改善不明显，可加服硫脲类药物，待甲亢症状基本控制、停用硫脲类药物后再继续服用碘剂1～2周后手术。

4. 对不耐受碘剂或合并应用硫脲类药物，或对此两类药物无反应的病人，主张与碘剂合用或单用普萘洛尔做术前准备。

九、甲亢外科手术治疗的手术指征

1. 继发性甲亢或高功能腺瘤。

2. 中度以上的原发性甲亢。

3. 腺体较大伴有压迫症状或胸骨后甲状腺肿等类型的甲亢。

4. 抗甲状腺药物或^{131}I治疗后复发者或坚持长期用药有困难者 鉴于甲亢对妊娠可造成不良影响，而妊娠又加重甲亢，故妊娠早、中期的甲亢患者凡具有上述指证者，应考虑手术治疗。

十、甲状腺腺瘤的分类

1. 滤泡状腺瘤是最常见的一种甲状腺腺瘤，其中包括单纯性腺瘤和嗜酸性腺瘤，后者可变为嗜酸细胞腺瘤癌，恶性度较高，很少见。

2. 乳头状腺瘤有较大的恶性倾向。

3. 功能自主性甲状腺瘤。瘤组织边界清楚，周围甲状腺组织萎缩，也成为毒性甲状腺腺瘤。

十一、甲状腺癌术前手术体位训练

指导患者进行颈仰过伸位训练，将软枕置于患者肩部。头部后仰，充分暴露手术部位，以适应术中体位，减少术后头部不适。

十二、甲状腺切除术后护理措施

1. 根据麻醉情况采取合适体位 全麻清醒者采取半卧位。

2. 观察手术切口有无出血迹象及引流情况。

3. 行相关饮食指导 麻醉清醒者饮水无呛咳、误吸症状后，则进食温凉食物。

4. 观察患者发音情况 有无声调降低或嘶哑。

5. 术后遵医嘱继续口服碘剂并定期复查。

6. 并发症的观察。

（1）呼吸困难和窒息：常发生于术后48小时内。

（2）喉返神经损伤：单侧损伤表现为声音嘶哑。

（3）喉上神经损伤：外支损伤表现为声带松弛、音调降低。内支损伤则表现为饮水呛咳，易误吸，应指导进食半固体食物，配合理疗。

（4）甲状旁腺损伤：表现为低血钙，患者有面唇部、手足麻木针刺感或强直感。指导避免进食高磷食物，遵医嘱予钙剂使用。

（5）甲状腺危象：患者表现为高热、寒战、心动过速、烦躁不安、谵妄甚至昏迷，应立即建立静脉通道，吸氧，物理降温，遵医嘱使用肾上腺皮质激素。

十三、甲状腺危象处理

1. 病情监测 观察神志、体温、呼吸、脉搏、血压变化。

2. 急救　遵医嘱使用肾上腺素阻滞剂、碘剂、氢化可的松、镇静剂等。体温高者将体温维持在37℃，静脉补充能量，吸氧，心电监测，心力衰竭者按医嘱使用洋地黄类药物。

十四、喉返神经及喉上神经损伤的临床表现

1. 喉返神经损伤临床表现　一侧喉返神经损伤出现声音嘶哑，双侧喉返神经损伤则出现失声、呼吸困难。

2. 喉上神经损伤临床表现　内支损伤表现为饮水呛咳，易误吸；外支损伤则表现为声调低沉。

十五、手足抽搐的治疗护理措施

术中甲状旁腺被误切除、挫伤或其血液供应受累可引起甲状旁腺功能低下，随血钙浓度下降，神经肌肉应激性显著提高，引起手足抽搐。术后应加强对血钙浓度动态变化的监测，适当限制肉类、乳品和蛋类等含磷较高的食品，以免影响钙的吸收。指导患者口服补充钙剂，症状较重或长期不能恢复者，可口服维生素D_3以促进钙的吸收。若抽搐发作，应立即遵医嘱静脉注射10%葡萄糖酸钙或氯化钙10～20毫升。

十六、甲状旁腺功能低下最常见的原因

1. 甲状腺或颈部手术时不慎切除了甲状旁腺。

2. 甲状旁腺因肿瘤转移而被破坏。

3. 假性甲状旁腺功能减退症，甲状旁腺产生的甲状旁腺激素没有正常功能，不能发挥生理作用，或生产的甲状旁腺激素正常，但甲状旁腺激素的靶组织不起反应，不能产生生理效应。

4. 原因不明的特发性甲状旁腺功能减退，甲状旁腺组织萎缩，不能生成甲状旁腺激素。

5. 手术后暂时性甲状旁腺功能减退。

第四节　急腹症患者护理

一、急腹症的分类

1. 按学科分类　内科急腹症、外科急腹症、妇科急腹症、儿科急腹症。

2. 按病变性质分类　感染性疾病、出血性疾病、空腹脏器梗阻、缺血性疾病。

3. 按腹痛机理分类　内脏痛、躯体痛、牵涉痛。

二、腹膜刺激征

以腹部压痛、反跳痛、腹肌紧张为主要体征的征象称为腹膜刺激征。

三、腹膜炎术后采取半卧位的目的

急性化脓性腹膜炎患者即使是术后，腹腔仍会有残余炎症和渗出，术后如无休克，应让患者采用半卧位，其目的是促使腹腔内脏下移，腹肌松弛，减轻因腹胀压迫膈肌而影响呼吸和循环；减少肺部并发症，减轻切口疼痛；残余未吸收的脓液或渗出液流向盆腔，减少膈下脓肿发生的机会，因盆腔腹膜吸收力差，可利于减轻全身中毒症状，有利于炎症局限和引流。

四、急腹症引起腹痛的原因

腹痛是机体对腹膜或其他不同部位刺激的一种自身感觉，是由不同的刺激因子包括化学性物质、机械性刺激、炎症性物质等刺激交感神经、副交感神经、支配壁腹膜的体神经三条途径传入大脑中枢而引起的疼痛。

五、急腹症的临床表现

急腹症的临床表现为压痛、反跳痛、腹肌紧张等症状，病程急、快、重、变化多端。

六、外科急腹症与内科急腹症的区别

外科急腹症先有腹痛后有发热，最先发生疼痛的部位可能是病变的原发部位。内科急腹症常先发热后腹痛，腹痛多无固定位置。

七、急腹症非手术治疗的护理措施

1. 严密观察病情，监测生命体征，掌握腹痛的性质，伴随症状，监测尿量及其转变的变化并记录，如有异常，及时报告医生。

2. 诊断未明确前，禁用止痛药，禁灌肠。

3. 饮食与体位。多须胃肠减压及禁水，采取半卧位利于呼吸和循环的改善，便于引流。

4. 做好术前准备，以备急诊手术。

5. 遵医嘱给予输液，输血及抗感染治疗。

八、急腹症手术治疗的护理措施

1. 术前　严密观察病情，观察生命体征、腹部症状与体征变化，监测各项抽血指标；记录出入量；采取半卧位；禁食水，胃肠减压；输液或输血，防止休克，维持体液平衡，纠正营养失调；遵医嘱进行抗感染治疗用药；做好疼痛及心理护理；做好急诊术前准备。

2. 术后　早期禁食水，肠蠕动恢复后，逐渐恢复饮食；取半卧位；遵医嘱予补液，补充水、电解质及营养物质；早期活动，防止肠粘连；做好腹腔引流护理；严密观察病情，预防并发症。

九、胃管拔出的指征

通常在术后48~72小时，肠鸣音恢复，肛管排气、排便后，无需观察胃液的状态即可拔管。

第五节　急性消化道出血患者护理

一、急性上消化道出血的病因

1. 食管疾病，如食管炎、贲门黏膜撕裂、食管溃疡、食管癌、外伤等。
2. 胃及十二指肠疾病，如急慢性胃炎、消化道溃疡、胃黏膜脱垂、胃癌等。
3. 门静脉高压、食管胃底静脉曲张，各种原因的肝硬化、门静脉炎及栓塞等。
4. 上消化道邻近器官或组织基本疾病，如胆囊及胆管疾病、急性胰腺炎累及十二指肠等。
5. 其他疾病，如血液病、血管炎、血友病、传染病、尿毒症、应激性溃疡等。

二、急性上消化道出血的临床表现

呕血和黑便为主要表现，血容量减少可以导致周围循环的变化，患者常有头晕、心悸、出汗、恶心、晕厥等症状，甚至脉搏细速、血压下降，出现出血性休克。

三、急性上消化道出血非手术治疗止血方法

急性上消化道可在内镜下止血，遵医嘱使用抑酸药及止血药物等，配合选择性血管造影可达到止血目的。

四、急性下消化道出血的病因及临床表现

1. 病因　可有肛门和直肠疾病，如痔疮、肛裂、直肠炎、创伤、直肠癌等；结肠疾病，如结肠癌、息肉、痢疾、溃疡性结肠炎、血管畸形等；小肠疾病，如坏死性小肠炎、肠结核、溃疡、肠套叠、肿瘤、息肉、血管瘤及畸形等。
2. 临床表现　多为黑便，根据出血的速度、量及在肠道停留的时间长短可出现黑便、果酱色、红色等颜色。根据出血速度可伴随心慌、冷汗、苍白、甚至血压下降等急性失血表现。原发疾病症状可伴随腹痛、腹泻、发热及肠梗阻、腹壁包块等临床表现。

五、急性下消化道出血的护理措施

监测生命体征的变化并记录，快速建立有效的静脉通道，有效胃肠减压，并保持

呼吸道通畅，同时做好患者及家属心理护理，及时给予吸氧，保暖并及时记录入量，如有异常及时报告医生，并配合处理。情况好转后，应警惕再次性出血，观察患者大便颜色、血压、脉搏及尿量等情况。后期根据胃肠功能恢复情况进行饮食指导，少量多餐，避免进食刺激性食物。劳逸结合，适量运动。

第六节　腹外疝患者护理

一、疝

体内任何脏器或组织离开其正常的解剖位置，通过先天或后天形成的薄弱点、缺损或孔隙进入另一部位，称为疝。

二、腹外疝

腹外疝是由腹腔内某一器官或组织连同壁腹膜，经腹壁薄弱点或孔隙向体表突出所形成，是最常见的外科疾患之一。

三、腹外疝的形成病因

腹外疝发病的两个主要原因：

1. 腹壁强度降低　有先天原因和后天原因。先天原因，如精索或子宫圆韧带穿过腹股沟管、股动静脉穿过股管、脐血管穿过脐环以及腹白线发育不全；后天原因包括手术切口愈合不良、外伤、感染和老年或肥胖所致的肌萎缩。

2. 腹内压力增高　腹内压增高利于疝的形成，常见腹内压增高的原因有慢性咳嗽、便秘、排尿困难（如前列腺增生）、腹腔积液、妊娠、举重、婴儿经常啼哭等。正常人虽有腹内压增高，但若腹壁正常，则不易发生疝。

四、疝内容物

疝内容物以小肠最多见，大网膜次之。

五、疝的分类

1. 根据病理变化分类　腹股沟疝、腹壁疝、脐疝、阴疝、切口疝。
2. 根据临床类型分类　易复性疝、难复性疝、嵌顿性疝、绞窄性疝。

六、根据临床类型分型的腹外疝的特点

分类	内容物回纳	肠梗阻表现	血供障碍	主要临床表现
易复性疝	完全	无	无	腹部包块，无触痛

分类	内容物回纳	肠梗阻表现	血供障碍	主要临床表现
难复性疝	不完全	无	无	坠胀、隐痛不适，滑动性斜疝有消化不良或便秘
嵌顿性疝	不能	可出现	无	腹内压骤然增高时，疝块突然增大，剧烈疼痛；肿块张力高且硬，有明显触痛
绞窄性疝	不能	出现	有	

七、嵌顿疝与绞窄疝的区别

当腹内压突然增高，疝内容物被强行挤入狭小的疝环而被卡住不能还纳腹腔时，称为嵌顿性疝。若疝内容物不能回纳，且合并有血运障碍，称为绞窄性疝。绞窄性疝与嵌顿性疝的区别是疝内容物有无血运障碍。

八、临床最常见的腹外疝

临床最常见的腹外疝是腹股沟斜疝，约占全部腹外疝的90%。

九、直疝三角

直疝三角（海氏三角）是由腹壁下动脉、腹直肌外侧缘、腹股沟韧带三者之间形成的一个三角形区域。

十、腹股沟斜疝的病因

疝的形成和患者体质有很大关系，多由于咳嗽、喷嚏、用力过度、腹部过肥、用力排便、妇女妊娠、小儿过度啼哭、老年腹壁强度退行性病变等原因引起，腹腔内产生负压，导致腹腔内气压增大，迫使腹腔内的游离脏器如小肠、盲肠、大网膜、膀胱、卵巢、输卵管等脏器由原来的部位，通过人体正常或不正常的薄弱点或缺损、孔隙进入另一部位。

十一、腹股沟直疝的病因及临床表现

腹股沟直疝大多属后天性，主要原因是腹壁发育不全、腹股沟三角区肌肉和筋膜薄弱。老年人因肌肉萎缩退化，使腹股沟管的间隙变得宽大，同时腹内斜肌、腹横机和联合肌腱的支持和保护作用减弱，当有慢性咳嗽和习惯性便秘或排尿困难而至腹内压增高时，腹横筋膜反复遭受腹内压力的冲击，造成损伤、变薄，腹腔内脏即逐渐向前推动而突出，形成直疝。一般无明显症状，有疝块外突时有轻微酸胀感，主要为腹股沟区可反复性肿块，多无疼痛或其他不适。站立时即可出现，平卧时消失。肿块不进入阴囊，咳嗽时可于腹股沟区有膨胀性冲击感。

十二、腹股沟斜疝与直疝的鉴别有哪些?

	斜疝	直疝
发病年龄	多发于儿童及青壮年	多见于老人
突出途径	经腹股沟管突出,可进入阴囊	由直疝三角突出,不进阴囊
疝块外形	椭圆形或梨形,上部呈蒂病状	半球形,基底较宽
回纳疝块后压住深环	疝块不再突出	疝块仍可突出
精索与疝囊的关系	精索在疝囊后方	精索在疝囊前外方
疝囊颈与腹壁下动脉的关系	疝囊颈在腹壁下动脉外侧	疝囊颈在腹壁下动脉内侧
嵌顿机会	较多	较少

十三、嵌顿疝手法复位的适应证

1. 嵌顿时间短(3~4小时内),局部压痛不明显,无腹部压痛和腹膜刺激征。
2. 年老体弱或伴有其他较严重疾病而肠祥尚未绞窄坏死者可行手法复位。

十四、嵌顿手法复位的注意事项

复位时让患者采取头低脚高位、注射吗啡或哌替啶以止痛和松弛腹肌,手法需轻柔,切忌粗暴。复位后还要严密观察腹部情况,如有腹膜炎或肠梗阻表现,应尽早手术探查。

十五、腹外疝的治疗原则

1. 手术治疗　腹外疝一般均应尽早施行手术治疗。

易复性疝:择期手术,1岁以内患儿及年老体弱者不宜手术,可用疝带保守治疗。难复性疝:尽早手术。嵌顿性疝:紧急手术。绞窄性疝:必须紧急手术。

手术治疗的基本原则是高位结扎疝囊、加强或修补腹股沟管管壁。术前应积极处理引起腹内压增高的情况,如慢性咳嗽、排尿困难、便秘等,否则术后易复发。

2. 非手术治疗　局部压迫、手法复位、随诊。

十六、无张力疝修补术

无张力疝修补术以人工生物材料作为补片用以加强腹股沟管后壁,不仅使内环口消失,而且成型补片放置于精索后方,同时覆盖腹股沟管内环及海氏三角,使腹股沟管后壁更牢靠。这项技术在治疗上更符合人体的生理解剖结构无张力特点。

十七、腹外疝手术护理

（一）术前护理

1. 休息与活动　择期手术病人术前一般体位和活动不受限制,但巨大疝的病人应卧床休息2~3天，回纳疝内容物，使局部组织松弛，减轻充血与水肿，有利于术后切口愈合。

2. 饮食护理　进普食、多饮水、多吃蔬菜等含纤维素高的饮食，以保持大便通畅。怀疑嵌顿疝或绞窄性疝者应禁食。

3. 消除腹内压增高的因素　术前有咳嗽、便秘、排尿困难等引起腹内压增高的因素存在时，除急诊手术外，均应做出相应处理，待症状控制后方可施行手术，否则术后易复发；对吸烟者，术前2周开始戒烟；注意保暖，防止感冒。

4. 严格备皮　严格备皮是防止切口感染，避免疝复发的重要措施。手术前嘱患者沐浴，按规定范围严格备皮，对会阴部、阴囊皮肤的准备更应仔细，既要剃尽阴毛又要防止剃破皮肤。术日晨需再检查一遍皮肤准备的情况，如有皮肤破损应暂停手术。

5. 灌肠和排尿　术前晚灌肠通便，以免术后便秘。送病人进手术室前，嘱病人排尽尿液，预防术中误伤膀胱。

6. 嵌顿性疝或绞窄性疝准备　嵌顿性疝或绞窄性腹外疝，特别是合并急性肠梗阻的病人，往往有脱水、酸中毒和全身中毒症状，甚至发生感染性休克，应遵医嘱予腹胀、呕吐者胃肠减压；术前有体液失衡者应予以纠正；病情严重者需抗菌、备血等处理。

（二）术后护理

1. 体位　术后当日取平卧位，膝下垫软枕，以免增加腹内压及腹股沟处切口张力，利于切口愈合和减轻切口疼痛；术后第2天改为半卧位；传统手术不宜过早下床活动，3~5天可坐起。老年病弱、巨大疝、绞窄性疝术后适当延长下床活动时间。采用无张力修补术的病人可早期离床活动。

2. 观察病情　生命体征、腹部切口有无红肿热痛，阴囊部有无出血、血肿。

3. 饮食　术后6~12小时进食流质或半流，第二天进食软食和普食。

4. 预防颅内压增高的因素。保暖防受凉刺激，指导病人咳嗽时用手掌按压，保护切口；保持大便通畅，及时处理尿潴留。

5. 预防并发症。

（1）预防阴囊血肿：术后切口部位常规压沙袋（重0.5千克）24小时以减轻渗血；使用丁字带或阴囊托托起阴囊，减少渗血、渗液的积聚，促进回流和吸收。经常观察伤口有无渗血、阴囊是否肿大，如有异常应报告医生处理。

（2）预防感染：注意观察体温及切口等情况，保持敷料清洁、干燥，避免大小便污染，尤其是婴幼儿更应加强护理。如发现敷料脱落或污染时，应及时更换，以防切口感染。钳钝性或绞窄性疝手术后，易发生切口感染，遵医嘱常规应用抗生素。

6. 健康教育　出院后加强休息，适当活动，三个月内，避免重体力劳动。减少和消除腹内压增高的因素，防止术后复发。

十八、疝修补术后的饮食指导

一般患者术后6~12小时可进流质，第2天进软食或普食，以营养丰富易消化清淡饮食为主。做肠切除肠吻合者术后应禁食，待肠道功能恢复后，方可进食流质饮食。

第七节　胃十二指肠疾病患者护理

一、胃壁的分层

胃壁由外向内分为浆膜层、肌层、黏膜下层和黏膜层。

二、胃腺的细胞组成及功能

1. 主细胞分泌胃蛋白酶原和凝乳酶原。
2. 壁细胞分泌盐酸和内因子。
3. 黏液细胞分泌碱性因子，有保护黏膜、对抗胃酸腐蚀的作用。

三、十二指肠

十二指肠分为球部、降部、水平部、升部。

四、胃与十二指肠发病的病因

胃与十二指肠溃疡病因是多因素综合作用的结果。主要的有：幽门螺杆菌感染、胃酸分泌过多、非甾体抗炎药与胃黏膜屏障损害、其他因素（包括遗传、吸烟、心理压力和咖啡因等）。

五、胃溃疡与十二指肠溃疡腹痛的特点

胃溃疡多为局限性疼痛，多位于剑突以下正中或偏左；起病缓慢，病程长达数年或数十年，疼痛多在餐后0.5~2小时发作，经1~2小时胃排空后缓解，其规律是进食—疼痛—缓解。当溃疡较深，特别是有穿孔者，疼痛可涉及背部。十二指肠溃疡多为早餐后1~3小时开始出现上腹痛，如不服药或进食则要持续至午餐后才缓解。食后2~4小时又痛，也需进餐来缓解。其规律疼痛—进食—缓解。约半数患者有午夜痛，患者常可痛醒。节律性疼痛大多持续几周，随着缓解数月，可反复发生。

六、胃十二指肠溃疡外科治疗适应证

1. 胃十二指肠溃疡急性穿孔。
2. 胃十二指肠溃疡大出血。
3. 胃十二指肠溃疡瘢痕性幽门梗阻。
4. 胃溃疡恶变。

5. 内科治疗无效的顽固性溃疡。

七、外科手术方法

（一）胃大部切除术

胃大部切除术是治疗胃十二溃疡的首选术式。切除的范围是胃远侧2/3～3/4，包括部分胃体、胃窦部、幽门和十二指肠壶腹球部的近胃部分。

1. 毕（Billroth）Ⅰ式胃大部切除术　在胃大部切除术后将残胃与十二指肠吻合，多适用于胃溃疡。优点：术后重建的胃肠道接近正常解剖生理状态，胆汁、胰液反流入残胃较少，术后并发症少。缺点：有时为避免残胃与十二指肠吻合口的张力过大致使切除胃的范围不够，增加了术后溃疡的发病率。

2. 毕（Billroth）Ⅱ式胃大部切除术　胃大部切除术后残胃与空肠吻合，十二指肠残端关闭。适用于各种胃十二指肠溃疡，特别是十二指肠溃疡者。优点：胃切除较多，胃空肠吻合的张力不致过大，术后溃疡的复发率低。缺点：吻合方式改变了正常的解剖生理关系，术后发生胃肠道紊乱的可能性较毕（Billroth）Ⅰ式多。

3. 胃大部切除后胃空肠Rouxen-R吻合术　胃大部切除术后关闭十二指肠残端，在距离十二指肠悬韧带10～15厘米处切断空肠，将残胃与远端空肠吻合，距此吻合口下45～60厘米处将空肠与空肠近侧断端吻合。此法临床应用较少。优点：防止术后胆胰液进入残胃。

（二）胃迷走神经切断术

胃迷走神经切断术 较少用。可分三种类型：

1. 迷走神经干切断术。
2. 选择性迷走神经切断术。
3. 高选择性迷走神经切断术。

八、胃十二指肠溃疡的并发症

可并发出血、穿孔、幽门梗阻、癌变、溃疡复发等并发症。

九、胃十二指肠溃疡术后潜在并发症

出血、感染、十二指肠残端破裂、吻合口瘘、消化道梗阻、倾倒综合征、胃潴留、胃小弯坏死和穿孔、腹泻、吞咽困难、吻合口溃疡和残胃癌等。

十、胃十二指肠溃疡术后护理

（一）一般护理

1. 术后取平卧位，血压平稳后取半卧位。
2. 胃肠减压期间禁饮食，做好口腔护理，胃管必须在术后肛门排气后才可拔除。
3. 拔管当日可给少量饮水，术后一个月内应少食多餐，避免生、冷、硬、辣及不易消化的食物。

（二）病情观察

观察神志、血压、体温、尿量、腹部体征、伤口敷料及引流管引流情况。

（三）治疗配合

1. 补液与营养　胃肠术后禁食时间较长，应遵医嘱静脉输液营养，维持水、电解质及营养代谢的平衡。

2. 保持减压管的通畅，有利于减轻腹胀，促进吻合口的愈合。

3. 手术早期及体弱者，给予抗生素预防感染；术后疼痛排除并发症者，必要时给予止痛剂。

（四）术后并发症护理

1. 吻合口出血，采取禁食、应用止血剂、输新鲜血等措施，多可停止；经非手术处理效果不佳，甚至血压逐渐下降，或发生出血性休克者，应再次手术止血。

2. 十二指肠残端瘘多发生在毕Ⅱ式手术后3～6天，是早期严重的并发症，患者突发剧烈疼痛和腹膜刺激征，需立即手术。护理应积极纠正水电解质紊乱，可行全胃肠外营养或做空肠造口行管饲以补充必要的营养；此外还需多次少量输新鲜血，应用抗生素抗感染，应用氧化锌糊剂保护造口周围皮肤等措施。

3. 吻合口梗阻。由于十二指肠残端处理不当，引起肠内压力增高，患者进食后出现呕吐。护理：一般经禁食、胃肠减压、补液等措施，多可使梗阻缓解。

4. 倾倒综合征　术后早期指导病人少食多餐，饭后平卧20～30分钟，避免过甜、过热的流质饮食。后期饮食中减少碳水化合物含量，增加蛋白质的比例，少食多餐。经长期治疗护理未改善者，可将毕Ⅱ式改为毕Ⅰ式吻合。

（五）健康指导

1. 适当运动，6周内不要举起过重的物品。

2. 进行轻体力劳动以增加体力。

3. 合理安排饮食，胃大部切除术的病人应少量多餐。

4. 出现切口部位红肿、疼痛、腹胀、停止排气、排便等症状时，应及时就医。

十一、迷走神经切断术后并发症

迷走神经切断术后并发症主要为胃潴留、胃小弯坏死穿孔、腹泻、吞咽困难。

十二、倾倒综合征

其发生于任何类型的胃部手术之后，以BillrothⅡ式胃大部切除术后更为多见，食管手术引起迷走神经损伤也可产生倾倒症状。早期餐后症状群主要包括两组症状：一组是胃肠道症状，最常见的是上腹饱胀不适、恶心、嗳气、腹痛、腹胀及肠鸣等，有时伴有呕吐及腹泻。吐出物为碱性含胆汁；另一组是神经循环系统症状，心悸、心动过速、出汗、眩晕、苍白、发热、无力、血压降低等。

十三、肠扭转的病因及临床表现

新生儿肠扭转多为先天性畸形，可能与小肠扭转不良有关，使胃脾韧带或胃结肠韧带松弛而致胃固定不良。成人胃扭转则多存在解剖学因素。急性胃扩张、暴饮暴食、剧烈运动和胃的逆蠕动等可以成为胃的位置突然改变的动力，是促发急性胃扭转的诱因。胃周围的炎症和粘连可牵扯胃壁使其固定于不正常位置而出现扭转，这些病变常是慢性型胃扭转的诱因。起病时有骤发的上腹部疼痛，程度剧烈，并牵涉到背部，常伴频繁呕吐和嗳气，呕吐物不含胆汁。若扭转完全者，则有上腹部局限膨胀感、干呕和胃管不能插入等典型表现。扭转程度轻者则临床表现不典型。

十四、胃癌的病因

1. 地域环境及饮食生活因素。
2. 幽门螺杆菌（helicobacter pylori，HP）感染，是引发胃癌的主要因素之一。
3. 癌前病变和癌前状态，癌前病变有慢性萎缩性胃炎、胃息肉、胃溃疡及残胃癌。
4. 遗传因素。

十五、胃癌患者的症状

胃癌患者可存在上腹部不适及饱胀感，食欲减退，恶心、嗳气、反酸及呕吐，上腹部隐痛，呕血及黑便，消瘦或严重贫血等常见症状。

十六、胃癌的好发部位

多数的胃癌好发于胃窦部，其次为贲门部，发生在胃体者较少。

十七、胃癌的转移途径

胃癌的转移途径：直接浸润，淋巴转移（胃癌的主要转移途径），血行转移，腹腔种植。

十八、胃癌的处理原则

早发现、早诊断和早治疗是提高胃癌治疗效果的关键。手术治疗是首选方法，化疗是最主要的辅助治疗方法，并和有其他治疗。

十九、胃癌的早期诊断

1. 纤维内窥镜检查　是诊断胃癌的最直接有效的诊断方法。
2. 实验室检查　检查可疑胃癌，可发现游离胃酸低度或缺，红细球压积、血红蛋白、红细胞下降，大便潜血，血红蛋白总数低，白球倒置，水电解质紊乱，酸碱平衡失调等化验异常。

3. X射线检查　表现气钡双重造影可清楚显示胃轮廓、蠕动情况、黏膜形态、排空时间，有无充盈缺损、龛影等。检查准确率近80%。

4. CT检查　可了解胃肿瘤侵犯情况，与周围脏器关系，有无切除可能。

5. B超　可了解周围实质性脏器有无转移。

二十、胃癌的新辅助化疗

胃癌的新辅助化疗适用于胃癌第三期，可局限肿物，利于手术。

二十一、胃癌手术前健康教育

1. 饮食　多进食营养、易消化、无刺激性的少渣饮食，少食多餐。梗阻者禁食，根据医嘱予静脉补充高能量或要素饮食。

2. 胃肠道准备　向患者解释胃肠道准备的重要性，术前12小时禁食、4小时禁水。术日晨留置胃内容物，合并幽门梗阻者术前3天用温盐水洗胃，为手术做准备。

3. 功能训练　术前一周练习床上排尿，避免术后留置尿管时间过长引起尿路感染。术前3天教会患者有效咳嗽，利于术后预防肺部并发症。

二十二、胃癌术后观察

胃癌术后可出现胃出血、吻合口瘘、肠梗阻、胃瘘、反流性食管炎、倾倒综合征及术后感染等并发症。

二十三、胃癌术后梗阻的三种常见类型及特点

（一）输入袢梗阻

1. 急性完全性肠梗阻属闭袢性肠梗阻　表现为上腹部剧烈疼痛，频繁呕吐，呕吐量少、多不含胆汁，吐后症状不缓解，且上腹有压痛性肿块，病情不缓解者应紧急手术治疗。

2. 慢性不完全性输入袢梗阻　表现为进食后出现右上腹胀痛；呈喷射状大量呕吐、吐后症状缓解，呕吐物几乎不含食物，仅为胆汁。

（二）输出襻梗阻

临床表现为上腹饱胀，呕吐食物和胆汁。

（三）吻合口梗阻

表现为进食后上腹饱胀，呕吐食物不含胆汁。

二十四、胃癌术后饮食注意事项

胃癌术后应逐渐恢复正常饮食，少量多餐，从流食、半流食到软食。饮食宜清淡、富含维生素、高蛋白、易消化，以减少胃的负担，可适当添加铁剂，进食时细嚼慢咽。日常饮食生活要限制油炸、辛辣、刺激性强的食物，禁烟酒。术后2~3周要控制每

餐食物量及进食速度，进食后躺下休息15～30分钟，预防倾倒综合征的发生。

二十五、胃癌术后护理要点

1. 术后严密观察生命体征　生命体征平稳后半坐卧位。注意保持卧位正确，以利于呼吸和腹腔引流。鼓励深呼吸、吸痰、翻身及早期活动，预防肺部感染及其他并发症。注意口腔卫生。

2. 妥善固定引流管　严密观察引流液的颜色、性质、量，并记录准确。

3. 持续胃肠减压　保持胃管通畅，减少胃内容物对吻合口的刺激，预防吻合口水肿和吻合口瘘。

4. 饮食　胃肠功能恢复后逐步由流食过渡到半流食，最后到普食，少量多餐，以易消化、高蛋白的饮食为主。

5. 观察术后并发症　如倾倒综合征、肠梗阻、癌变复发。

二十六、急性胃扩张的临床表现及护理

1. 临床表现　主要有腹胀，上腹或脐周隐痛，恶心和持续性呕吐。呕吐物为混浊的棕绿色或咖啡色液体，呕吐后症状并不减轻。随着病情的加重，全身情况进行性恶化，严重者可出现脱水、碱中毒，并出现烦躁不安、呼吸急促、手足抽搐、血压下降和休克。突出的体征为上腹膨胀，可见毫无蠕动的胃轮廓，局部有压痛，叩诊过度回响，有振水声。脐右偏上出现局限性包块，外观隆起，触之光滑而有弹性，轻压痛，其右下边界较清，此为极度扩张的胃窦，称"巨胃窦症"，乃是急性胃扩张特有的重要体征。

2. 护理　应注意保持病室环境安静舒适，协助患者取半卧位，避免随意搬动。做好心理护理和健康教育。加强皮肤护理，预防压疮。保持呼吸道通畅。严密观察生命体征变化并记录。遵医嘱予营养供应及输液，并合理应用抗生素和局部理疗，有效胃肠减压，减少腹胀及胃肠道并发症。

二十七、十二指肠憩室的临床表现及护理要点

（一）临床表现

十二指肠憩室没有典型的临床表现，所发生的症状多因并发症而引起。上腹部饱胀是较常见的症状，系憩室炎症所致，伴有嗳气和隐痛。疼痛无规律性，止酸药物也不能使之缓解。恶心或呕吐也常见，当憩室内充满食物而呈膨胀时，可压迫十二指肠而出现部分梗阻症状。呕吐物初为胃内容物，其后为胆汁，甚至可混有血液，呕吐后症状可缓解。憩室并发溃疡或出血时，则分别出现类似溃疡病的症状或便血。憩室压迫胆总管或胰腺管开口时，更可引起胆管炎、胰腺炎或梗阻性黄疸。憩室穿孔后，呈现腹膜炎症状。

（二）护理要点

1. 观察生命体征变化并记录。

2. 做好心理护理及健康宣教。

3. 遵医嘱予补液，维持水电解质平衡，准确记录出入量。

4. 妥善固定引流管，观察并记录引流液的颜色、量及性状，若有异常及时报告医生并配合处理。

5. 并发症的观察，预防肠瘘、胰瘘、腹腔及感染等并发症。

6. 做好营养支持。

7. 做好基础护理，促进患者舒适度。

二十八、应激性溃疡

指在应急状态下，胃和十二指肠偶尔在食管下端发生的急性溃疡。常见应激因素为烧伤、外伤或大手术、休克、败血症、中枢神经系统疾病以及心、肺、肝、肾功能衰竭等严重疾患。

第八节 小肠疾病患者的护理

一、小肠的组织结构

小肠的组织结构可分为黏膜、黏膜下层、肌层和浆膜层。

二、交感神经和副交感神经对小肠的影响

1. 交感神经兴奋。肠蠕动减弱；肠腺分泌减少；血管收缩。

2. 副交感神经兴奋。促进肠蠕动；肠腺分泌增加。

三、小肠的生理功能

1. 消化。

2. 吸收　营养物质、胃肠分泌液等。

3. 分泌　含有多种酶的碱性肠液和胃肠激素。

4. 免疫功能　肠固有层的浆细胞分泌IgA。

四、肠梗阻

肠内容物不能正常运行，顺利通过肠道，即称为肠梗阻。发病率是急腹症的第三位。

五、肠梗阻的分类

1. 肠梗阻发生的基本原因可分为三类，即机械性肠梗阻、动力性肠梗阻、血运性肠梗阻。

2. 根据肠壁有无血运障碍可分为两类，即单纯性肠梗阻和绞窄性肠梗阻。

此外，肠梗阻按梗阻的部位可分为高位（如空肠上段）和低位（如回肠末段和结

肠）肠梗阻两种；按梗阻的程度可分为完全性和不完全性肠梗阻；按发展过程的快慢，分为急性和慢性肠梗阻。

六、常见的肠梗阻

1. 粘连性肠梗阻　临床上最常见，且以腹部术后发生的肠粘连最多见，主要为机械性肠梗阻的表现；

2. 肠扭转　最常发生于小肠，其次是乙状结肠。小肠扭转多见于青壮年，常在饱餐后立即进行剧烈活动而发病。乙状结肠扭转多见于男性老年人，常有便秘习惯；

3. 肠套叠　是小儿肠梗阻的常见原因，其中回盲部肠套叠多见；

4. 肠蛔虫堵塞　多见于儿童，腹部可扪及变性、变位的条索状团块。

七、闭袢性肠梗阻

一段肠袢两端完全性阻塞，如肠扭转。

八、肠梗阻的病理生理

1. 局部的病理生理变化　肠蠕动增强；肠腔积气、积液、扩张；肠壁充血水肿、血运障碍；

2. 全身性病理生理变化　电解质失衡；全身性感染和毒血症；呼吸和循环功能障碍。

九、肠梗阻的临床表现

肠梗阻患者的典型临床表现为痛、吐、胀、闭四点。

（一）症状

1. 腹痛　机械性肠梗阻表现为阵发性绞痛；绞窄性肠梗阻变现为持续性腹痛伴阵发性加剧；麻痹性肠梗阻变现为持续性腹胀；肠扭转变现为突发性腹部绞痛伴阵发性加剧；肠蛔虫表现为阵发性脐周腹痛。

2. 呕吐　早期多为反射性，以胃液和食物为主，晚期多为反流性呕吐。高位性肠梗阻呕吐出现早，呕吐物主要是胃液、胆汁、胰液、十二指肠液；低位性肠梗阻呕吐出现晚，呕吐物呈粪样；麻痹性肠梗阻呕吐物呈溢出性；绞窄性肠梗阻呕吐物为血性或棕褐色液体。

3. 腹胀　高位性肠梗阻腹胀不明显；低位性肠梗阻腹胀明显，常伴有肠型；闭袢性肠梗阻腹胀多不对称；麻痹性肠梗阻均匀性全腹胀，不伴有肠型。

4. 停止排便排气　完全性肠梗阻多停止排便排气；不完全性肠梗阻多次少量排便排气；高位性肠梗阻早期能自行排便排气；绞窄性肠梗阻可排血性黏液样便。

（二）体征

1. 视诊　机械性肠梗阻可见腹部膨隆、肠型和异常蠕动波；肠扭转可见不对称性腹胀；麻痹性肠梗阻呈均匀腹胀。

2. 触诊　单纯性肠梗阻腹壁较软，轻度压痛；绞窄性肠梗阻有腹膜刺激征，压痛性包块；蛔虫性肠梗阻常在腹中部扪及条索状团块。

3. 叩诊　麻痹性肠梗阻全腹呈鼓音；绞窄性肠梗阻腹腔有渗液时可出现移动性浊音。

4. 听诊　机械性肠梗阻肠鸣音亢进，有气过水声或金属音；麻痹性肠梗阻肠鸣音减弱或消失。

十、高位性肠梗阻的呕吐特点

高位性肠梗阻呕吐早、频繁，呕吐物主要为胃及十二指肠内容物、胆汁等。

十一、高位性肠梗阻与低位性肠梗阻的鉴别要点

1. 高位性肠梗阻呕吐早、频繁，呕吐物主要为胃及十二指肠内容物、胆汁等；低位性肠梗阻呕吐迟而少，可吐出粪臭样物。

2. 高位梗阻由于呕吐频繁，腹胀较轻；低位梗阻腹胀明显。

3. X射线检查显示低位小肠梗阻扩张的肠袢在腹中部，呈"阶梯样"排列，结肠梗阻时扩大的肠袢分布在腹部周围，可见结肠袋，胀气的结肠阴影在梗阻部位突然中断，盲肠胀气最显著。钡灌肠检查或结肠镜检查可一步明确诊断。

十二、肠梗阻的X射线检查表现

一般可见多个阶梯状气液平面。

十三、肠梗阻的治疗原则

治疗原则是尽快解除梗阻，纠正因肠梗阻引起的全身性生理紊乱。

1. 非手术治疗　包括禁食，胃肠减压，纠正水、电解质失衡，必要时输注血浆、全血。应用抗生素防止腹腔内感染。对起病急伴缺水者应留置尿管观察尿量。禁用强导泻药、强镇痛药，防止延误病情。可给予解痉药、低压灌肠、针灸等非手术治疗措施，并密切观察病情变化。

2. 手术治疗　对非手术治疗不能缓解的肠梗阻患者，应在最短的时间内，运用最简单的方法解除梗阻，恢复肠腔通畅。手术方法包括粘连松解术、肠切开取异物、肠切除吻合术、肠扭转或套叠复位术、短路术或肠造口术。

十四、提示绞窄性肠梗阻的几种情况

1. 病情发展迅速，早期出现休克，抗休克治疗后改善不明显。

2. 腹痛发作起始即为持续性剧烈疼痛，或腹痛间歇期缩短，持续性剧烈绞痛。

3. 有明显腹膜刺激征和移动性浊音，体温上升、脉率增快、白细胞计数增高。

4. 腹胀不对称，腹部局部隆起或触及有压痛的肿块。

5. 呕吐物、胃肠减压抽出液、肛门排出物为血性，或腹腔穿刺抽出血性液体。

6. 经积极的非手术治疗而症状体征无改善。

7. 腹部X射线见孤立、突出的胀大肠祥。

十五、肠梗阻非手术治疗的护理

1. 饮食和体位　禁食，直到症状消失，忌易产气食物，生命体征平稳可取半卧位。

2. 胃肠减压　胃肠减压是治疗肠梗阻的重要措施之一，注意胃管的护理，待肛门排气后方可拔除。

3. 缓解疼痛和腹胀　可用654-2、阿托品，腹部顺时针按摩。如无肠绞窄，可从胃管注入液状石蜡防止腹胀。

4. 呕吐的护理　呕吐时坐起或头偏向一侧，及时清除口腔内呕吐物，做好口腔护理，注意记录观察呕吐物的颜色、量和性状。

5. 严格记录出入量，遵医嘱正确、合理地应用抗菌药。

6. 严密观察病情变化。严密观察生命体征的变化，腹痛、腹胀、呕吐及腹部体征的变化，注意绞窄性肠梗阻的出现。

十六、肠梗阻的术后护理

1. 体位　术后平卧位→半卧位。

2. 饮食　术后禁食、胃肠减压，待肠蠕动恢复后拔除胃管，忌甜食和牛奶。由少量饮水到半量流质，全量流质，半流质至软食。

3. 鼓励病人早期下床活动。

4. 病情观察　生命体征、腹部体征。

5. 静脉输液、抗生素抗感染。

6. 术后并发症的观察与护理　腹腔感染及肠瘘，肠粘连。

7. 健康教育　合理的饮食结构，饭后忌剧烈运动；注意饮食及个人卫生；保持大便通畅；保持心情愉悦，适当运动；加强自我监测。

十七、腹腔引流管的护理

1. 妥善固定引流管和引流袋，贴上标签。

2. 保持引流管通畅，经常挤压引流管。

3. 注意观察引流液颜色、量、气味、残渣，准确记录24小时引流量。

4. 注意观察引流管周围皮肤，若引流管周围流出液体带粪臭味，及时报告医生。

5. 更换引流袋时严格无菌操作。

6. 下床活动时引流袋高度不应高于出口平面。

十八、肠结核的实验室检查

血常规、粪便检查、结核菌素试验、聚合酶链式反应。

十九、肠套叠的临床表现及护理要点

（一）临床表现

多数发生于2岁以内儿童，突然发病，主要表现为腹痛、呕吐、便血、腹部"腊肠样包块"。

（二）护理要点

1. 观察排便情况及大便性状。
2. 密切观察生命体征及病情变化情况，发现患儿面色苍白，仍有间歇性不安或伴呕吐，可能肠套叠未复位，或复位后又套上，应及时报告医生。若复位后情况良好，可给予患儿易消化的少渣饮食，以减少肠蠕动，并避免剧烈活动。
3. 观察腹部体征及腹痛情况。
4. 需手术者应及时完善术前准备及宣教。

二十、肠瘘

肠瘘是指肠管与其他空腔脏器、体腔或体表之间存在异常通道，肠内容物通过此通道进入其他脏器、体腔或至体外。

二十一、小肠瘘的瘘口皮肤护理

小肠瘘所漏出的消化液对周围皮肤腐蚀性很强，导致皮肤疼痛、红肿、糜烂及坏死。因此，应注意保持腹腔双套管引流通畅，及时吸去漏出的肠液，减少对周围组织的刺激，有利于炎症水肿的消退与肉芽组织的生长。及时清除漏出肠液，保持瘘口周围皮肤清洁干燥。如瘘口周围皮肤有发炎者，常规清洗皮肤后，可涂抹氧化锌保护。对皮肤炎症较重或有糜烂的患者，予以局部涂胶体敷料，如水胶体的粉剂、膏剂，效果极好。

二十二、短肠综合征

短肠综合征是指由于各种病因行广泛小肠切除后，小肠消化吸收面积显著减少，残余肠道无法吸收足够的营养物质以维持患者生理代谢需要，而导致整个机体处于营养不足、水电解质紊乱的状况，继而出现器官功能衰退、代谢功能障碍、免疫功能下降，由此而产生的系列综合征。

第九节　大肠、肛管疾病患者的护理

一、直肠

直肠分为盲肠、升结肠、横结肠、降结肠和乙状结肠。

二、齿状线

在直肠与肛管交界处有肛瓣边缘与肛柱下端共同形成一条锯齿形的环状线，称齿状线。

三、直肠肛管周围间隙

直肠肛管周围间隙有：骨盆直肠间隙、坐骨间隙、坐骨肛管间隙、肛门周围间隙。

四、直肠肛管周围脓肿

直肠肛管周围脓肿指发生在直肠肛周软组织或其周围间隙的急性化脓性感染，并发展成为脓肿。

五、直肠肛管周围脓肿的病因

绝大多数起源于肛腺感染，少数可继发于外伤、肛裂或痔疮药物注射治疗等。

六、直肠肛管周围脓肿的临床表现

1. 肛门周围脓肿。肛门周围皮肤最常见，局部持续性跳动、红肿、压痛、波动感，排便加重，脓肿表浅全身症状不明显。

2. 坐骨直肠间隙脓肿。脓肿较大，较深，症状较重，全身可发热、畏寒，局部呈持续性胀痛→跳痛，甚至排尿困难和里急后重症。

3. 位置较深，空间大，全身症状较明显，而局部症状较轻。

七、直肠肛管周围脓肿的处理原则

控制感染；局部理疗；口服缓泻剂；切开引流为主要方法。

八、直肠肛管周围脓肿的护理措施

（一）有效缓解疼痛

1. 体位　指导病人采取舒适体位，避免局部受压加重疼痛；

2. 热水坐浴　指导病人用1∶5000高锰酸钾溶液3000毫升坐浴，温度为43～46℃，每天2～3次，每次20～30分钟。

（二）保持大便通畅

1. 饮食　嘱病人多饮水，多食香蕉、新鲜蔬菜等促进排便的食物，鼓励病人排便。对于惧怕疼痛者，提供相关知识。

2. 予以缓泻剂　根据医嘱，给予麻仁丸或液体石蜡等口服。

（三）控制感染

1. 应用抗菌药。

2. 脓肿切开引流护理。

3. 对症处理。

九、肛瘘

肛瘘是肛门周围的肉芽性管道，由内口、瘘管和外口三部分组成。多见于青壮年男性。

十、肛瘘的病因

大部分有直肠肛管周围脓肿引起，以化脓性感染多见；外伤、继发感染；直肠肛管恶性肿瘤破溃感染。

十一、肛瘘的临床表现

1. 病人常有肛周脓肿的病史。

2. 肛周外口反复流出少量分泌物。

3. 肛周皮肤瘙痒。

4. 肛门检查。肛门周围可见一或多个外口，排出少量脓性、血性或黏液性分泌物，部分可有湿疹。

十二、肛瘘的处理原则

瘘管不能自愈，原则是切开或切除瘘管，敞开疮面，促进愈合。

1. 肛瘘切开术适用于低位瘘管。

2. 肛瘘切除术适用于低位单纯性瘘管。

3. 挂线疗法：适用于高位单纯性瘘管。

十三、肛瘘的治疗护理要点

肛瘘术后应进清淡饮食，忌辛辣，多食蔬菜、水果，保持大便通畅，养成良好的排便习惯；加强肛周皮肤护理，术后第二天，每天早晚及便后用1∶5000高锰酸钾溶液温水坐浴，浴后擦干局部，涂以抗生素软膏；嘱患者每5～7天至门诊收紧药线，直到药线脱落。每天用食指扩肛一次，防止肛门狭窄；大便轻度失禁者，手术3天后做肛门收缩舒张运动；严重失禁者，行肛门成形术。

十四、痔的分类及症状、体征

痔根据所在部位的不同分为内痔、外痔和混合痔。内痔主要表现为无痛性、间歇性便后出鲜血及痔块脱出；外痔主要表现为肛门不适、潮湿、瘙痒，若形成血栓性外痔则有剧痛，在肛门表面可见红色或暗红色硬结；混合痔兼有内痔和外痔的表现。

十五、内痔分期

Ⅰ期，排便时出血，便后自行停止，无痔块脱出。

Ⅱ期，常有便血，痔块在排便时脱出肛门，排便后可自行还纳。

Ⅲ期，偶有便血，痔在腹内压增高时脱出，无法自行还纳，必须用手托回。

Ⅳ期，偶有便血，痔块长期脱出于肛门，无法还纳或还纳后又立即脱出。

十六、血栓性外痔切除术后注意事项

饮食忌辛辣食物，保持大便通畅、软且成形；保持肛门周围皮肤清洁，每次便后可用1：5000高锰酸钾溶液温水坐浴；忌术后初期灌肠，防止反复插肛管造成肛门皮肤黏膜破损。

十七、大肠癌的高发部位

高发区发生部位以乙状结肠及上段直肠为主。

十八、大肠癌最常见的分型及播散方式

大肠癌最常见的分型是溃疡型；最常见的组织学类型为腺癌；大肠癌最常见的播散方式为淋巴转移。

十九、结肠癌的症状及体征

1. 排便习惯与粪便性状的改变　常为首先出现的症状，多表现为排便次数增多，腹泻，便秘，便中带血、脓或黏液，出现部分肠梗阻时，可出现腹泻与便秘交替出现。

2. 腹痛　腹痛常为持续性定位不清的隐痛或为腹部不适或腹胀感，出现肠梗阻时则腹痛加重或为阵发性绞痛。

3. 腹部包块　腹部包块多为肿瘤本身，也可能为梗阻近侧肠腔内的积粪。

4. 肠梗阻　肠梗阻多为晚期症状，表现为慢性低位不完全性肠梗阻，主要表现是腹胀和便秘，腹部胀痛或阵发性加剧。若发生完全性梗阻，症状加剧。

5. 全身表现　因慢性失血、癌肿溃烂、感染、毒素吸收等，患者可出现贫血、消瘦、乏力、低热等。晚期可出现恶病质。

二十、左右半结肠癌临床表现的不同

1. 右半结肠癌　右半结肠肠腔较大，癌肿多呈肿块型，突出于肠腔；食物残渣尚未充分吸收，因此粪便稀薄，出现腹泻、便秘交替，便血等。临床特点是贫血、腹部包块、消瘦、乏力，但肠梗阻症状不明显。

2. 左半结肠癌　左半结肠肠腔相对较小，癌肿多倾向于浸润型生长引起环状缩窄，且粪便已经充分吸收成形，故临床以肠梗阻症状较多见。肿瘤破溃时，可有便血或脓液。

二十一、诊断大肠癌最有效的方法

诊断大肠癌最有效最可靠的方法是内镜检查。

二十二、结肠癌手术前健康教育

1. 调整好患者心态。需做彻底性人工肛门时，会给患者带来生活上的不便和精神上的负担，应关怀患者，讲明手术的必要性，使其能以最佳心理状态接受手术治疗。

2. 充足的肠道预备以增加手术的成功率与安全性。

3. 术前一天根据病情行全肠道灌洗，观察灌洗效果。

4. 术前3天给流质，术前1天禁食，以减少粪便和清洗肠道。

5. 术前3天给肠道抗生素抑制肠道细菌，预防术后感染。

6. 加强营养，纠正贫血，增强机体免疫力。尽量给予高蛋白、高热量、高维生素，易于消化的少渣膳食，以增加对手术的耐受力。

二十三、结肠癌患者术前的肠道准备

1. 饮食准备 入院后半流质，术前2～3天流质饮食。

2. 药物准备 服用缓泻药、肠道抗生素等。

3. 清洁肠道准备 可选用传统清洁灌肠、全消化道灌洗等方法。

二十四、结肠癌手术方式

右半结肠切除术、左半结肠切除术、横结肠切除术、乙状结肠癌肿的根治切除。

二十五、结肠癌根治术的切除范围

结肠癌根治术的切除范围包括囊肿所在的肠袢及所属系膜和区域淋巴结。

二十六、结肠癌术后饮食注意事项

1. 多吃含膳食纤维丰富的蔬菜。如芹菜、韭菜、白菜等，这些含膳食纤维丰富的蔬菜，可刺激肠蠕动，增加排便次数，从粪便中带走致癌物质及有毒物质。

2. 减少油脂的摄取。避免高脂肪膳食，无论是动物性脂肪或植物性油脂，都尽可能减少摄入。过多的油脂，尤其是动物性脂肪可在小肠内刺激胆酸分泌。肠内胆酸量过高时，易变成致癌物，而助结肠癌的生长。

3. 注意水分的补充。防止大便干结。

4. 避免摄入刺激性强的食物。如生冷、辛辣、强酸等刺激性较强的食物，以免刺激肠道，引发各种不适症状。

二十七、直肠癌的症状及体征

直肠癌早期仅有少量便血或排便习惯改变，易被忽视。当病变发生感染时，才出现明显症状。

1. 直肠刺激症状 癌肿刺激直肠频繁产生便意，排便习惯改变，肛门有下坠感、里急后重、排便不尽，晚期有下腹痛。

2. 粪便变细和排便困难 癌肿增大造成肠腔狭窄，大便变细，若肠腔发生部分梗阻，可表现为腹痛、腹胀、排便困难等不完全性肠梗阻症状。

3. 病变感染破溃症状为直肠癌患者最常见的症状。癌肿表面破溃后，排便时有明显出血，量少，同时有黏液排出，感染严重时有脓血便，大便次数增多。

4. 其他症状 癌肿侵犯前列腺、膀胱，可出现尿频、尿痛、血尿。癌肿浸及骶前神经，可发生骶尾部持续性剧烈疼痛。癌肿侵犯阴道后壁时，可引起白带增多，如穿透后壁，可导致直肠阴道瘘。晚期出现肝转移时，可出现腹腔积液、肝大、黄疸、贫血、消瘦、水肿、恶病质等症状。

二十八、直肠癌的诊断方法

大便潜血检查、直肠指诊（最直接、最有效的方法）、内镜检查、影像学检查、血液检查。

二十九、直肠癌患者术前的肠道准备

直肠癌患者术前肠道准备的目的是避免术中污染、术后腹胀和切口感染等，临床上常采用三种肠道准备方法。

（一）传统肠道准备方法

1. 术前3天进少渣半流质饮食，术前两天起进流质饮食，以减少粪便；术前12小时禁食、4小时禁水。

2. 术前3天口服缓泻剂，如番泻叶、蓖麻油或杜密克。

3. 术前1天和术晨清洁灌肠，灌肠过程中患者如出现腹痛、面色苍白、出冷汗等，要立即停止灌肠；直肠癌肠腔狭窄时需选用直径合适的肛管，轻柔通过狭窄部位；高位直肠癌避免用高压灌肠，以防癌细胞扩散。

4. 口服肠道不易吸收的抗生素，抑制肠道细菌，如卡那霉素、甲硝唑等。

5. 因控制饮食及口服肠道杀菌剂，使维生素K的合成及吸收减少，故患者术前应补充维生素K。

（二）全肠道灌洗法

患者术前12～14小时开始服用37℃左右的等渗平衡电解质液，已达到清洁肠道目的。一般3～4小时完成灌洗全过程，灌洗液量不少于6000毫升。注意观察患者有无恶心、呕吐、腹痛等情况，及时对症处理。年老体弱，心肾等器官功能障碍和肠梗阻者，不宜使用。

（三）口服甘露醇肠道准备法

患者术前1天午餐后0.5～2小时内口服5%～10%的高渗性甘露醇1500毫升，高渗性甘露醇可吸收肠壁水分，促进肠蠕动，有效起到腹泻而达到清洁肠道的效果。甘露醇在肠道内被细菌酵解，因此术中使用电刀时能产生易引起爆炸的气体。对年老体弱，心肾功能不全者禁用。

三十、直肠癌术后饮食注意事项

直肠癌患者术后禁食水、胃肠减压，有静脉补充水和电解质。2～3天肛门排气或造口开放后即可拔出胃管，进流质饮食。若无不良反应，进半流质饮食，1周左右改为少渣半流质饮食，2周左右可进少渣普食。食物应以高热量、高蛋白、丰富维生素、低

渣饮食为主。造口患者在饮食上尤应注意避免食用可致便秘的食物，以防粪便堵塞造口；进易消化的食物，防止因饮食不节导致腹泻，增加造口护理的难度；少食洋葱、大蒜、豆类等可产生刺激性或胀气的食物，以免频繁更换造口袋影响正常生活和工作。

三十一、直肠癌术后护理要点

1. 体位　病情平稳者取半卧位，以利于呼吸和腹腔引流。造口开放的患者以左侧卧位为主，以防大便渗漏污染切口。

2. 饮食　详见问题三十。

3. 合理使用抗生素，保持有效的血药浓度。

4. 术后7~10天切忌灌肠，以免影响伤口愈合，造成吻合口瘘。

5. 注意观察生命体征变化，观察患者术后排便排气情况有无腹痛、腹膜炎、腹腔脓肿等吻合口瘘的症状和体征，观察腹部及会阴切口敷料，保持敷料干洁。

6. 妥善固定，避免引流管扭曲、受压、堵塞及脱落，注意观察记录引流液的颜色、质、量。

7. 术后早期活动，有利于促进肠蠕动的恢复，避免肠粘连。

三十二、结肠、直肠造口的护理要点

结肠、直肠造口术后应帮助患者正视造口，并参与到造口的日常护理工作中，指导患者自我护理，促使其逐步获得独立护理造口的能力。在为造口患者换药或更换造口袋等护理工作时，应将其安排在独立的环境中或用屏风适当遮挡，以维护患者的尊严和尊重其隐私。造口开放后注意观察肠黏膜的颜色，红色或粉红色表示造口血运良好，暗红色或黑色表示造口血运障碍、坏死，应报告医生及时处理。根据患者情况和造口的大小选择合适的造口袋，当造口袋内充满1/3的排泄物时应及时倾倒、清洗，造口袋一般使用不超过7天就需更换。造口袋发生渗漏时应及时更换新造口袋，以防排泄物浸渍、腐蚀造口周围皮肤；造口周围皮肤用温水清洗，擦干后再粘贴造口袋。术后由于瘢痕挛缩，可引起造口狭窄。在造口拆线、愈合后，可用食指、中指扩张造口，每周1次，坚持2~3个月，以避免造口狭窄。

三十三、常见造口的并发症

造口出血、造口缺血坏死、皮肤黏膜分离、造口缩窄、造口旁疝、造口周围皮肤炎症。

三十四、造口患者的饮食指导

术后肠功能恢复后1~3周内宜用低渣饮食，3周后可吃普通饮食，注意营养均衡即可，多喝水，多吃蔬菜和水果。尝试新食物时，避免一次进食过多，如无不良反应，下次再多吃一些，养成细嚼慢咽的习惯，不宜使用吸管喝饮料，避免腹部胀气。

三十五、定期扩张结肠造口的目的

定期扩张结肠造口是为了预防瘢痕形成导致造口狭窄，大便排出困难。

第十节　化脓性腹膜炎疾病患者的护理

一、急性化脓性腹膜炎的分类

1. 急性化脓性腹膜炎按病因分类，分为细菌性和非细菌性。
2. 按临床经过分类，分为急性、亚急性和慢性。
3. 按发病机制分为原发性和继发性。
4. 按累及范围分类，分为弥漫性和局限性。

二、急性化脓性腹膜炎的临床表现

1. 腹痛　腹部压痛、反跳痛和腹肌紧张是腹膜炎的标志性体征。腹痛为持续性、剧烈疼痛，常难以忍受，深呼吸、咳嗽、转动身体时疼痛加剧。腹痛范围多自原发病变部位开始，随炎症扩散而波及全腹，但仍以原发病灶处最明显。

2. 恶心、呕吐　最初为腹膜受到刺激引起的反射性恶心、呕吐，多较轻微，呕吐物为胃内容物；发生麻痹性肠梗阻时可出现持续性呕吐，呕吐物伴黄绿色胆汁，甚至粪汁样内容物。

3. 体温、脉搏的变化　骤然发病的病例，体温由正常逐渐升高；原有炎症病变者，体温已升高，继发性腹膜炎后更趋增高；但年老体弱者体温可不升。一般脉搏增快与体温成正比，若脉搏快而体温反下降，提示病情恶化。

4. 感染、中毒表现　患者可相继出现高热、寒战、脉速、呼吸急促；随着病情进展，可出现面色苍白、口唇发绀、肢端发凉、血压下降、神志恍惚或神志不清等全身感染、中毒的表现。严重者可出现代谢性酸中毒及感染性休克。

三、膈下脓肿的临床表现

明显的全身症状，如初起呈弛张热，后可进展为持续高热，39℃左右，脉快、舌苔厚腻、乏力、厌食等症状；局部较隐匿，表现为肋下缘或剑突下持续性钝痛，深呼吸时加重，可向肩背部放射。脓肿刺激膈肌可引起呃逆，感染波及胸膜时可出现胸腔积液、气促、胸痛等症状。

四、盆腔脓肿的临床表现

盆腔脓肿的特点是局部症状明显而全身中毒症状较。患者体温下降后又升高，脉速，腹部体检常无明显发现；典型的直肠或膀胱刺激症状，如里急后重、排便次数增多而量少、黏液便，或尿频、排尿困难等；直肠指诊有触痛，有时有波动感。

五、急性化脓性腹膜炎非手术治疗的原则

对病情较轻或病情较长已超过24小时，且腹部体征已减轻或炎症已有局限化趋势以及原发性腹膜炎者可行非手术治疗，包括禁食、胃肠减压，静脉输液纠正水、电解质紊乱，合理使用抗生素，补充热量和营养支持，以及镇静、止痛、吸氧等对症处理。非手术治疗也可作为手术前的准备工作。盆腔脓肿未形成或较小时，多可采用非手术治疗，如应用抗生素、热水坐浴、温盐水保留灌肠及物理治疗等，多数患者炎症能消散、吸收。

六、肠系膜上动脉栓塞的治疗护理要点

腹部情况是急性肠系膜上动脉栓塞护理观察的重点，护士应据此制定有效的护理措施。注意保持患者胃管通畅，有效减轻腹胀，降低肠腔压力，减少肠腔内细菌和毒素，改善肠壁缺血；观察胃液颜色、性质、量；观察腹胀情况和腹痛部位的持续时间、性质、程度、范围，有无压痛、反跳痛、肌紧张，每小时1次并记录。准确给予溶栓药物，给药期间注意观察患者是否因使用溶栓药物而引起出血，如出现血尿、黏膜及全身皮肤出血点、出血斑等。抗凝溶栓期间，每8小时检测1次凝血功能，维持活化部分凝血活酶时间（activated partial thromboplastin time，APTT）在正常值的1.5～2.5倍。根据结果及时调整药物的用量。

七、腹膜后肿瘤的临床表现

早期很少有症状或特异症状，肿瘤发展至较大时才出现症状，如腹胀、腹痛、腹部不适以及压迫邻近器官引起的相应症状，如压迫膀胱可出现尿急、尿频，压迫肾脏、输尿管可出现肾盂积水，压迫直肠有排便不畅和直肠刺激征，压迫肠管可出现肠梗阻表现，累及神经科出现相应部位疼痛和感觉异常，压迫腔静脉可引起腹壁静脉曲张和下肢水肿。周身症状可有发热、乏力、消瘦，甚至恶病质表现。95%的患者可扪及腹部包块或盆腔肿块。

八、腹膜后肿瘤的护理措施

1. 术后持续动态观察体温、脉搏、呼吸、血压及氧饱和度的变化，观察尿量，检测尿比重、肝肾功能、电解质、血气分析、血糖、红细胞比积等。

2. 巨大腹膜后肿瘤术中穿刺桡动脉植入留置针，监测动脉血压，注意定时推注抗凝剂，妥善固定引流管，防止脱落、扭曲、受压，经常挤压引流管，保持通畅。

3. 血压稳定后可给予半卧位。术后4小时翻身拍背一次，预防肺不张，肺部感染，促进血液循环。

4. 术后可在床上进行深呼吸、四肢屈伸活动及咳嗽动作，病情平稳后鼓励早期下床活动。

九、结核性腹膜炎的病理分型

1. 渗出型又称腹腔积液型。
2. 增殖型又称粘连型。
3. 干酪型。

第十一节　外科感染疾病患者的护理

一、感染病

感染是指当细菌等病原微生物侵入人体后，破坏了机体的防御功能，在一定的部位生长繁殖，人体组织对该细菌或其毒素产生一系列局部或全身的炎症反应。

二、外科感染

外科感染是指需要外科手术治疗的感染，包括创伤、烧伤、手术、器械检查或有创性检查、治疗后等并发的感染。

三、外科感染的分类

1. 按致病菌种类和病变性质分为非特异性感染（化脓性感染）和特异性感染。
2. 按病程可分为急性感染，病程在3周内；亚急性感染，病程超过3周未达到2个月；慢性感染，病程超过2个月。

四、外科感染的病因

1. 病菌的致病因素　黏附因子、荚膜、微荚膜、病菌毒素、病菌数量等。
2. 机体的易感性　局部原因、全身性抗感染能力降低、条件性感染。

五、外科感染性疾病的特点

1. 多为几种细菌引起的混合性感染。
2. 多有显著的局部症状和体征。
3. 感染常较局限，随着病理发展引起化脓、坏死等，使组织遭到破坏，愈合后形成瘢痕组织，并影响功能。

六、外科感染的转归

炎症局限；炎症扩散；转为慢性感染。

七、化脓性感染常见致病菌及感染后的特点

1. 金黄色葡萄球菌　脓液稠厚，呈黄色，不臭，易出现转移性脓肿。

2. 化脓性链球菌（A群链球菌）　脓液稀薄、量大、呈淡红色，感染易扩散。

3. 大肠杆菌　脓液稠厚，常为灰白色，有恶臭或粪臭。

4. 绿脓杆菌　脓液呈淡绿色，有特殊的甜腥臭味。

5. 无芽孢厌氧菌　脓液恶臭，有产气性。

八、外科感染的临床表现

1. 局部症状　红、肿、热、痛和局部功能障碍是化脓性感染的五个典型症状。

2. 全身症状　随感染程度不同表现各异。

3. 特异性表现　出现于特异性感染的病人。

九、外科感染的处理原则

（一）局部处理

1. 非手术治疗　局部制动；局部用药，如鱼石脂软膏、硫酸镁溶液等；物理治疗，如超短波、红外线等。

2. 手术治疗　脓肿切开引流；严重感染器官切除。

（二）全身治疗

1. 支持治疗。

2. 抗生素治疗。

3. 对症治疗。

十、疖

俗称疖疮，是单个毛囊及其所属皮脂腺的急性化脓性感染。好发于毛囊与皮脂腺丰富的部位，如头、面、颈项、背部等。

十一、疖的常见致病菌

金黄色葡萄球菌。

十二、危险三角区的疖注意事项

面部"危险三角区"的疖被挤压时，致病菌可经内眦静脉、眼静脉进入颅内，引起颅内化脓性海绵状静脉窦炎，眼面部进行性肿胀；病人可有寒战、高热、头痛、呕吐甚至昏迷，病情严重，死亡率很高。

十三、疖的处理原则

1. 促使炎症消退　早期红肿部位可采用热敷或超短波、红外线等理疗，亦可外敷金黄散等。

2. 排脓　疖顶见脓头时，可在顶端涂苯酚（石炭酸），或用针头、刀尖将脓栓剔除，禁忌挤压。脓肿有波动感时，及时切开引流。

3. 全身治疗　休息、加强营养、抗生素治疗等。

十四、痈的定义及常见致病菌

痈是指近的多个毛囊及其周围组织的急性化脓性感染，也可由多个疖融合而成。好发于皮肤较厚的颈部和背部。常见致病菌是金黄色葡萄球菌。

十五、急性蜂窝织炎的定义及致病菌

急性蜂窝织炎指发生在皮下、筋膜下、肌间隙或深部疏松结缔组织的急性感染。致病菌多为乙型溶血性链球菌，其次为金黄色葡萄球菌。

十六、急性蜂窝织炎特点

特点是感染迅速扩散，不易局限，与正常组织界限不明显。

十七、丹毒的定义及常见致病菌

丹毒是皮肤及其网状淋巴管的急性炎症。常见致病菌是 β–溶血性链球菌。

十八、丹毒的好发部位及病变特点

丹毒好发于面部，其次是四肢（下肢）。病变特点是蔓延很快，病变区域与周围正常组织界限清楚，很少有组织坏死或局部化脓，且有接触性传染。

十九、急性淋巴管炎和淋巴结炎的定义及常见致病菌

致病菌经皮肤、黏膜损伤处或其他感染性病灶经组织淋巴间隙进入淋巴管内所引起的淋巴管及其周围淋巴结的急性感染。常见致病菌为金黄色葡萄球菌和溶血性链球菌。

二十、脓肿的定义及常见致病菌

脓肿是在身体各部位发生的急性感染性感染后，病灶局部的组织发生坏死、液化而形成的脓液积聚，其周围有一完整的脓腔壁将脓液包绕。常见致病菌为金黄色葡萄球菌。

二十一、全身性感染

全身性感染是指病原菌侵入人体血液循环，并在体内生长繁殖或产生毒素而引起的严重全身性感染，包括脓血症和菌血症。

二十二、破伤风

破伤风是由破伤杆菌经体表破损处侵入组织，大量繁殖并产生毒素，引起局部及全身肌肉阵发性痉挛或抽搐的急性特异性感染。

二十三、破伤风致病条件

1. 必须有开放性损伤。
2. 人体抵抗力下降。
3. 局部伤口缺氧。

二十四、破伤风的主要致病机理有什么?

破伤风的主要致病因素为外毒素,包括痉挛毒素和溶血毒素。前者可使全身横纹肌强制性痉挛和阵发性抽搐,后者使局部组织坏死和心肌损害。

二十五、破伤风的主要临床表现

1. 潜伏期 一般为6~12天,最长可达数月,潜伏期越短预后越差。

2. 前驱期 常持续12~24小时,无特征性表现,病人感觉全身乏力、头晕、头痛、咀嚼肌紧张、烦躁不安、打哈欠等。

3. 发作期 典型症状是在肌紧张性收缩(强直、发硬)基础上,呈阵发性的强烈痉挛。通常最先受影响的肌群是咀嚼肌,以后依次是面部表情肌、颈、背、腹、四肢肌和膈肌。病人相继出现咀嚼不便、张口困难(牙关紧闭)、蹙眉、口角下缩、咧嘴"苦笑"、颈项强直、头后仰;当背腹肌紧张性收缩时,因背部肌群较为有利,躯干因此扭曲成弓,腰部前凸、足后屈,而四肢呈屈膝、弯肘、半握拳等痉挛姿态,形成"角弓反张"或"侧弓反张"状。膈肌痉挛可致病人面唇青紫、呼吸困难、甚至呼吸暂停。在肌肉持续紧张收缩的基础上,任何轻微的刺激,如光线、声响、接触或饮水等均可诱发全身肌群强烈的阵发性痉挛。发作时,病人口吐白沫、大汗淋漓、呼吸急促、口唇发绀、流涎、牙关紧闭、磨牙、头颈频频后仰,手足抽搐不止。发作时神志清楚,表情痛苦。

二十六、破伤风病人的主要死亡原因

窒息、心力衰竭或肺部感染。

二十七、破伤风的处理原则

清除毒素来源;中和游离毒素;控制或减轻痉挛。

二十八、气性坏疽

气性坏疽是由梭状芽孢杆菌引起的一种严重的肌组织坏死或肌炎为特征的急性特异性感染。

第四章 内科护理操作知识

第一节 内科常用护理操作知识

一、血糖监测的目的

通过测试血糖，准确掌握血糖含量，为健康体检、胰岛素治疗、糖尿病患者的血糖控制等提供依据。

二、血糖监测的注意事项

1. 不要涂血，以免手上的油脂影像测定效果。
2. 不要触摸试纸条测试区和滴血区。
3. 避免监测时血糖仪发生移动或倾斜。
4. 采血针不可重复使用，以免感染。

三、皮下胰岛素注射的目的

胰岛素不宜口服，皮下注射较肌内注射或静脉注射吸收慢，可更有效地发挥胰岛素的治疗效果。

四、皮下注射胰岛素的注意事项

1. 针头刺入角度不宜超过45°，以免刺入肌层。
2. 定期更换注射部位，建立轮流交替注射区计划，达到在有限的注射部位吸收最大药量的效果。
3. 必须用1ml注射器抽吸胰岛素，以确保计量准确无误。
4. 两种胰岛素同时注射时，应先抽吸短效胰岛素，后抽吸长效胰岛素，以免影响短效胰岛素的速效效果。
5. 胰岛素需置于冰箱内存放（约5℃），注射前1小时自冰箱内取出升温后再用，过冷的药物注射后不易吸收，并可致脂肪层萎缩。

五、使用胰岛素笔的目的

让患者在任何时间、地点都可以迅速注射胰岛素。

六、使用胰岛素笔的注意事项

1. 谨防坠落，保持清洁。

2. 安装连接机械装置部分和笔芯架前，应确认活塞杆已经完全回复到机械装置部分之内。

3. 保持机械装置部分和笔芯架之间结合紧密，不可出现脱落。

4. 每次注射前，都应排尽空气。

5. 笔芯上的色带表示胰岛素的不同剂型。每次注射前，应仔细查对，确认所注射的胰岛素剂型无误。

6. 每次注射前，查看笔芯中的胰岛素是否足够本次注射。注射之后，应检查剂量显示窗，确认度数已回零。

7. 每次注射完，应立即卸下针头。

8. 勿用碘酊、酒精及含氯洗洁剂清洁胰岛素笔，以免损坏其塑料部分。

9. 一支胰岛素笔仅供一人使用。

10. 小心存放胰岛素笔、笔芯和针头，以防伤害儿童。

七、心电监测的目的

1. 对危重患者进行动态心电图观察，及时发现和诊断致命性心律失常，指导临床抗心律失常的治疗。

2. 通过仪器的报警装置，将危重患者的心率及时、准确地反映给医务人员，提高危重患者的抢救成功率。

八、心电监测的注意事项

1. 根据患者的病情，协助患者取平卧位或半卧位。

2. 密切观察心电图波形，及时处理干扰和电极脱落。

3. 正确设定报警界限，不能关闭报警声音。

4. 定期观察患者贴电极片处的皮肤，定时更换电极片和电极片位置。

5. 对躁动患者应固定好电极和导线，避免电极脱位及导线打折缠绕。

6. 停机时，先向患者说明，取得合作后再关机，切断电源。

九、电除颤的目的

纠正患者心律失常。

十、电除颤的注意事项

1. 除颤前确定患者除颤部位无潮湿、无敷料。如患者带有植入性起搏器，应注意避开起搏器部位至少10cm。

2. 除颤前确定周围人员无直接或者间接与患者接触。

3. 操作者身体不能与患者接触，不能与金属类物品接触。

4. 电极板放置位置要准确（心尖部，左侧腋前线第5、6肋间；心底部：胸骨右缘第2肋间），并应与患者皮肤密切接触，保证导电良好。导电糊涂抹要均匀，防止皮肤灼伤。

5. 动作迅速、准确。

6. 保持除颤器完好，备用。

十一、应用简易呼吸器的目的

帮助呼吸困难患者改善缺氧症状，提高氧饱和度，提高抢救效率。

十二、使用简易呼吸器的注意事项

1. 密切观察患者的生命体征及氧饱和度变化。

2. 注意球囊挤压手法的正确性，确保通气质量。

3. 球囊挤压一次送气量应适宜，避免引起患者胃肠胀气或通气量不足。

十三、超声波雾化吸入的目的

1. 湿化气道。

2. 控制呼吸道感染，消除炎症，减轻呼吸道黏膜水肿，稀释痰液，帮助祛痰。

3. 改善通气功能，解除支气管痉挛，保持呼吸道通畅。

4. 预防呼吸道感染。

十四、超声波雾化吸入的注意事项

1. 水槽和雾化罐中切忌加温水或热水。

2. 水温超过60℃应停机调换冷蒸馏水。

3. 水槽内无足够的冷水及雾化罐内无液体的情况下不能开机。

十五、微量输液泵的使用目的

准确控制输液速度，使药物速度均匀、用量准确并安全地进入患者体内发生作用。

十六、使用微量输液泵的注意事项

1. 正确设定输液速度及其他必需参数，防止设定错误延误治疗。

2. 护士随时查看输液泵的工作状态，及时排除报警、故障，防止液体输入失控。

3. 注意观察穿刺部位皮肤情况，防止发生液体外渗，出现外渗及时给予相应处理。

十七、经外周静脉穿刺的中心静脉导管（peripherally inserted central venous catheter，PICC）的目的

1. 为患者提供中、长期的静脉输液治疗。

2. 静脉输注高渗性、有刺激性的药物，如化疗、肠外营养（parenteral nutrition，PN）等。

十八、经外周静脉置入中心静脉导管（PICC）的注意事项

（一）穿刺时注意事项

1. 穿刺前应当了解患者静脉情况，避免在疤痕及静脉瓣处穿刺。
2. 避免穿刺过深而损伤神经，避免穿刺进入动脉，避免损伤静脉内膜、外膜。
3. 对有出血倾向的患者要进行加压止血。

（二）穿刺后注意事项

1. 输入全血、血浆、蛋白等黏性较大的液体后，应当以等渗液体冲刷管，防止宫腔堵塞。输入化疗药物前后均应使用无菌生理盐水冲管。
2. 可以使用PICC导管进行常规加压输液或者输液泵给药，但是不能用于高压注射泵推注造影剂等。
3. 严禁使用小于10ml的注射器，否则如遇导管阻塞可以导致导管破裂。
4. 护士为PICC置管患者进行操作时，应当洗手并严格执行无菌操作技术。
5. 尽量避免在置管侧肢体测量血压。

十九、洗胃的目的

1. 通过实施洗胃抢救中毒患者，清除胃内容物，减少毒物吸收，利用不同的灌洗液中和解毒。
2. 减轻胃黏膜水肿，预防感染。

二十、洗胃的注意事项

1. 插管时动作要轻快，切勿损伤患者食管及误入气管。
2. 患者中毒物质不明时，及时抽取胃内容物送检，应用温开水或者生理盐水洗胃。
3. 患者洗胃过程中出现血性液体，应立即停止洗胃。
4. 幽门梗阻患者，洗胃宜在饭后4~6小时或者空腹时进行，并记录胃内潴留量，以了解梗阻情况，供补液参考。
5. 吞服强酸、强碱等腐蚀性毒物患者，切忌洗胃，以免造成胃穿孔。
6. 及时准确记录灌注液名称、液量，洗出液量及其颜色、气味等。
7. 保证洗胃机性能处于备用状态。

二十一、常用的洗胃溶液

临床常用的洗胃溶液见表4-1。

表4-1 常用的洗胃液

洗胃液	适应证	注意事项
清水或生理盐水	砷、硝酸银、溴化物及不明原因的中毒	儿童宜用生理盐水
1:5000高锰酸钾	安眠药、氰化物、砷化物、无机磷	对硫磷中毒禁用
2%碳酸氢钠	有机磷杀虫药、氨基甲酸酯类、苯、汞、香蕉水	敌百虫及强酸中毒禁用
0.3%过氧化氢	阿片类、的士宁、氯化物、高锰酸钾	
鸡蛋清、牛奶	腐蚀性毒物、硫酸铜	
10%活性炭	河豚毒、生物碱	
液状石蜡	硫黄、汽油、煤油	服液状石蜡再用清水洗胃
0.3%氧化镁	阿司匹林、草酸	
5%硫酸钠	氯化钡、碳酸钡	

二十二、服毒后最佳洗胃时间

洗胃应尽早进行，一般在服毒后6小时内洗胃有效。超过6小时由于部分毒物仍可滞留在胃内，故仍有洗胃的必要。

第二节　内科常用穿刺技术配合知识

一、腹腔穿刺术的目的

1. 明确腹腔积液的性质，找出病原，协助诊断。

2. 适量的抽出腹腔积液，以减轻病人腹腔内的压力，缓解腹胀、胸闷、气急，呼吸困难等症状，减少静脉回流阻力，改善血液循环。

3. 向腹膜腔内注入药物。

4. 注入一定量的空气（人工气腹）以增加腹压，使膈肌上升，间接压迫两肺，减小肺活动，促进肺空洞的愈合，在肺结核空洞大出血时，人工气腹可作为一项止血措施。

5. 施行腹腔积液浓缩回输术。

6. 诊断性（如腹部创伤时）或治疗性（如重症急性胰腺炎时）腹腔灌洗。

二、腹腔穿刺的适应证

1. 腹腔积液原因不明，或疑有内出血者。
2. 大量腹腔积液引起难以忍受的呼吸困难及腹胀者。
3. 腹腔内注药或腹腔积液浓缩再输入者。

三、腹腔穿刺的禁忌证

1. 广泛腹膜粘连者。
2. 有肝性脑病先兆、棘球蚴病及巨大卵巢囊肿者。
3. 大量腹腔积液伴有严重电解质紊乱者禁忌大量放腹腔积液。
4. 精神异常或不能配合者。
5. 妊娠。

四、腹腔穿刺的注意事项

1. 术中密切观察患者，如有头晕、心悸、恶心、气短、脉搏增快及面色苍白等，应立即停止操作，并进行适当处理。
2. 放液不宜过快、过多，肝硬化患者一次放液一般不超过3000mL，过多放液可诱发肝性脑病和电解质紊乱。放液过程中要注意腹腔积液的颜色变化。
3. 放腹腔积液时若流出不畅，可将穿刺针稍做移动或稍变换体位。
4. 术后嘱患者平卧，并使穿刺孔位于上方以免腹腔积液继续漏出；对腹腔积液量较多者，为防止漏出，在穿刺时即应注意勿使自皮肤到腹膜壁层的针眼位于一条直线上，方法是当针尖通过皮肤到达皮下后，即在另一手协助下，稍向周围移动一下穿刺针头，而后再向腹腔刺入。如遇穿刺孔继续有腹腔积液渗漏时，可用蝶形胶布或火棉胶粘贴。大量放液后，束以多头腹带，以防腹压骤降；内脏血管扩张引起血压下降或休克。
5. 注意无菌操作，以防止腹腔感染。
6. 放液前后均应测量腹围、脉搏、血压，检查腹部体征，以视察病情变化。
7. 腹腔积液为血性者于取得标本后，应停止抽吸或放液。

五、肝脏穿刺的目的

1. 确定肝病原因，对于一些其他方法不能确诊的疾病有一定的确定诊断价值。
2. 确定肝病的严重程度，包括肝细胞变性坏死的程度和肝纤维化的程度，有助于确定治疗方案及判定预后。
3. 治疗前后的两次或多次肝穿还有助于了解治疗效果。
4. 针对性的穿刺某些特殊部位，如肿瘤、囊肿、血管瘤等，进行相应诊断或治疗。

六、肝脏穿刺的适应证

1. 犯疑有肝炎、肝硬化、肝脏肿瘤、肝脏淀粉样变性等。
2. 恶性组织细胞增多症及原因不明的肝大等。

七、肝脏穿刺的禁忌证

1. 某些血液系统疾病，重度黄疸、大量腹腔积液、凝血功能障碍者。

2. 充血性肝大、右侧胸腔及膈下急性炎症，疑有肝包虫病或肝血管瘤。

八、肝脏穿刺的注意事项

1. 严格无菌操作，防止感染，引发并发症。

2. 穿刺后需以沙袋加压穿刺部位预防出血约2小时，绝对卧床休息6小时。

3. 穿刺部位会有轻微疼痛感，可做深呼吸放松肌肉，如果出现持续疼痛，应查找原因。

4. 穿刺部位的胶布，第二天即可去除，不致影响日常生活。

5. 穿刺3日内勿提重物，一周内勿做剧烈运动。

6. 肝穿刺后的病人要卧床24小时，24小时内注意观察呼吸、脉搏和血压。

九、肾脏穿刺的目的

1. 通过肾穿刺获得肾脏组织活体标本，以明确病理诊断及病变实质。

2. 对肾脏移植术后有严重的排斥反应者，指导治疗；通过肾穿刺活检确定治疗措施。

十、肾脏穿刺的适应证

1. 原发性肾脏疾病。

（1）急性肾炎综合征：按急性肾炎治疗2~3个月病情无好转或肾功能急剧转坏,怀疑急进性肾炎时。

（2）原发性肾病综合征。

（3）无症状性血尿：血尿为畸形红细胞时。

（4）无症状性蛋白尿：≥1g／d。

2. 继发性或遗传性肾脏疾病。

3. 急性肾衰竭　对于临床及实验室检查无法确定时。

4. 移植肾　当肾功能明显减退原因不明，怀疑原有肾脏病复发，或严重排异反应决定是否切除移植肾时。

十一、肾脏穿刺的禁忌证

1. 绝对禁忌证　明显出血倾向、重度高血压；精神病或不配合者；孤立肾；小肾（＜8cm）。

2. 相对禁忌证　活动性肾盂肾炎、肾结核、肾盂积水或积脓、肾脓肿或肾周围脓肿。肾肿瘤或肾脏动脉瘤；多囊肾；肾脏位置过高或游走肾；过度肥胖，重度腹腔积液。

3. 其他　心功能衰竭、严重贫血、低血容量、妊娠或全身衰竭者。

十二、肾脏穿刺的注意事项

1. 严格无菌，预防感染。
2. 严密观察有无并发症。
3. 肾穿刺后，捆绑腹带，平卧24小时。
4. 密切观察脉搏、血压、尿量，留尿做离心后沉渣镜检。
5. 鼓励患者多饮水，以轻度利尿，避免肾出血后形成血块梗阻尿路。
6. 根据医嘱适当使用抗生素及止血药2～3天预防感染及出血。
7. 术后卧床休息6小时，24小时内避免剧烈活动。1周内避免腰部、背部受力运动，半年内不从事重体力活动。

十三、胸腔穿刺术的目的

1. 排除胸腔内的气体和液体，以减轻症状。
2. 向胸腔内注入药物，以达到治疗的目的。
3. 通过对胸腔积液进行常规、生化、细菌、病理等检查，可以确定积液的性质，协助诊断。

十四、胸腔穿刺术的适应证

1. 获取标本，病因诊断。
2. 大量胸腔积液或经保守治疗不吸收者。
3. 脓胸抽液灌洗治疗。
4. 胸腔积液治疗的手段之一。
5. 气胸的治疗。

十五、胸腔穿刺的注意事项

1. 严格无菌操作，避免胸腔感染。
2. 术中病人应避免咳嗽、深呼吸及转动身体。有咳嗽症状者可遵医嘱在术前口服止咳药。术中如发生连续咳嗽或出现头晕、胸闷、面色苍白、出汗、晕厥等症状，应立即停止抽液，拔出穿刺针，让病人平卧，遵医嘱给予吸氧及对症处理。
3. 抽液及抽气速度不宜过快，量不宜过多，一般第一次抽液不超过800ml，以后每次抽液不超过1000mL，以避免胸膜腔内压突然下降，肺血管扩张引起急性肺水肿。小儿应按年龄决定抽液量。
4. 需要向胸腔内注入药物者，应在抽液后接上备有药物的注射器，将药液注入。
5. 术后协助病人卧床休息，密切观察生命体征及病人一般情况，有异常及时通知医生给予处理。
6. 标本及时送检，疑为感染时，用无菌培养管留取标本，检查癌细胞时，留取标本不少于50ml，并立即送检，以免细胞自溶。

十六、心包穿刺术的目的

1. 用于对心包积液性质的判断与协助病因的诊断，同时通过穿刺抽液可以减轻病人的临床症状。

2. 对于某些心包积液，经过穿刺排脓、冲洗和注药可达到一定的治疗作用。

十七、心包穿刺的适应证

1. 抽液检查，以确定积液性质及病原体。

2. 大量积液有填塞症状时，放液治疗；化脓性心包炎穿刺排脓。

3. 心包腔内注射药物。

十八、心包穿刺的禁忌证

1. 出血性疾病。

2. 如抽出液为血性，应立即停止抽液，并严密观察有无心包压塞征象出现。

十九、心包穿刺术的注意事项

1. 严格掌握适应证，心包穿刺术有一定风险，应在心电监护下进行。

2. 术前需进行心脏超声检查，确定液平段大小、穿刺部位、穿刺方向和进针距离，选择液平段最大，距体表最近点作为穿刺部位，或在超声显像指导下进行心包穿刺抽液更为准确、安全。

3. 术前和患者交代好注意事项，嘱其在穿刺时不要咳嗽或深呼吸，术前30分钟可服用可待因0.03g。

4. 麻醉要完善，以免因疼痛引起神经源性休克。

5. 抽液量第一次不宜超过100~200ml，重复抽液可逐渐增加到300~500ml。抽液速度要慢，如果过快过多，短期内使大量血液回心，可能导致肺水肿。

6. 如抽出鲜血，应立即停止抽吸，并严密观察有无心包填塞征象出现。

7. 取下空针前夹闭橡胶管，以防空气进入。

8. 术中、术后均需密切观察呼吸、血压、脉搏等的变化。

二十、骨髓穿刺术的目的

1. 抽取骨髓制成涂片做细胞及病原学检查以确定诊断及观察疗效。

2. 抽取骨髓做细菌培养以协助诊断。

3. 进行骨髓内输血、输液及骨髓移植。

二十一、骨髓穿刺术的适应证

1. 各类血液病，如白血病、原发性血小板减少性紫癜等的诊断。

2. 某些传染病或寄生虫病需行骨髓细菌培养或寻找疟疾及黑热病等原虫者。

3. 网状内皮系统疾病及多发性骨髓瘤的诊断。

4. 恶性肿瘤可疑骨髓转移者。

5. 了解骨髓造血功能，有无造血抑制，指导抗癌药及免疫抑制药的使用。

二十二、骨髓穿刺术的禁忌证

1. 由于凝血因子缺乏而有严重出血者如血友病。

2. 穿刺部位皮肤有感染者。

3. 晚期妊娠者。

二十三、骨髓穿刺的注意事项

1. 骨髓穿刺前应检查出血时间和凝血时间，有出血倾向者行骨髓穿刺术时应特别注意，血友病病人禁止骨髓穿刺检查。

2. 骨髓穿刺针和注射器必须干燥，以免发生溶血。

3. 穿刺针针头进入骨质后要避免过大摆动，以免折断穿刺针。胸骨穿刺时不可用力过猛、穿刺过深，以防穿透内侧骨板而发生意外。

4. 穿刺过程中如果感到骨质坚硬、难以进入骨髓腔时，不可强行进针，以免断针。应考虑为大理石骨病的可能，及时行骨骼X线检查，以明确诊断。

5. 做骨髓细胞形态学检查时，抽取的骨髓液不可过多，以免影响骨髓增生程度的判断、细胞计数和分类结果。

6. 行骨髓液细菌培养时，需要在骨髓液涂片后，再抽取1～2ml骨髓液用于培养。

7. 由于骨髓液中含有大量的幼稚细胞，极易发生凝固。因此，穿刺抽取骨髓液后应立即涂片。

8. 送检骨髓液涂片时，应同时附送2～3张血涂片。

9. 如使用普鲁卡因麻醉必需先做皮试。

二十四、腰椎穿刺的目的

（一）诊断性穿刺

1. 测定脑脊液压力。

2. 中枢神经系统感染，如散发性病毒性脑炎、乙型脑炎、流行性脑脊髓膜炎、化脓性 脑膜炎、结核性脑膜炎、真菌性脑炎等的诊断、鉴别。亦用于判断上述感染的治疗效果。

3. 疑诊原发性颅内肿瘤或其他部位恶性肿瘤颅内转移时，如中枢神经系统白血病。

4. 疑诊脑血管破裂、栓塞及蛛网膜下腔出血者。

5. 做脑脊液动力学试验，了解椎管内有无梗阻性疾病。

6. 通过腰椎穿刺. 施行气脑造影，脊髓造影等检查。

（二）治疗性穿刺

1. 经腰椎穿刺放出适量脑脊液，可降低颅内压。

2. 脑挫裂伤、蛛网膜下腔出血及脑部手术之后，腰椎穿刺放出血性脑脊液，可减轻脑膜刺激症状，减少蛛网膜颗粒阻塞、蛛网膜下腔粘连及脑积水发生的可能。

3. 中枢神经系统感染、肿瘤等疾病，可经椎管内注入抗生素或化疗药物。

4. 急性枕骨大孔疝，脑室穿刺引流病情无好转时，可经腰穿椎管内加压注入生理盐水，使小脑扁桃体复位，抢救生命。

5. 蛛网膜粘连，可经腰蛛网膜下腔适量注气或水治疗。

6. 颅内压过低，需椎管内注射生理盐水者。

二十五、腰椎穿刺的适应证

1. 用于脑和脊髓炎症病变的诊断。

2. 脑和脊髓血管性病变的诊断。

3. 区别阻塞性和非阻塞性脊髓病变。

4. 气脑造影和脊髓腔碘油造影。

5. 早期颅内压增高的诊断性穿刺。

6. 鞘内给药。

7. 蛛网膜下腔出血放出少量血性脑脊液以缓解症状。

二十六、腰椎穿刺的禁忌证

1. 颅内压明显升高、有明显视神经盘水肿或有脑疝先兆者。

2. 颅后窝占位性病变或伴有脑干症状者。

3. 颅底骨折或其他原因引起脑脊液漏者。

4. 颅脑损伤并有脊柱损伤者，应在判明脊椎损伤情况后酌情进行。

5. 穿刺部位皮肤、软组织或脊柱感染者。

6. 病情严重、全身情况很差的危重病人。

7. 术后颅内引流条、引流管尚未拔除时慎做腰椎穿刺。

二十七、腰椎穿刺的注意事项

1. 不合作病人应由助手协助保持病人体位，防止术中病人乱动折断针，必要时可使用镇静剂。

2. 腰穿前2小时内不宜用甘露醇等脱水药物，以免影响脑脊液的真实压力。

3. 严格掌握禁忌证，疑有颅内压升高但不明显者可应用20％甘露醇5～10ml／kg静脉推注后再行穿刺。

4. 注意勿将局麻药注入蛛网膜下腔。

5. 若一次穿刺不成功，可将穿刺针退至皮下，更换穿刺方向或改变穿刺椎间隙。向上或向下移动一个椎间隙。

6. 穿刺针接近最后深度时应缓慢进针，以免损伤马尾神经或血管，以致产生下肢疼痛或血液污染脑脊液影响结果判断。轻微损伤时脑脊液滴出数滴后红色消失，化验结果可供参考，亦可行鞘内注射；严重损伤应待5～7天后重新进行穿刺，过早进行穿刺，则脑脊液仍混有血液成分。

7. 脑脊液压力过高时留取脑脊液的量能够检验即可，速度要慢，应用针芯控制脑脊液滴出速度，避免诱发脑疝。必要时术后静滴甘露醇等脱水药物。

8. 如脑脊液压力过低并排除椎管梗阻，不应再放脑脊液，让病人平卧，多饮盐开水，必要时可静滴等渗或低渗盐水。

9. 鞘内注射药物时，应先放出与药物同量脑脊液，然后再缓慢注入稀释后药物。鞘内注药时化疗药物应边稀释边缓慢注入，注入时间大于10分钟，以免引起化学刺激性脑膜炎。

10. 穿刺时病人如出现呼吸、脉搏和神态异常症状时，应立即停止穿刺，并做相应处理。

11. 病人紧张、烦躁或患儿哭闹可使脑脊液压力升高或波动，分析结果时应注意。

第五章 呼吸系统疾病护理

第一节 呼吸系统概述

一、呼吸系统结构与功能

呼吸系统主要包括呼吸道和肺。呼吸道以环状软骨为界分为上、下呼吸道。

1. 上呼吸道由鼻、咽、喉构成。鼻对吸入气体有加温、湿化和净化作用。临床应用机械通气给氧治疗时，吸入气体需要加温和湿化处理，避免增加肺部感染概率。咽是呼吸道与消化道的共同通路。喉由甲状软骨和环状软骨（内含声带）等构成，环甲膜是喉梗阻时穿刺的部位。

2. 环状软骨以下的气管和支气管为下呼吸道，是气体的传导通道。

3. 肺泡是气体交换场所，肺泡的上皮细胞包括工型细胞、Ⅱ型细胞，有利于气体的弥散，降低肺泡的表面张力。肺泡巨噬细胞有吞噬微生物和尘粒作用。肺间质在肺内起重要的支撑作用。

4. 肺有双重血液供应，即肺循环和支气管循环。

5. 胸膜腔和胸膜腔内压　胸膜腔是由胸膜围成的密闭的潜在性腔隙。胸膜分脏层胸膜和壁层胸膜，两层胸膜间有少量浆液起润滑作用。胸膜腔内压指胸膜腔内的压力，正常人为负压。

6. 肺的呼吸功能　呼吸系统通过肺通气和肺换气完成外呼吸，简称呼吸。肺通气指肺与外环境之间的气体交换。肺换气指肺泡与肺毛细血管血液之间通过呼吸膜以弥散的方式进行的气体交换。

7. 呼吸系统的防御功能由肺与呼吸道共同构成，体现在气道、气道-肺泡、肺泡的防御作用上。

8. 呼吸的调节　机体可通过呼吸中枢、神经反射和化学反射完成对呼吸的调节。

二、呼吸系统疾病与护理

（一）采集病史

1. 患病经过　了解患者患病的起始时间、主要症状，询问有无诱因，如咳嗽等。

2. 检查及治疗经过　做过何种检查和治疗，结果如何。

3. 生活方式　日常生活、工作、学习、睡眠等是否规律。

4. 不良嗜好　如有无吸烟史。

（二）身体评估

1. 一般状态　评估生命体征、精神状态、营养状况、皮肤颜色等有无异常。

2. 头、面和颈部　有无鼻翼扇动、鼻旁窦压痛；牙龈红肿、扁桃体肿大；气管移位；颈静脉充盈；淋巴结肿大。

3. 胸部　是否有胸廓外形、两肺呼吸运动不一致；有无触觉语颤变化和胸膜摩擦感；是否有叩诊音异常；有无异常呼吸音及干、湿啰音、胸膜摩擦音等。

4. 腹部及四肢　有无肝大、肝颈静脉回流征；杵状指（趾）。

（三）实验室及其他检查

1. 血常规检查　细菌感染时可有白细胞计数增加，中性粒细胞核左移。

2. 痰液检查　痰液检查是诊断呼吸系统疾病病因、进行疗效观察及判断预后的重要检查。采集痰标本法主要有：

（1）自然咳痰法。

（2）经环甲膜穿刺气管吸引或经纤维支气管镜（简称纤支镜）取痰法。

留取的痰量要求分别为：普通细菌感染需>1ml，真菌和寄生虫3～5ml，分枝杆菌5～10ml。

3. 影像学检查　包括胸部X线、正侧位胸片、CT检查及磁共振显影（magnetic resonance imaging，MRI）等，可明确病变部位、性质、气管和支气管通畅程度等。

4. 动脉血气分析。

5. 支气管镜和胸腔镜。

6. 肺功能测定　肺功能测定可以了解呼吸系统疾病对肺功能损害的程度和性质。

第二节　呼吸系统疾病患者常见症状体征的护理

一、概述

呼吸系统常见症状有咳嗽、咳痰、呼吸困难和咯血等。咳嗽（cough）是一种呈突然爆发性的呼气运动，以清除气道分泌物。分为干性咳嗽和湿性咳嗽，前者为无痰或痰量甚少的咳嗽；后者伴有咳痰。咳痰是借助支气管黏膜上皮的纤毛运动、支气管平滑肌的收缩及咳嗽反射，将呼吸道分泌物从口腔排出的动作（expectoration）。呼吸困难

（dyspnea）是呼吸时有异常的不舒适感，患者主观感到空气不足、呼吸费力，客观上表现为呼吸频率、深度和／或节律的异常。肺源性呼吸困难是由于呼吸系统疾病引起的通气（或）换气功能障碍，造成机体缺氧和／或二氧化碳潴留所致。呼吸困难根据临床特点分为吸气性呼吸困难、呼气性呼吸困难和混合性呼吸困难。吸气性呼吸困难严重时可出现三凹征，即胸骨上窝、锁骨上窝和肋间隙在吸气时凹陷。咯血（hemoptysis）是指喉及喉以下呼吸道及肺组织的血管破裂导致的出血并经咳嗽动作从口腔排出。根据咯血量可分为痰中带血、少量咯血（＜100ml／d）、中等量咯血（100～500ml／d）和大量咯血（＞500ml／d，或一次咯血量＞300ml）。

二、常见症状体征的护理

（一）咳嗽与咳痰患者的护理

1. 环境与体位　提供安静、舒适的环境，保持室温18～20℃，湿度50％～60％。保持舒适体位，采取坐位或半坐位，利于改善呼吸和咳嗽排痰。

2. 心理护理　评估患者对疾病的反应，有无焦虑心理，指导患者及家属正确认识咳嗽咳痰，树立战胜疾病的信心。

3. 饮食护理　适当增加蛋白质和维生素摄入，补充充足的水分和热量，每天饮水在1500ml以上。

4. 病情观察。

（1）咳嗽相关知识：

①咳嗽的性质：干咳或刺激性咳嗽多见于呼吸道黏膜充血水肿、气道异物或气管受压、胸膜受刺激等。

②咳嗽发生的时间：晨起咳嗽多见于上呼吸道慢性炎症，夜间咳嗽多见于肺结核。

③咳嗽的声音。

④职业与环境：长期接触有害粉尘而久咳不愈者，应考虑相应的尘肺。

（2）仔细观察痰的颜色、量、气味、性状等。黄色痰提示呼吸道化脓性感染，红色或红棕色痰见于肺梗死或肺癌、肺结核出血，铁锈色痰见于肺炎球菌肺炎，粉红色泡沫样痰提示急性肺水肿，胶冻样痰或带有血液者多见于克雷伯杆菌肺炎，巧克力色或红褐色痰见于阿米巴肺脓肿的患者。一般痰液无臭味，痰液恶臭见于厌氧菌感染。

（3）伴随症状：咳嗽伴发热，提示呼吸道感染可能；咳嗽伴胸痛，提示病变累及胸膜；咳嗽伴喘息，多为支气管哮喘或急性肺水肿。

5. 用药指导

（1）遵医嘱予以抗生素、止咳化痰药物，观察药物疗效及不良反应。

（2）指导患者不滥用镇咳药物。

6. 健康指导。

（1）痰液量大且排出不畅时，在病情允许的情况下进行体位引流。

（2）宣教指导各种物理排痰措施，如深呼吸、有效咳嗽，拍背、胸部叩击等。

（3）生活规律，戒烟酒，注意个人卫生，预防上呼吸道感染。

（4）不适及时就诊。

（二）肺源性呼吸困难患者的护理

1. 休息与活动　保持室内空气流通，温湿度适宜。取半卧位，以减轻呼吸困难。

2. 心理理护理　呼吸困难易引起患者烦躁恐惧等不良情绪反应，从而加重患者呼吸困难症状。应及时安慰患者，增强安全感，保持患者情绪稳定。

3. 饮食护理　给予易消化饮食，防止便秘。严重呼吸困难者给予充足热量的流质或半流质饮食；保证水分的摄入。

4. 病情观察　观察患者呼吸困难的程度，观察血氧饱和度变化，给予合适的氧疗。

5. 用药指导　使用呼吸兴奋剂时，控制滴速，观察呼吸频率、节律及深度的变化，观察有无颜面潮红等；指导正确使用支气管舒张剂，观察药物疗效和不良反应。

6. 健康指导。

（1）鼓励排痰，保持气道通畅。

（2）病情允许时可有计划地进行运动锻炼，提高肺活量及活动耐力。

（3）进行呼吸功能锻炼。

（4）正确进行家庭氧疗，不适及时就诊。

（三）咯血患者的护理

1. 休息与活动　咯血患者需绝对卧床休息，取患侧卧位或半卧位，平卧时头偏向一侧。

2. 心理护理　患者可能出现烦躁恐惧心理，应及时安慰患者，增加安全感，解除患者恐惧心理。

3. 饮食护理　大咯血时禁食，咯血停止后给予温凉的流质或半流质饮食，摄取维生素，保持大便通畅。

4. 病情观察。

（1）观察咯血先兆症状，若出现胸闷、喉痒、咳嗽等需警惕咯血，必要时床边备吸引器。

（2）密切观察意识和生命体征，防止大咯血时出现低血容量性休克与窒息。

5. 用药指导。

（1）垂体后叶素可收缩小动脉，使用时注意控制滴速，观察患者血压情况，并防止外渗。

（2）慎用镇静镇咳药物。

6. 主要并发症护理及大咯血的处理。

（1）绝对卧床休息。

（2）消除紧张情绪，必要时给予地西泮等镇静剂。

（3）如咯血经上述处理仍不止者可遵医嘱使用垂体后叶素稀释后缓慢静脉注射。

（4）咯血过多或反复不止可输新鲜血，每次200～400ml。

（5）对大量咯血不止者，可经纤维支气管镜确定出血部位后，用浸有稀释的肾上腺素液的吸收性明胶海绵压迫或堵塞出血部位，或用Fogarty导管气囊压迫止血。

（6）对不能耐受纤维支气管镜的大咯血患者，可行支气管动脉造影，发现病变部位后用吸收性明胶海绵注入行栓塞治疗。

（7）应用上述方法仍无效者，可考虑做肺叶、肺段切除术。

（8）若有窒息征象，应立即取头低脚高体位，尽快挖出或吸出口、咽、喉、鼻部血块，必要时行气管插管或气管切开。

窒息的处理：

（1）立即体位引流，取头低脚高俯卧位。

（2）立即使用吸引器吸引血凝块，迅速排出积血；尽快气管插管，以利于吸引和给氧。

（3）给予呼吸兴奋剂，采取给氧、输液、输血等措施。

7. 健康指导。

（1）向患者介绍疾病知识，指导患者监测病情，一旦症状加重，及时就诊。

（2）生活规律，劳逸结合，避免受凉，预防感冒。

（3）戒烟酒，摄取营养丰富食物，增强机体抵抗力。

（4）定期复查，不适及时就诊。

第三节　急性呼吸道感染患者的护理

一、概述

急性上呼吸道感染（acute upper respiratory tract infection）是鼻腔、咽或喉部急性炎症的总称，具有较强的传染性。大多数由病毒引起，少数由细菌所致。急性气管–支气管炎是气管–支气管黏膜的急性炎症性疾病。感染是最主要病因，过度劳累和受凉是常见诱因。

二、临床特点

（一）主要症状

1. 起病急，可出现咽干、咽痒或烧灼感，可有喷嚏、鼻塞、流清水样鼻涕，2～3

日后变稠，此为普通感冒，俗称"伤风"。

2. 咽痛、灼热感，为咽炎或咽峡炎。

3. 声嘶，说话困难，咳嗽时咽喉疼痛，常伴发热，为急性喉炎。急性气管-支气管炎常有急性上呼吸道感染的症状，继之出现咳嗽咳痰，痰液逐渐转为黏液脓性痰，量增多，偶有痰中带血。少数演变成慢性支气管炎。

（二）体征

1. 鼻腔黏膜充血、水肿，有分泌物。

2. 咽部充血、水肿，软腭、腭、咽及扁桃体表面有灰白色疱疹及浅表溃疡，周围有红晕，颌下淋巴结肿大且有触痛。

3. 喉头水肿、充血，局部淋巴结肿大和触痛，可闻及喘息声。

4. 可有体温升高。

5. 气管-支气管炎发病时两肺呼吸音粗，可闻及散在干湿啰音，啰音常不固定。支管气痉挛时可闻及哮鸣音。

（三）主要辅助检查

1. 血常规检查 病毒感染时白细胞总数正常或偏低，淋巴细胞比例偏高。细菌感染时白细胞总数可偏高，中性粒细胞增多或核左移。

2. 病原学微生物检测。

3. 急性气管-支气管炎X线多无异常，或仅有肺纹理增粗。

三、治疗要点

1. 对症治疗 卧床休息，多饮水。如有头痛、发热，可选用解热镇痛药或中成药；咽痛可辅用消炎喉片；鼻塞可局部应用滴鼻液；急性气管-支气管炎发作时可选用喷托维林止咳，盐酸氨溴索祛痰，喘息时加用氨茶碱等平喘药。

2. 病因治疗 普通感冒和单纯的病毒感染不必用抗菌药物，并发细菌感染可根据病原体及药敏试验结果选用抗菌药物。常用抗菌药有青霉素，新大环内酯类，广谱抗病毒药可用利巴韦林。急性气管-支气管炎患者应避免吸入粉尘和刺激性气体。

四、主要护理措施

1. 休息与活动 急性期卧床休息，平时应坚持适度的体育锻炼，增强机体抵抗力。

2. 心理护理 评估患者对疾病的反应，消除患者烦躁情绪。

3. 饮食护理 给予高热量高维生素高蛋白清淡易消化饮食，避免进食刺激性食物。发热时鼓励多饮水，每日饮水量2500～3000ml。

4. 病情观察。

（1）评估鼻塞、咽喉红肿痛的程度。

（2）观察体温变化，分析热型。

（3）观察有无恶心、呕吐、腹泻以及神经系统症状。

（4）观察患者有无耳痛、耳鸣、外耳道流脓等，预防中耳炎发生。

（5）观察有无发热、头痛加重伴脓涕等鼻窦炎症状。

5. 用药指导　使用抗生素前留取痰和血标本送培养和药敏试验；使用抗生素时观察药物疗效及不良反应。

6. 健康指导。

（1）寒战时注意加盖棉被。

（2）出汗多者保持皮肤清洁干燥。

（3）生活规律，戒烟酒，保持口腔清洁。

第四节　肺部感染性疾病患者的护理

一、概述

肺炎（pneumonia）指终末气道、肺泡和肺间质的炎症。肺炎按患病环境可分为社区获得性肺炎（community acquired pneumonia，CAP）和医院获得性肺炎（hospital acquired pneumonia，HAP）。按病因分为细菌性肺炎如肺炎链球菌肺炎，葡萄球菌肺炎；病毒性肺炎（主要由上呼吸道病毒感染向下蔓延，侵犯肺实质所致肺炎）；真菌性肺炎（由真菌如念珠菌、曲霉菌等引起的肺部疾病）；非典型病原体所致肺炎如衣原体、支原体肺炎；理化因素所致肺炎如放射性肺炎。按解剖结构分为大叶性肺炎、小叶性肺炎和间质性肺炎。

肺炎链球菌肺炎（pneumococcal pneumonia）或称肺炎球菌肺炎是由肺炎链球菌（streptococcus pneumonia）引起的肺炎，居社区获得性肺炎（CAP）的首位，约占半数以上。葡萄球菌肺炎（staphylococcal pneumonia）是葡萄球菌引起的急性化脓性肺部炎症。病情较重，细菌耐药率高，病死率高。葡萄球菌的感染途径有两种：一种继发于呼吸道感染，常见于儿童流感或麻疹后，另一种为血源性感染，来自皮肤感染灶（痈疖、蜂窝织炎）或静脉导管置入污染。

其他肺炎常见有革兰阴性杆菌肺炎，肺炎衣支原体肺炎，病毒性肺炎，肺真菌病等。革兰阴性杆菌肺炎常见于克雷伯杆菌（又称肺炎杆菌）肺炎、铜绿假单胞菌肺炎等，是医院获得性肺炎的常见致病菌，克雷伯杆菌是防治中的难点。

二、临床特点

（一）主要症状

起病急骤、寒战、高热、咳嗽、痰少，症状加重时可出现脓性痰或血痰，肺炎链球菌肺炎痰可呈铁锈色。半数患者有胸痛、气促；重症伴休克。

（二）主要体征

急性面容，患侧胸部呼吸运动减弱，语颤增强，叩诊呈浊音，听诊呼吸音减弱，局部有湿啰音。

（三）常见并发症

感染严重时可发生感染性休克，此外还可并发结核性胸膜炎、脓胸等。

（四）主要辅助检查

1. 实验室检查。肺炎球菌肺炎血常规见白细胞总数明显增高，伴核左移。痰涂片可见革兰阳性菌，痰培养可见肺炎球菌，发病初期血培养阳性率达20%～30%。

2. X线检查。肺炎球菌肺炎胸片呈多样性，可呈斑片状或大片实变阴影。

三、治疗要点

1. 抗菌药物治疗　一旦确诊即用抗生素治疗。可根据情况选用青霉素、头孢菌素及β-内酰胺类，病毒感染可选利巴韦林，真菌感染可用两性霉素B。

2. 支持及对症治疗　卧床休息，饮食补充充足热量、蛋白质和维生素；多饮水、维持水电解质平衡；有剧烈胸痛时可用小剂量镇痛药，禁用抑制呼吸的镇静药；当PaO_2＜7.98kPa（60mmHg）时应吸入氧气。

3. 积极治疗并发症。

四、主要护理措施

1. 休息与活动　急性期应卧床休息，减少氧耗。呼吸困难者取半卧位。

2. 心理护理　患者可能出现焦虑和紧张等不良情绪，指导患者及家属正确认识疾病，消除紧张焦虑情绪。

3. 饮食护理　提供高蛋白、高热量、高维生素的流质或半流质食物；鼓励患者多饮水，每天1500ml以上，以保证足够吸入量并利于稀释痰液。

4. 病情观察。

（1）观察患者有无发热、胸痛症状，观察痰液的颜色、性状、气味、量等。

（2）观察生命体征变化，关注血压、血氧饱和度变化，防止出现休克等并发症。

5. 用药指导。

（1）使用抗生素前应留取痰和血标本作培养和药敏试验；使用抗生素注意观察药物疗效和不良反应。

（2）静脉使用升压药物时注意观察血压变化并防止药物外渗。

6. 感染性休克的护理。

（1）取仰卧中凹位，利于呼吸和静脉血回流。

（2）补充血容量，监测生命体征：建立两条以上静脉通路补液治疗，使收缩压大于11.97kPa（90mmHg），舒张压大于7.98kPa（60mmHg），中心静脉压不超过0.98kPa（10cmH_2O），尿量大于30ml／h。

（3）血管活性药物的应用：输液中加入适量血管活性药物，如多巴胺、间羟胺，观察血压变化，防止外渗。

（4）控制感染：广谱抗生素联合使用，同时注意防止真菌感染，做好口腔护理。

（5）遵医嘱给予合理氧疗。

7. 健康指导。

（1）加强体育锻炼，增强抗病能力。

（2）积极治疗上呼吸道感染。

（3）戒烟酒，生活规律，避免过度劳累。

第五节　肺脓肿患者的护理

一、概述

肺脓肿（lungabscess）是由多种病原菌引起的肺组织坏死性病变，形成包含坏死物或液化坏死物的脓腔。多发生于青壮年男性及体弱有基础疾病的老年人。临床分为吸入性肺脓肿、继发性肺脓肿、血源性肺脓肿三种类型。

二、临床特点

（一）主要症状

起病急、高热、畏寒，累及胸膜出现患侧胸痛、咳嗽，病情发展后咳大量脓性痰或脓臭痰。

（二）体征

初始肺部可无阳性体征。脓肿形成时，累及肺野可闻及空洞性呼吸音。病变累及胸膜可闻及摩擦音。慢性肺脓肿可有杵状指（趾）、贫血和消瘦。

（三）主要辅助检查

1. X线检查　胸片早期可见大片浓密模糊浸润影，脓肿形成后可见空洞及液平面。

2. 实验室检查　白细胞总数增高，中性粒细胞可达90％以上。痰的细菌培养及涂片有助于病原学的诊断。

3. 支气管镜检查 有助于明确病因和病原学诊断及治疗。

三、治疗要点

1. 抗菌药物治疗 根据病因及细菌药物敏感试验结果选择抗菌药物，患者首选青霉素，咳脓臭痰者可加用甲硝唑或替硝唑。

2. 体位引流 身体状态较好者可采取体位引流排出脓痰，体质虚弱的患者防止发生窒息。

3. 纤维支气管镜吸引 有条件者可应用纤维支气管镜冲洗及吸引治疗。

4. 外科手术治疗。

四、主要护理措施

1. 休息与活动 急性期应绝对卧床休息，定时开窗通风，保持室内空气流通。卧位可据脓胸部位选择端坐、半卧或患侧卧位。病情稳定和恢复期可床边或室内活动。

2. 心理护理 治疗疗程长，患者可能出现焦虑心理。向患者及家属解释疾病的发病原因及预防治疗方案，消除患者焦虑情绪，树立战胜疾病的信心。

3. 饮食护理 给予高蛋白、高热量、高维生素、清淡易消化饮食，补充机体消耗的营养。多饮水，稀释痰液。

4. 病情观察。

（1）观察患者呼吸困难表现，判断其严重程度，观察呼吸的频率、节律、深度。

（2）观察胸痛的性质。

（3）观察咳嗽的性质，痰液的颜色、性状、气味、量等。

（4）观察生命体征的变化，尤其是体温的变化。

5. 用药指导。

（1）遵医嘱使用抗生素，观察药物疗效及不良反应。

（2）抗生素疗程长，强调遵医治疗。

6. 健康指导。

（1）指导正确有效的咳嗽咳痰方法，及时排出呼吸道分泌物，保持呼吸道通畅。

（2）选择正确的卧位，降低误吸发生率。

（3）培养健康的生活方式，勿挤压疖、痈等，及时处理牙周脓肿等肺外化脓性病灶，加强口腔护理。

（4）不适及时就诊。

（5）观察口腔黏膜情况，防止口腔炎及黏膜溃疡。

第六节　支气管扩张患者的护理

一、概述

支气管扩张（bronchiectasis）是由于急、慢性呼吸道感染和支气管阻塞后，反复发生支气管炎症，致使支气管壁破坏，引起支气管异常和持久性扩张。临床特点为慢性咳嗽、咳大量脓痰和反复咯血。主要病因是支气管、肺组织感染和支气管阻塞。多见于儿童和青年。近年发病率有下降趋势。

二、临床特点

（一）主要症状

慢性咳嗽、大量脓痰和/或反复咯血及反复肺部感染。

（二）体征

病情严重或继发感染时，在下胸部、背部可闻及固定而持久的局限性粗湿啰音，有时可闻及哮鸣音。

（三）潜在并发症

大咯血，窒息。

（四）主要辅助检查

1. 胸部X线检查　胸部平片可见患侧下肺纹理增多及增粗现象，典型的柱状扩张可见轨道征；囊性扩张可见沿支气管的卷发状阴影及不规则的环状透亮阴影，感染时阴影内可有液平面。断层片可见不张肺内支气管扩张和变形的支气管充气征。

2. 纤维支气管镜检查　有助于发现出血部位及阻塞原因。

三、治疗要点

1. 清除气道分泌物　可采取祛痰药物、体位引流等措施。
2. 控制感染　出现急性感染征象如痰量或脓性成分增加需应用抗生素。
3. 改善气流受限　应用支气管舒张剂。
4. 手术治疗　切除病变组织。

四、主要护理措施

1. 休息与活动　急性感染或病情严重者需卧床休息，大量咯血病人应绝对卧床休息，保持室内空气流通。

2. 心理护理　评估患者对疾病的反应，有无焦虑、悲观失望甚至恐惧心理。指导患者及家属正确认识支气管扩张病，树立战胜疾病的信心。

3. 饮食护理　大咯血者禁食；小量咯血者进食少量温、凉流质食物。鼓励患者饮水，1 500ml／d以上。食用富含纤维素食物，以保持排便通畅，进食前、后漱口，保持口腔清洁，促进食欲。

4. 病情观察。

（1）观察咳嗽与体位的关系，痰液的量、颜色、气味，痰液静置后是否有分层现象，记录24小时痰液排出量。

（2）观察咯血的程度、颜色、性质及量，患者有无胸闷烦躁等咯血先兆及呼吸困难、发绀等窒息征象。

5. 用药指导。

（1）垂体后叶素可收缩小动脉，注意控制滴速，观察患者血压情况，防止外渗。

（2）年老体弱者应用镇静和镇咳药物后，注意观察呼吸中枢及咳嗽反射受抑制情况，以早期发现因呼吸抑制导致的呼吸衰竭及镇咳后血块不能咳出而发生的窒息。

（3）指导患者掌握支气管舒张剂的作用、用法及不良反应。

6. 主要并发症护理　大咯血的处理，详见咯血患者的护理。

7. 健康指导。

（1）向患者介绍疾病知识，指导患者监测疾病，一旦症状加重，及时就诊。

（2）生活规律，劳逸结合，避免受凉，预防感冒，积极治疗上呼吸道慢性病灶。

（3）戒烟酒，摄取营养丰富食物，增强机体抵抗力。

（4）学会物理排痰法，病情允许时行体位引流排痰。

第七节　肺结核

一、概述

肺结核是结核分枝杆菌简称结菌侵入人体引发的肺部慢性传染性疾病。传染源是痰中带菌的肺结核患者，飞沫传播是肺结核最重要的传播途径。任何与患者密切接触者可能吸入含结核菌的微滴而感染。我国为结核病第二大国，结核病的防治是一个需要高度重视的公共卫生问题。

二、临床特点

（一）主要症状

发热是最常见的全身症状，多为长期午后低热。部分患者有盗汗、乏力、食欲减退、体重减轻等全身中毒症状；咳嗽咳痰在呼吸系统症状中最常见；约半数患者不同程度咯血；大量胸腔积液时可有呼吸困难。

（二）体征

因病变范围和性质而异。病灶广泛，特别伴有空洞性病变时可见患侧呼吸运动减弱，叩诊浊音，听诊可闻呼吸音减低，或闻支气管肺泡呼吸音。

（三）主要辅助检查

1. 痰中找到结核分枝杆菌是确诊肺结核的主要依据。
2. 结核菌素试验（PPD）。
3. X线胸片检查是发现和诊断肺结核的重要手段之一。
4. 纤维支气管镜检查。

三、治疗要点

1. 肺结核的抗结核化学药物治疗原则。早期、规律、全程、适量、联合用药。
2. 对症治疗。毒性症状经合理化疗1～3周后可自行消退，高热或大量胸腔积液患者在合理化疗下可使用糖皮质激素。
3. 外科手术治疗。

四、主要护理措施

1. **休息与活动**　症状明显者卧床休息，轻症患者做到劳逸结合，恢复期可适当增加户外活动，提高机体的抗病能力。有效抗结核治疗4周以上且痰涂片阴性者可恢复正常的社会生活。

2. **心理护理**　主动与患者交流，关心爱护患者，不冷淡和歧视患者，减轻患者的社会隔离感和心理压力。

3. **饮食护理**　肺结核是一种慢性消耗性疾病，宜给予高蛋白、高热量、高维生素、易消化饮食，忌烟酒及辛辣刺激食物。

4. 病情观察。

（1）观察患者咳嗽、咳痰有无加重，痰量有无增多或痰液呈脓性。

（2）观察患者咯血的量、颜色、性状及出血程度。

（3）监测患者的生命体征、瞳孔、意识状态的变化。

（4）及时发现并处理呼吸衰竭、气胸、窒息等。

（5）监测体重，了解营养状况是否改善。

5. 用药指导　早期、规律、全程、适量、联合用药，观察药物不良反应。
6. 健康指导。
（1）肺结核的预防：控制传染源，切断传播途径，保护易感人群。
（2）生活指导：乐观对待生活，嘱患者戒烟酒，避免劳累、情绪激动等。
（3）积极治疗基础疾病，全程、规律、联合用药，定期复查，不适随诊。

第八节　支气管哮喘患者的护理

一、概述

支气管哮喘简称哮喘，是由多种细胞（肥大细胞、嗜酸粒细胞和T淋巴细胞、气道上皮细胞、中性粒细胞等）和细胞组分参与的气道慢性炎症性疾病。这种炎症与气道高反应性相关，可引起气道缩窄、黏膜水肿和分泌亢进，常常出现广泛多变的可逆性气流受限。如诊治不及时，可发生气道不可逆性狭窄和气道重塑。哮喘与多基因遗传有关，受遗传因素和环境因素双重影响。

二、临床特点

（一）主要症状

表现为发作性的呼气性呼吸困难或发作性胸闷和咳嗽，伴有哮鸣音，干咳或咳大量白色泡沫样痰，常在夜间和／或清晨发作或加剧，可自行缓解或治疗后缓解。

（二）主要体征

发作时胸部呈过度充气征象，双肺可闻及广泛哮鸣音，呼气延长。

（三）并发症

发作时可并发气胸、纵隔气肿、肺不张，长期反复发作和感染可并发慢支、肺气肿、支气管扩张、间质性肺炎、肺纤维化和肺源性心脏病。

（四）主要辅助检查

1. 血常规检查　嗜酸性粒细胞常升高，有感染时白细胞总数和中性粒细胞升高。
2. 痰检查　嗜酸性粒细胞增多。
3. 变应原检测。
（1）血清IgE检测。
（2）变应原皮肤试验。
4. 肺功能检查。

（1）发作时为阻塞性通气功能障碍，缓解期通气功能指标逐渐恢复。

（2）支气管激发试验测定气道反应性。

（3）支气管舒张试验测定气流可逆性。

5. 血气分析。

6. 胸部X线检查。哮喘发作时双肺透亮度增加，呈过度充气状态。

三、治疗要点

治疗目的为控制症状，防止病情恶化，尽可能保持肺功能正常，防止不可逆气流阻塞。

1. 脱离变应原　这是防治哮喘最有效的方法。

2. 药物治疗　治疗哮喘药物主要分两类：

（1）缓解哮喘发作药物；

（2）控制哮喘发作药物常用药物：支气管舒张剂（糖皮质激素、β受肾上腺受体激动剂、白三烯拮抗剂、茶碱类、抗胆碱药，其他）。

3. 急性发作期的治疗　急性发作的治疗目的是尽快缓解气道阻塞，纠正低氧血症，恢复肺功能，预防进一步恶化或再次发作，防止并发症。一般根据病情的分度进行综合性治疗。

4. 哮喘的长期治疗　根据哮喘的病情程度不同制定不同的长期治疗方案，每一级中都应按需使用缓解药物，以迅速缓解哮喘症状。

5. 免疫疗法。

四、主要护理措施

1. 休息与活动　发作时卧床休息，取舒适体位如端坐给予支持物，使患者体位舒适省力。

2. 心理护理　哮喘新近发作和重症发作时，患者常出现紧张甚至惊恐不安，给予心理疏导和安慰，消除紧张情绪。

3. 饮食护理。

（1）发作期给予清淡、易消化、足够热量的食物。

（2）如果患者无其他心脏疾病，鼓励患者多饮水，以补充喘息时丢失的水分。

（3）避免食用与哮喘发作有关的食物。

4. 病情观察。

（1）观察哮喘发作的先兆，如发现患者胸闷、咳嗽、喷嚏、流涕等不适，及时通知医生采取预防措施。

（2）观察患者呼吸时哮鸣音的变化，呼吸困难的程度，血气分析的结果等，警惕气胸、呼吸衰竭等并发症的发生。

5. 用药指导。

（1）应用民受体激动剂时观察用药的反应，如有无心悸、呕吐等。

（2）使用糖皮质激素吸入剂患者，护士应演示吸入剂的正确使用方法，指导有效漱口，避免口腔真菌感染。

（3）指导患者随身携带平喘气雾剂，一旦有哮喘先兆，立即用药。

6. 健康指导。

（1）介绍疾病知识，告知在合理用药下哮喘可控制，患者能进行日常的工作和学习，提高患者的治疗依从性。

（2）指导患者根据自身情况，制定合理的锻炼计划，增强抵抗力。

（3）生活规律，戒烟酒，注意个人卫生，预防呼吸道感染，避免诱因。

（4）掌握发病规律，做好哮喘日记，加强对哮喘病的自我管理，防止复发。

（5）指导正确用药，掌握药物疗效和不良反应，不适及时就诊。

（6）培养良好的情绪和战胜疾病的信心对疾病的控制有重要作用。

第九节　慢性支气管炎和慢性阻塞性肺疾病患者的护理

一、慢性支气管炎

（一）概述

慢性支气管炎简称慢支，是气管、支气管黏膜及其周围组织的慢性非特异性炎症。临床上以咳嗽、咳痰为主要症状，每年发病持续3个月，连续2年或2年以上，排除具有咳嗽、咳痰、喘息症状的其他疾病，即可诊断为慢性支气管炎。本病病因主要有：吸入有害气体和有害颗粒；感染因素；免疫、年龄和气候等因素。

（二）临床特点

1. 主要症状　咳嗽；咳痰；喘息或气急。

2. 主要体征　急性发作期可在背部或双肺底闻及干、湿啰音，咳嗽后可消失。

3. 常见并发症　阻塞性肺气肿，支气管肺炎，支气管扩张症等。

4. 主要辅助检查　X线检查；呼吸功能检查；血液检查；痰液检查。

（三）治疗要点

1. 急性加重期治疗　①控制感染。②祛痰镇咳。③平喘。

2. 缓解期治疗。

（1）戒烟，避免有害气体的吸入。

（2）免疫调节剂或中医中药的治疗。

（四）主要护理措施

1. 休息与活动　病情稳定者应坚持呼吸功能锻炼及适度的全身锻炼，增强身体抵抗力。急性发作期喘息明显者卧床休息。

2. 心理护理　向家属及患者解释疾病相关知识，积极配合治疗，减少急性发作，减少不良情绪。

3. 饮食护理。

（1）给予高蛋白、高热量、高维生素、低脂、易消化饮食，避免进食产气食物增加膈肌负担。

（2）鼓励多饮水，稀释痰液。每天不少于1500ml。

4. 病情观察。

（1）观察咳嗽咳痰情况，观察痰液的颜色、性状、量。

（2）观察喘息严重程度。

（3）观察有无并发症征象。

5. 用药指导。

（1）据药敏实验选用抗菌药物。

（3）有痰时选择祛痰药物，干咳可用镇咳药物。

（4）使用解痉平喘药时要注意药物作用及不良反应。

6. 健康指导。

（1）戒烟，避免吸入有害气体及其他有害颗粒。

（2）适量身体锻炼，增强机体抵抗力，避免上呼吸道感染。

（3）不适随诊。

二、慢性阻塞性肺疾病

（一）概述

慢性阻塞性肺疾病是一种具有气流受限特征的可以预防和治疗肺部疾病，气流受限不完全可逆，呈进行性发展。COPD与慢性支气管炎及肺气肿密切相关。肺气肿是指肺部远端的气室到末端的细支气管出现异常持久的扩张，并伴有肺泡壁和细支气管的破坏而无明显纤维化。当慢性支气管炎和／或肺气肿患者肺功能检查出现气流受限并且不能完全可逆时，则诊断为慢性阻塞性肺疾病。该病的有，关危险因素包括个体易感因素和环境因素，二者相互影响。病程可分为急性加重期和稳定期。

（二）临床特点

1. 主要症状。

（1）慢性咳嗽咳痰。

（2）逐渐加重的气短和呼吸困难。

（3）胸闷和喘息。

（4）晚期食欲下降，体重减轻。

2. 主要体征　早期无异常，随疾病进展可出现视诊桶状胸；触诊语颤减弱或消失；叩诊呈过清音；听诊双肺呼吸音减弱，呼气延长，部分患者可闻及干、湿啰音。

3. 常见并发症。

（1）慢性呼吸衰竭。

（2）自发性气胸：表现为突然加重的呼吸困难，伴有明显的发绀，通过X线可以确诊。

（3）慢性肺源性心脏病。

4. 主要辅助检查　①肺功能检查。②X线检查。③血气分析检查。

（三）治疗要点

分为稳定期和急性发作期的治疗。

1. 稳定期。

（1）改善患者一般状态，提高机体免疫功能；戒烟。

（2）给予康复治疗（呼吸训练、呼吸肌锻炼、家庭氧疗及夜间无创机械通气等）。

（3）给予支气管舒张剂，如茶碱类、β_2受体激动剂及M胆碱能阻断剂等减轻症状。

（4）对痰不易咳出者给予祛痰药。

（5）使用糖皮质激素以减少急性发作频率，提高生活质量。

2. 急性发作期。

（1）给予支气管舒张药控制严重喘息症状。

（2）低流量吸氧改善低氧血症。

（3）应用抗菌药物控制感染。

（4）糖皮质激素减轻症状。

（5）祛痰剂祛痰。

（四）主要护理措施

1. 休息与活动　急性发作期宜卧床休息，给予半卧位休息；病情稳定者应坚持呼吸功能锻炼及适当的活动。

2. 心理护理　患者因长期患病、社会活动减少、经济收入降低等易形成焦虑抑郁心理。医务人员向家属及患者解释发病的原因，宣教疾病的预防和治疗知识，共同制定和实施康复计划，使患者配合治疗，树立战胜疾病的信心。

3. 饮食护理。

（1）给予高蛋白、高热量、高维生素、易消化饮食，避免进食产气食物增加膈肌负担。

（2）鼓励多饮水，稀释痰液。

4. 病情观察。

（1）观察意识及生命体征变化。

（2）观察呼吸困难程度及痰液颜色性状变化。

（3）观察血气分析、酸碱度二电解质等实验室结果，严防并发症发生。

5. 用药指导。

（1）使用茶碱类及止咳祛痰药物应注意观察有无恶心、呕吐、心律失常、血压下降及呼吸中枢的兴奋作用。

（2）使用糖皮质激素时观察有无自我形象的紊乱，有无胃肠道反应及血糖增高、水钠潴留等现象。

6. 主要并发症护理。

（1）慢性呼吸衰竭的护理：①保持呼吸道通畅。②根据缺氧及二氧化碳潴留的程度合理用氧。一般给予持续低流量吸氧。③指导肺功能锻炼，合适的身体锻炼，增加营养，增强机体抵抗力。④慢性呼吸衰竭病情加重或急性发作，需配合医生做好机械通气的准备及护理。

（2）自发性气胸的护理。

（3）慢性肺源性心脏病的护理。

7. 健康指导。

（1）生活规律，戒烟酒，避免吸入有害气体及粉尘，预防复发。

（2）制定个体化锻炼计划，坚持呼吸功能锻炼。

（3）正确使用吸入剂，防止药物不良反应。安全正确进行家庭氧疗。

（4）制订高热量、高蛋白、高维生素饮食计划，积极面对疾病，如感不适及时就诊。

第十节　慢性肺源性心脏病患者的护理

一．概述

慢性肺源性心脏病简称慢性肺心病。是由于肺组织、肺血管或胸廓的慢性病变引起的肺组织结构和／或功能异常，产生肺血管阻力增加，肺动脉高压和右心室扩张和／或肥厚，伴或不伴右心功能衰竭的心脏病，并排除先天性心脏病和左心病变引起者。

二、临床特点

（一）主要症状

1. 肺、心功能代偿期　主要表现为慢性呼吸道症状，如咳嗽、咳痰、气促、活动后呼吸困难。

2. 肺、心功能失代偿期　表现为呼吸衰竭和右心衰竭。呼吸衰竭症状为呼吸困难加重，夜间为甚。甚至出现表情淡漠、意识恍惚、谵妄等肺性脑病的表现。右心衰竭症状有明显气促、心悸、腹胀、恶心等。

（二）主要体征

肺、心功能代偿期可有不同程度的发绀和肺气肿体征，部分患者颈静脉充盈。肺、心功能失代偿期发绀明显，球结膜充血水肿，严重时伴颅内高压的表现，以及颈静脉怒张，心率增快，肝颈静脉回流征阳性，下肢水肿，腹腔积液等右心衰竭体征。

（三）常见并发症

1. 肺性脑病　由于呼吸功能衰竭所致缺氧、二氧化碳潴留引起的精神障碍的一种综合征。

2. 酸碱失衡及电解质紊乱　慢性肺源性心脏病出现呼吸衰竭时，由于缺氧和二氧化碳潴留，机体不能保持体内平衡，可发生不同类型的酸碱失衡及电解质紊乱。

（四）主要辅助检查

1. X线检查　有肺动脉高压征、"残根"征、右心室扩大征。

2. 心电图检查。

3. 超声心动图检查。

4. 血气分析　慢性肺源性心脏病肺功能失代偿期可出现低氧血症或并发高碳酸血症。

5. 血液检查　红细胞计数和血红蛋白可增高，电解质紊乱，部分患者可有肝肾功能的改变。

三、治疗要点

（一）急性加重期

1. 积极控制感染。

2. 保持呼吸道通畅，氧疗纠正缺氧及二氧化碳潴留。

3. 适当选用短疗程、小剂量的利尿剂，小剂量的正性肌力药，必要时使用血管扩张药控制心力衰竭。

4. 使用血管扩张药减轻右心负荷。

5. 抗凝治疗防止血栓形成。

（二）缓解期

缓解期的治疗主要是防止急性发作，控制肺心病的发展，如长期家庭氧疗，调节免疫功能等。

四、主要护理措施

1. 休息与活动　根据病情给予舒适卧位，心肺功能代偿期指导卧床休息，失代偿期需要绝对卧床休息，给予半卧位，有肺性脑病者，做好安全防护，专人守护。

2. 心理护理　患者急性发病期自理能力下降，易出现焦虑和消极情绪，医护人员应安慰鼓励患者，减轻患者心理压力，使其保持情绪稳定。

3. 饮食护理　予以低盐低脂饮食，同时保证患者营养摄入，给予高蛋白、高维生素、高纤维素饮食。

4. 病情观察。

（1）严密观察意识变化，注意其有无头痛、烦躁、表情淡漠、嗜睡、昏迷等症状，观察病情急性加重的表现，如呼吸困难、心慌、气促等。

（2）严格记录出入液量，并控制输液速度，监测动脉血气、电解质等。

5. 用药指导。

（1）遵医嘱用药，慎用麻醉药、镇静药、利尿剂等。

（2）观察呼吸兴奋剂的药物作用及不良反应，注意有无皮肤潮红、出汗、血压升高、脉速、肌肉震颤、抽搐等不良反应，如有，立即通知医生并配合处理。

（3）使用洋地黄类药物时，剂量应准确，观察毒性反应。

（4）使用血管扩张药物时，观察心率、血压情况，并防止外渗。

6. 主要并发症护理。

（1）观察意识变化，注意安全防护。

（2）保持呼吸道通畅，合理氧疗。

（3）监测动脉血气、电解质等，观察病情变化。

（4）观察药物作用和防止出现不良反应。

（5）落实基础护理，严防并发症如压疮等。

7. 健康指导。

（1）病情缓解期进行适当的运动锻炼，提高呼吸道抗寒能力，坚持呼吸功能锻炼。

（2）营养平衡，限制摄入产气食物。

（3）生活规律，戒烟，保持大便通畅，防止便秘。

（4）了解病情变化征象，病情变化或加重需及时就诊。

第十一节　肺血栓栓塞症患者的护理

一、概述

肺血栓栓塞症是肺栓塞最常见类型。肺栓塞是指各种栓子堵塞肺动脉系统时引起的一组以肺循环和呼吸功能障碍为主要临床和病理生理特征的临床综合征。当栓子为血栓时称肺血栓栓塞症，发生坏死者称肺梗死。

二、临床特点

（一）主要症状

1. 不明原因的呼吸困难。
2. 胸痛。
3. 晕厥。
4. 咯血。
5. 咳嗽。
6. 烦躁不安。

（二）体征

1. 呼吸急促、发绀、肺部啰音、哮鸣音、胸膜摩擦音。
2. 心动过速、奔马律、肺动脉第二心音亢进及血管杂音。
3. 发热。

（三）主要辅助检查

1. 肺动脉造影　这是临床诊断肺栓塞可靠、安全、简便的检查方法。
2. 胸部X线。
3. 肺通气及灌注（V／Q）显像具有高度敏感性，可作为主要的诊断方法。
4. 心电图。
5. 下肢深静脉超声检查。
6. 实验室检查　D–二聚体作为初步筛选指标。

三、治疗要点

1. 一般处理和呼吸循环支持治疗。
2. 溶栓治疗　溶栓治疗主要适用于大面积PTE病例。溶栓应尽可能在PTE确诊的前提下慎重进行。溶栓治疗的主要并发症为出血。最严重的是颅内出血。

3. 抗凝治疗　抗凝血药物主要有肝素、低分子肝素和华法林（warfarin）。

4. 放置腔静脉滤器　置入滤器后如无禁忌证，宜长期口服华法林抗凝，定期复查滤器上有无血栓形成。

5. 治疗慢性血栓栓塞性肺动脉高压。

四、主要护理措施

1. 休息与活动　绝对卧床休息，抬高床头，尽量减少活动，降低耗氧量，降低栓子移动的风险。

2. 心理护理　患者突然出现严重的呼吸困难和胸痛，易出现恐惧心理，应当让其充分表达自己的担忧和恐惧，并告知患者医护人员正积极处理病情变化，增加患者安全感。同时指导患者进行深慢呼吸，减少氧耗，放松情绪。

3. 饮食护理　给予低盐低脂半流质饮食或软食，增加维生素和纤维素的摄入，保持大便通畅。

4. 病情观察。

（1）观察患者呼吸困难程度，监测血氧饱和度，根据缺氧程度给氧。

（2）观察意识，注意有无大脑缺氧表现。

（3）观察心率、心律等，注意有无右心功能不全表现。

（4）观察双侧肢体是否对称、有无肿胀，深静脉血栓者会出现单侧下肢肿胀。

（5）抗凝药物使用期间注意观察有无出血征象，如皮肤出现瘀点、瘀斑，出现血尿情况。穿刺部位压迫止血的时间延长、严重头痛、神志改变等。

5. 用药指导。

（1）按医嘱正确及时给予抗凝及溶栓制剂，监测疗效及不良反应。

（2）监测APTT／PT及血常规，以指导抗凝药物的使用。

（3）需溶栓药物治疗者使用留置针，避免反复穿刺血管。

6. 健康指导。

（1）存在深静脉血栓危险因素者，应避免血液瘀滞行为，如长时间保持坐位，穿束膝长筒袜等。卧床患者需床上肢体功能锻炼。

（2）适当增加液体摄入，防止血液浓缩，有高脂血症、糖尿病者积极治疗原发病。

（3）监测病情，长期卧床患者一旦发现单侧肢体肿胀，应注意深静脉血栓发生的可能，存在相关发病因素的情况下，突然出现胸痛、呼吸困难，注意发生肺血栓栓塞的可能，应及时告诉医护人员或就诊。

（4）服用抗凝药物者，门诊定期复查APTT、PT及血常规，以指导服药。

第十二节　原发性支气管肺癌患者的护理

一、概述

原发性支气管肺癌（primary bronchogenic carcinoma）简称肺癌（Lung cancer），为起源于支气管黏膜或腺体的恶性肿瘤，常通过区域性淋巴结和血行转移，早期常有刺激性干咳和痰中带血等呼吸道症状。肺癌为当前世界各地最常见的恶性肿瘤之一，目前随着诊断方法进步，新药及靶向治疗药物出现，多学科综合治疗技术进展，使肺癌缓解率及患者的长期生存率已经得到提高。肺癌按解剖学部位分为中央型和周围型肺癌，按组织病理学分非小细胞肺癌和小细胞肺癌。发病原因和机制可能与吸烟、职业、致癌因子、空气污染、电离辐射、饮食与营养等有关。

二、临床特点

（一）主要症状

1. 由原发肿瘤引起的症状　①咳嗽。②痰中带血或咯血。③气短或喘鸣。④发热。⑤体重下降。

2. 肺外胸内扩展引起的症状　①胸痛。②胸腔积液。③咽下困难。④声音嘶哑。⑤上腔静脉阻塞综合征。⑥Homer综合征。

3. 胸外转移引起的症状。

（1）转移至中枢神经系统时，可发生头痛、呕吐、眩晕、复视、共济失调。

（2）转移至骨骼、特别是肋骨、脊柱、骨盆时，则有局部疼痛和压痛。

（3）转移至腹部时，可有厌食、肝区疼痛、肝大、黄疸和腹腔积液等。

（4）淋巴结，锁骨上淋巴是肺癌转移的常见部位。

4. 胸外表现　包括副癌综合征、Cushing综合征、稀释性低钠血症、神经肌肉综合征、高血钙症等。

（二）常见并发症

肺部感染、呼吸衰竭等。

（三）主要辅助检查

1. 胸部X线检查是发现肿瘤的最基本的一种方法。

2. CT检查。

3. 正电子发射计算机体层扫描（PET）被用于肺癌的定性诊断。

4. 痰脱落细胞检查。非小细胞肺癌的阳性率较小细胞肺癌的阳性率高，一般在

$70\% \sim 80\%$。

5. 纤维支气管镜检查对明确肿瘤的存在和获取组织提供组织学诊断均具有重要意义。

6. 经胸壁穿刺进行吸引。有报道成功率达90%。

三、治疗要点

1. **手术治疗**　非小细胞肺癌Ⅰ期和Ⅱ期患者应行以治愈为目标的手术切除治疗。小细胞肺癌90%以上在就诊时已有胸内或远处转移，国内主张先化疗后手术。

2. **化学药物治疗**　对小细胞癌治疗效果显著，是主要的治疗方法。

3. **放射治疗**　放射线对癌细胞有杀伤作用。放疗对小细胞癌效果较好，其次为鳞癌和腺癌。

4. **生物缓解调解剂（BRM）**。

5. **中医药治疗**。

四、主要护理措施

1. **休息与活动**　病情稳定者坚持适度的体育锻炼，严重者绝对卧床休息，小心搬动患者，平缓地给患者变换体位，避免推、拉动作。

2. **心理护理**　评估患者有无血压增高、失眠、紧张、烦躁不安、心悸等恐惧的表现，这与肺癌的确诊、不了解诊疗计划及预感到治疗对机体功能的影响和死亡威胁有关。医护人员应鼓励患者表达感受，倾听患者诉说，建立良好的护患关系；以适当的语言引导患者以积极的心态面对；与家属及朋友做好沟通，帮助患者建立良好有效的社会支持系统，激起患者的生活热情，增强对抗疾病的信心。

3. **饮食护理**　建立适合患者饮食习惯和疾病康复的饮食计划，原则是进食高蛋白、高热量、高维生素易消化食物，动植物蛋白合理搭配，避免产气食物，调配好食物的色香味。

4. **病情观察**。

（1）观察患者疼痛部位、性质、程度及止痛效果。

（2）观察呼吸困难程度、血氧饱和度变化。

（3）观察肿瘤转移后的各种症状，如恶心呕吐、头痛、声嘶等。

5. **用药指导**。

（1）疼痛明显者，建议及早使用有效的止痛药物。尽量口服给药，有需要时按时给药。

（2）止痛药物根据患者需要剂量由小到大，程度按轻中重选择不一样的药物，直至疼痛消失。

（3）观察止痛药物的效果，了解疼痛缓解程度和镇痛药物持续时间。止痛无效时，遵医嘱调整药物。观察药物不良反应。

6. 主要并发症护理。

（1）肺部感染的护理：见本章第四节。

（2）呼吸衰竭的护理。

7. 健康指导。

（1）指导肺癌高危人群定期体检，早发现、早诊断、早治疗。40岁以上长期吸烟者应进行排癌检查。

（2）加强营养支持，合理安排休息和活动，保持良好的精神状态，避免呼吸道感染。

（3）指导患者尽快脱离过激的心理反应，保持良好的精神状态，保持生活方式规律健康、戒烟、远离二手烟。

（4）坚持完成治疗方案，出现呼吸困难、疼痛等及时告知医务人员，院外者及时就诊。

第十三节　胸膜疾病患者的护理

一、胸腔积液

（一）概述

在肺和胸壁间有一个潜在的腔隙称为胸膜腔。正常人胸膜腔有微量液体，在呼吸运动时起润滑作用。胸膜腔内液体简称胸液，其形成和吸收处于动态平衡状态，任何原因导致胸膜腔液体产生过多或吸收过少时，均可导致胸液异常积聚，称为胸腔积液（pleuraleHusion），简称胸腔积液。胸腔积液根据发生机制和化学成分不同可分为漏出液、渗出液、血液（简称血胸）、脓液（简称脓胸）和乳糜液（称为乳糜胸）。许多肺、胸膜和肺外疾病均可引起胸腔积液。

（二）临床特点

1. 主要症状　症状轻重取决于积液量的多少和增长速度，大量胸腔积液患者可出现呼吸困难、胸痛以及不同病因带来的伴随症状如咳嗽发热等。

2. 主要体征　中至大量积液时可出现气管、纵隔向健侧移位，患侧胸廓饱满，呼吸运动受限，触觉语颤减弱，叩诊呈浊音，听诊呼吸音减弱或消失。

（三）主要辅助检查

1. X线检查　这是诊断胸腔积液的有效手段。

2. 超声波检查　常用来鉴别胸腔积液与胸膜增厚，并有助于判断积液的量和深度。

3. 胸腔积液检查　凡胸腔积液患者均需作诊断性胸腔穿刺和胸片检查，以明确胸腔积液性质是渗出液或漏出液，对某些疾病的诊断有提示作用。

4. 胸膜活检　经皮胸膜活组织检查对鉴别肿瘤及判定胸膜结核很有帮助。

（四）治疗要点

1. 结核性胸膜炎。
（1）休息、营养支持和对症治疗。
（2）抽液治疗。
（3）抗结核药物治疗。
（4）糖皮质激素治疗。

2. 类肺炎性胸腔积液和脓胸。
（1）抗生素治疗。
（2）引流。
（3）支持治疗。

3. 恶性胸腔积液。
（1）去除胸腔积液。
（2）减少胸腔积液产生。
（3）外科治疗。

（五）主要护理措施

1. 休息与活动　大量胸腔积液者应卧床休息，减少氧耗，以减轻呼吸困难症状。卧位宜采取患侧卧位、半卧位，减少胸腔积液对健侧肺部的压迫。

2. 心理护理　症状明显时尽早抽液，以缓解症状，减轻患者焦虑和痛苦情绪。抽液前做好宣教工作，指导患者正确配合，减轻患者紧张恐惧的心理。

3. 饮食护理　需进食高蛋白、高热量、高维生素、易消化食物，补充疾病对身体的消耗，增强机体抵抗力。

4. 病情观察　观察患者胸痛及呼吸困难程度、关注体温及血氧饱和度变化。抽液时观察有无胸膜反应。抽液后观察生命体征变化，穿刺处有无渗血渗液的情况。

5. 用药指导。
（1）向患者介绍所采取的治疗方法、药物剂量、用法、作用取不良反应，促进治疗方案的有效进行。
（2）严格按照医嘱用药。抗结核药物疗程长，应坚持服药，不可自行停药，防止复发。若发生恶心呕吐情况，应询问医生，在医生的指导下调整用药。

6. 健康指导。
（1）指导加强营养是胸腔积液治疗的重要组成部分。

（2）介绍疾病特点及目前病情，介绍治疗方法、药物剂量、用法和不良反应，结核性胸膜炎患者特别强调坚持用药的重要性。

（3）定期复查，遵从治疗方案，防止复发。

二、气胸

（一）概述

气体进入胸膜腔造成积气状态称为气胸（pneumothorax）。可分为自发性、外伤性和医源性3类。自发性气胸是指肺组织及脏层胸膜的自发破裂，或靠近肺表面的肺大疱、细小气肿疱自发破裂，使肺及支气管内气体进入胸膜腔所致的气胸。据脏层胸膜破裂口的情况和气胸发生后对胸膜腔内压力的影响，自发性气胸分为三种类型：闭合性（单纯性）气胸，交通性（开放性）气胸和张力性（高压性）气胸。其中张力性气胸一旦发生可迅速危及生命，应紧急处理。

（二）临床特点

1. 主要症状　胸痛、呼吸困难，胸痛为针刺样或刀割样疼痛。

2. 主要体征　取决于积气量。大量积气时，呼吸增快，呼吸运动减弱和语颤减弱，发绀，患侧胸部膨隆，气管向健侧移位，叩诊呈鼓音或过清音，听诊呼吸音减弱。

3. 并发症　①脓气胸。②血气胸。③纵隔气肿和皮下气肿。

4. 主要辅助检查　①胸部X线检查：诊断气胸的重要方法。②胸部CT。

（三）治疗要点

1. 保守治疗　用于稳定型小量闭合性气胸。

2. 排气治疗。

（1）胸腔穿刺排气：每次抽气不宜超过1000ml。

（2）胸腔闭式引流。

3. 化学性胸膜固定术。

4. 手术治疗　目前认为胸腔镜手术治疗成功率高，复发率低。

5. 处理并发症。

（四）主要护理措施

1. 休息与活动　急性期应绝对卧床休息，避免用力、屏气、咳嗽等增加胸腔内压的活动。血压平稳者选择半卧位，利于呼吸及咳嗽排痰。

2. 心理护理　患者由于疼痛和呼吸困难会出现紧张、焦虑和恐惧等情绪反应。严重呼吸困难时医护应尽量床边守护，安慰患者，回应其需求，给予心理支持，减轻恐惧心理。

3. 饮食护理　给予高蛋白、高热量、高维生素、易消化富含纤维素食物。

4. 病情观察。

（1）密切观察呼吸频率、呼吸困难和缺氧情况，有无循环衰竭的征象。

（2）抽气和胸腔闭式引流后观察有无顽固性咳嗽、胸闷。局部湿啰音，观察复张性肺水肿的征象。

5. 用药指导　疼痛剧烈时使用镇痛和镇静药物；刺激性剧烈咳嗽时适当给予镇咳药。若患者痰液黏稠或二氧化碳潴留时，慎用安定等中枢性镇静药物和可待因等中枢性镇咳药物。

6. 胸腔闭式引流的护理。

（1）术前准备：①取得患者的理解与配合。②准备好无菌用物、穿刺引流装置和场地。

（2）保证引流的有效性：①装置安全。②引流通畅。③防止意外脱管、堵管、漏气和引流液反流情况。

（3）引流装置及伤口护理：①严格执行无菌操作。②引流装置密闭，固定妥善。③引流瓶低于患者胸部60cm。④保持伤口敷料清洁干燥。

（4）肺功能锻炼，促进肺尽早复张。

（5）观察拔管指征，协助医生拔除引流管。

7. 健康指导。

（1）告知患者疾病知识，避免负重、屏气等诱因，如打球、剧烈咳嗽等。

（2）劳逸结合，气胸愈合1个月内不能剧烈运动。

（3）生活规律，戒烟酒，保持情绪稳定及大便通畅。

（4）有症状及时就诊。

第十四节　睡眠呼吸暂停低通气综合征患者的护理

一、概述

睡眠呼吸暂停低通气综合征（sleep apnea hypopnea syndrome，SAHS）指各种原因导致的睡眠状态下反复出现呼吸暂停和／或低通气，引起低氧血症、高碳酸血症、睡眠中断，从而使机体发生一系列病理生理改变的临床综合征。呼吸暂停是指睡眠过程中口鼻呼吸气流完全停止10秒以上。低通气是指睡眠过程中呼吸气流强度较基础水平降低50％以上，并伴有血氧饱和度较基础水平下降≥4％或微觉醒。睡眠呼吸暂停低通气指数（apnea hypopnea index，AHI）指每小时睡眠时间内呼吸暂停加低通气指数。睡眠呼吸暂停低通气综合征指每晚睡眠过程中呼吸暂停反复发作30次以上，或睡眠呼吸暂停低通气指数≥5次／h并伴有嗜睡等临床症状。临床上分为中枢型、阻塞型和混合型。后两型统称为阻塞型睡眠呼吸暂停低通气综合征。

二、临床特点

（一）主要症状

1. 白天的表现　①嗜睡是最常见的症状。②头晕乏力。③精神行为异常。④头痛。⑤个性变化。⑥性功能减退。
2. 夜间表现　①打鼾为主要症状。②呼吸暂停。③憋醒。④多动不安。⑤多汗。⑥夜尿。⑦睡眠行为异常。

（二）并发症

高血压、冠心病、肺心病、糖尿病、继发性红细胞增多症、脑血管病、精神异常等。

（三）主要辅助检查

1. 血液检查　红细胞计数和血红蛋白可有不同程度的增加。
2. 动脉血气分析　不同程度的低氧血症和二氧化碳分压增高。
3. 肺功能检查。
4. 多导睡眠图，是确诊本病的方法。

三、治疗要点

1. 一般治疗　对引起上气道阻塞的原发病进行治疗。
2. 减肥治疗　能明显降低呼吸暂停和低通气的发生。
3. 药物治疗　鼻塞的患者睡前用血管收缩剂滴鼻，有呼吸道感染者给予抗感染治疗。
4. 气道正压通气治疗。
5. 外科手术治疗。
6. 口腔内矫治器治疗。

四、主要护理措施

1. 休息与活动　协助患者采取有效措施维持侧卧位睡眠。
2. 心理护理　患者应努力调整心态，使心情平静，按平常的节律呼吸。
3. 饮食护理　进食低热量、低脂肪饮食，适当减肥。
4. 病情观察　注意观察患者是否因通气障碍出现憋醒、精神行为异常、惊恐以及气道正压通气治疗中的耐受情况。
5. 用药指导　避免服用安眠药。
6. 健康指导。

（1）使患者了解SAHS的相关知识，识别加重病情的因素，指导戒烟、戒酒。

（2）帮助患者学会正确使用PAP呼吸机，并定期随访评价和提高PAP治疗的依从性，保证治疗效果。

（3）肥胖是引起睡眠呼吸暂停的原因之一，鼓励患者进行有效的体育锻炼，减轻体重，增加有效通气。

第十五节　呼吸衰竭和急性呼吸窘迫综合征患者的护理

一、呼吸衰竭

（一）概述

呼吸衰竭是指各种原因引起的肺通气和／或换气功能严重障碍，以致在静息状态下亦不能维持足够的气体交换，导致低氧血症（$PaO_2 < 60mmHg$）伴或不伴有高碳酸血症（$PaCO_2 > 50mmHg$），进而引起一系列病理生理改变和相应临床表现的综合征。临床按照动脉血气分析将其分为Ⅰ型呼吸衰竭（$PaO_2 < 60mmHg$，$PaCO_2$降低或正常）和Ⅱ型呼吸衰竭（$PaO_2 < 60mmHg$，$PaCO_2 > 50mmHg$）；按照发病急缓分为急性呼吸衰竭和慢性呼吸衰竭（$1mmHg = 133Pa$）。

（二）临床特点

1. 主要症状　①呼吸困难。②发绀。③精神神经症状如躁狂、昏迷等。④消化和泌尿系统症状如肝肾功能损害。⑤循环系统症状如心动过速等。

2. 主要辅助检查。

（1）动脉血气分析。

（2）影像学检查：可协助分析呼吸衰竭的原因。

（3）肺功能检查和纤维支气管镜检查。

（三）治疗要点

1. 保持呼吸道通畅是纠正缺氧和CO_2潴留的重要措施。

2. 氧疗　呼吸衰竭均存在低氧血症，氧疗是呼吸衰竭患者的重要治疗措施。

3. 增加通气量，减少CO_2潴留，使用呼吸兴奋剂及机械通气。

4. 病因治疗。消除病因加抗感染，治疗基础病，是治疗呼吸衰竭的根本所在。

5. 纠正酸碱平衡失调。

6. 重要脏器功能的监督与支持，预防多器官功能障碍综合征的发生。

（四）主要护理措施

1. 休息与活动　一般患者取舒适且利于改善呼吸状态的半卧位或端坐位。为降低氧耗，患者需要卧床休息，尽量减少活动和不必要的操作。慢性呼吸衰竭病情稳定者可坚持适度的锻炼，如打太极等氧耗较低的运动。

2. 心理护理　患者因为呼吸困难可能危及生命，可能产生紧张焦虑情绪，特别是有些使用机械通气患者，易产生恐惧心理，应多关心患者，协助生活护理，注意患者心理状况。

3. 饮食护理　予以营养丰富、易消化饮食，不能进食者给予鼻饲流食，保证足够的热量和营养。

4. 病情观察。

（1）监测生命体征：评估患者呼吸频率、节律，呼吸困难程度，使用机械通气的效果。

（2）观察咳嗽咳痰情况：观察痰液颜色、性状、气味、量等。

（3）观察患者缺氧及二氧化碳潴留的相关症状和体征：如有无发绀、球结膜水肿等。

（4）观察意识：判断有无肺性脑病及DIC等并发症。

（5）监测电解质、动脉血气、尿常规等变化，防止电解质紊乱。

5. 用药指导。

（1）按医嘱给药，观察药物疗效及不良反应，长期使用广谱抗菌药及激素须防止二重感染。

（2）使用呼吸兴奋剂时保持气道通畅，控制滴数，观察患者呼吸频率、节律及意识的变化。

（3）禁用吗啡等对呼吸系统有抑制作用的药物，慎用镇静剂，以免引起呼吸抑制。

6. 健康指导。

（1）慢性呼吸衰竭患者进行适当的锻炼，增强耐寒能力。

（2）坚持呼吸功能锻炼。

（3）生活规律，戒烟酒。

（4）指导进行合理的家庭氧疗方法及注意事项。

（5）定期门诊复查，不适及时就诊。

二、急性呼吸窘迫综合征

（一）概述

急性呼吸窘迫综合征是急性肺损伤的严重阶段，两者为同一疾病过程的两个阶段。ALI和／或ARDS是由心源性以外的各种肺内、外致病因素导致的急性、进行性呼吸衰竭；ARDS发病相关的危险因素包括肺内因素和肺外因素两类。

肺内因素包括：①化学性因素如吸入胃内容物。②物理性因素如肺挫伤、淹溺。

③生物性因素如重症肺炎。这是我国发生ARDS最主要的危险因素。肺外因素包括各种类型的休克、败血症、严重的非胸部创伤等。

（二）临床特点

1. **主要症状** 受到发病因素攻击（严重创伤、休克、误吸胃内容物等）后12~48小时内（偶有长达5日）突然出现进行性呼吸困难、发绀，常伴有烦躁、焦虑、出汗，患者常感到胸廓紧束、严重憋气，即呼吸窘迫，不能被氧疗所改善，也不能用其他心肺疾病所解释。咳嗽、咳痰，甚至出现咳血水样痰或小量咯血。

2. **体征** 早期多无阳性体征或闻及少量细湿啰音；后期可闻及水泡音及管状呼吸音。

3. **主要辅助检查。**

（1）X线胸片。

（2）动脉血气分析。

（3）床边肺功能监测。

（4）血流动力学监测。

（三）治疗要点

1. 治疗原发病。

2. **氧疗** 一般用面罩进行高浓度（75%）给氧。

3. 机械通气。选用无创正压通气，无效或病情加重时尽早用有创机械通气。

4. 以较低的循环容量来管理液体。

5. 营养支持与严密监测呼吸、循环、水、电解质、酸碱平衡等。

（四）主要护理措施

1. **休息与活动** 患者需卧床休息，取舒适卧位，如半卧或坐位，并尽量减少自理活动和不必要的操作。ALI／ARDS在必要时可采用俯卧位辅助通气，以改善氧合。

2. **心理护理** 患者因呼吸困难病情重，甚至可能危及生命，会有紧张恐惧等不良心理反应。医务人员应多了解和关心患者心理状况，特别是建立人工气道和使用呼吸机的患者，应多巡视，指导患者放松，缓解不良情绪。

3. **饮食护理** 予以营养丰富、易消化饮食，不能进食者给予鼻饲流食，保证足够的热量和营养。

4. **病情观察。**

（1）严密监测生命体征和呼吸状况。

（2）观察咳嗽、咳痰情况，保持呼吸道通畅。

（3）观察缺氧及二氧化碳潴留情况。

（4）监测心率、心律及血压，观察循环状况。

（5）观察意识及精神神经症状：观察有无肺性脑病的表现。

（6）观察尿量及出入液量，观察液体平衡状态。

5. 用药指导。

（1）按医嘱给药，观察药物疗效及不良反应，使用广谱抗菌药及激素者应防止二重感染。

（2）使用呼吸兴奋剂时保持气道通畅，控制滴数，观察患者呼吸频率、节律及意识的变化。

（3）禁用吗啡、慎用镇静剂，以免引起呼吸抑制。

6. 健康指导。

（1）向患者及家属讲解疾病的发生、发展和转归。

（2）视具体情况指导患者制定合理的活动与休息计划。

（3）指导患者合理安排膳食，加强营养。避免劳累、情绪激动等不良因素刺激。

（4）教会患者进行有效呼吸和咳嗽咳痰技术。

（5）若有气急、发绀加重等病情变化，应及时就诊。

第十六节　机械通气

机械通气是在患者自然通气和／或氧合功能出现障碍时，运用器械（主要是呼吸机）使患者恢复有效通气并改善氧合的方法。根据是否建立人工气道分为有创机械通气和无创机械通气。有创机械通气指通过建立人工气道（经鼻或口气管插管、气管切开）进行的机械通气方式。无创通气是指无须建立人工气道（如气管插管等）的机械通气方法。无创正压通气，包括双相气道正压（bi-level positive airway pressure，BIPAP）和连续气道正压通气（continuous positive airway pressure，CPAP）。

一、有创机械通气

（一）适应证、禁忌证

1. 适应证

（1）阻塞性通气功能障碍。

（2）限制性通气功能障碍。

（3）肺实质病变。

（4）心肺复苏。

（5）需强化气道管理：如需保持呼吸道通畅、防止窒息和使用某些呼吸抑制药物时。

（6）预防性使用：如心、胸外科手术短期保留机械通气以帮助患者减轻因手术创伤而加重的呼吸负担，减轻心肺和体力上的负担，促进术后恢复。

2. 禁忌证　无绝对禁忌证。正压通气的相对禁忌证为：

（1）伴有肺大疱的呼吸衰竭。

（2）未经引流的气胸和纵隔气肿。

（3）严重肺出血。

（4）急性心肌梗死。

（5）低血容量性休克未补足血容量者。

（二）机械通气的实施

1. 人机连接方式。

（1）气管插管：气管插管有经口和经鼻插管两种途径。

（2）气管切开：一般不作为机械通气的首选途径。

2. 常用通气模式。

（1）持续强制通气：呼吸机完全替代患者自主呼吸的通气模式，包括容量控制和压力控制两种。

（2）间歇强制通气和同步间歇强制通气：IMV指呼吸机按预设的呼吸频率给予CMV，也允许患者进行自主呼吸，但易出现人机对抗。SIMV增加了人机协调，是目前临床最常用的通气方式。

（3）压力支持通气是一种由患者自主呼吸触发，并决定呼吸频率和吸、呼比例（I／E）的通气模式。

（4）持续气道正压：CPAP指气道压在吸气和呼气相都保持相同水平的正压。

3. 通气参数设置。

（1）吸入氧分数：选择范围为21%～100%。

（2）潮气量（tidal volume，VT）：为避免呼吸机相关肺损伤的发生，目前倾向于选择较小的潮气量，一般8～10ml／kg。

（3）呼吸频率（RR）：与VT配合以保证足够的MV，根据病情选择。

（4）吸／呼时间比（I／E）：一般为1／2，阻塞性通气障碍的患者可延长呼气时间。

（5）呼气末正压（positive end-expiratory pressure，PEEP）：一般在0.5～1.0kPa（5～10cmH$_2$O）左右。

（6）报警参数：设置报警参数可以保证呼吸机使用的安全，常用的报警参数包括：①无呼吸报警。②高呼吸频率报警。③低容量报警。④压力限制报警：通常设置在高于患者的吸气峰压0.5～1.0kPa（5～10cmH$_2$O）。

4. 并发症。

（1）呼吸机相关性肺损伤：包括气压-容积伤、剪切伤和生物伤。

（2）呼吸机相关肺炎：是机械通气患者常见的并发症，是最常见的医院内感染，可成为机械通气失败的主要原因，并且是ICU患者的重要死因。

（3）氧中毒：长时间吸入高浓度氧气使体内氧自由基产生过多，导致组织细胞损伤和功能障碍，称为氧中毒。应尽早将FiO_2降至50%以下。

（4）呼吸性碱中毒。

（5）血流动力学紊乱。

（6）呼吸机故障所致的并发症。

（三）机械通气的撤离

简称撤机是指由机械通气状态恢复到完全自主呼吸的过渡过程。

1. 撤机适应证　患者需要进行机械通气的病理基础已基本去除、心血管功能稳定、自主呼吸能维持机体适当的通气。

2. 撤机方法　T形管间断脱机、CPAP方式间断脱机、SIMV方式撤机和PSV方式撤机。

（四）护理

1. 气管插管和机械通气的准备。

（1）确保氧供：用面罩和简易呼吸器接100%的纯氧进行手动通气。

（2）物品准备：边备齐气管插管用品、呼吸机、呼吸机用供氧、供气设备、抢救车、吸引器，接呼吸机导管，并接模拟肺，按病情需要和医嘱设置通气参数。

（3）病人准备：包括心理准备和体位准备。

2. 气管插管时的配合。

（1）监测患者的生命体征。

（2）确保通气和氧供。

（3）吸痰。

（4）判断气管插管位置。

（5）固定和连机。

（6）X线胸片证实插管位置。

3. 机械通气患者的护理。

（1）患者监护：①监测血氧饱和度以了解机械通气的效果。②监测有无自主呼吸及自主呼吸与呼吸机是否同步。③呼吸道分泌物状况。④血气分析。⑤监测心率、心律和血压的变化。⑥监测意识状态、体温、皮肤黏膜、腹部情况及液体出入量。

（2）呼吸机参数及功能的监测。

（3）气道管理：①对吸入气体加温和湿化。②吸痰。③雾化等吸入治疗。④做好气管切开护理，防止感染。⑤妥善固定，防止意外。

（4）落实口腔、皮肤、排泄等生活护理。

（5）做好心理社会支持。

4. 撤机护理。

（1）帮助患者树立信心。

（2）撤机步骤：撤离呼吸机—气囊放气—拔管（气管切开除外）—吸氧。

二、无创机械通气

（一）适应证和禁忌证

1. 适应证

（1）呼吸衰竭。

（2）急性加重期和稳定期COPD。

（3）其他：包括心脏性肺水肿、支气管哮喘急性严重发作、重症肺炎。ALI／ARDS早期干预和辅助纤维支气管镜检查。

2. 禁忌证

（1）绝对禁忌证：①心跳或呼吸停止。②自主呼吸微弱、处于昏迷状态。③误吸高危者以及不能清除口咽及上呼吸道分泌物、呼吸道保护能力差。④颈部和面部烧伤及畸形。⑤上呼吸道梗阻。⑥严重低氧血症和严重酸中毒（pH≤7.20）。

（2）相对禁忌证：①并发其他器官功能衰竭。②未引流的气胸。③近期面部、口腔、咽腔、食管及胃部手术。④严重感染。⑤气道分泌物多或排痰障碍。⑥患者明显不合作或极度紧张。

（二）无创正压通气（non-invasive positive ventilation，NPPV）的实施

1. 人机连接方法　包括鼻罩、口鼻面罩、全面罩、鼻囊管和接口器等。

2. 通气模式　NPPV的常用的模式有CPAP和BIPAP两种。

3. 通气参数设置　参数的设定通常以患者可以耐受的最高吸气压为原则。

4. 并发症　NPPV的常见不良反应有口咽干燥、罩压迫和鼻梁皮肤损伤、恐惧（幽闭症）、胃胀气、误吸、漏气、排痰障碍及睡眠性上气道阻塞等。

（三）NPPV的撤离

1. 撤离指标　依据患者临床症状及病情是否稳定。

2. 撤除方法　在逐渐降低压力支持水平同时，逐渐减少通气时间（先减少白天通气时间，再减少夜间通气时间）。

（四）护理

1. 患者教育　NPPV需要患者的合作才能达到治疗效果。治疗前应宣教目的、意义、注意事项，取得患者配合，提高依从性。

2. 连接方法　选择合适的连接方法。轻症患者可先试用鼻罩，严重的呼吸衰竭患者多需用口鼻面罩等。

3. 密切监测。

（1）病情监测：注意监测患者的意识、生命体征、呼吸困难和呼吸窘迫的情况。

（2）通气参数的监测。

4. 并发症的预防。

（1）定时饮水，预防口咽干燥。

（2）贴保护膜预防鼻面罩压迫引起的皮肤损伤。

（3）患者出现明显胃胀气时，可留置胃管进行持续开放式或负压胃肠吸引减压。

（4）指导患者定时主动咳嗽，及时排痰。

第十七节　呼吸系统常用诊疗技术及护理

一、纤维支气管镜检查术

（一）概述

纤维支气管镜检查是利用光学纤维内镜对气管支气管管腔进行的检查。可经口腔、鼻腔、气管导管或气管切开套管插入段、亚段支气管，甚至更细的支气管段，可在直视下行活检或刷检、钳取异物、吸引或清除阻塞物，并可作支气管肺泡灌洗，行细胞学或液体成分的分析。另外，利用支气管镜可注入药物，或切除气管内腔的良性肿瘤。

（二）适应证

1. 原因不明的咯血需要确定出血部位。

2. 胸部X线占位改变或阴影而致肺不张、阻塞性肺炎、支气管狭窄或咳嗽，经抗生素治疗不缓解，疑为异物或肿瘤的患者。

3. 用于清除黏稠的分泌物、黏液栓或异物。

4. 原因不明的喉返神经麻痹、膈神经麻痹或上腔静脉阻塞。

5. 行支气管肺泡灌洗及用药等治疗。

6. 引导气管导管，进行经鼻气管插管。

（三）禁忌证

1. 肺功能严重损害，重度低氧血症不能耐受检查者。

2. 严重心功能不全、高血压或心律失常者。

3. 严重肝、肾功能不全，全身状态极度衰竭者。

4. 出凝血机制严重障碍者。

5. 哮喘发作或大咯血者，近期上呼吸道感染或高热者。

6. 有主动脉瘤破裂危险者。

7. 对麻醉药物过敏不能用其他药物代替者。

（四）纤维支气管镜检查与护理

1. 操作前准备。

（1）向患者及家属说明检查目的、操作过程及有关配合注意事项。禁食禁水4小时，患者若有活动性义齿应事先取出。

（2）术前半小时肌内注射阿托品和地西泮。

（3）备好吸引器和复苏设备。

2. 操作过程　按医生指示经纤维支气管镜滴入麻醉剂作黏膜表面麻醉，密切观察患者的生命体征和反应，并根据需要配合医生做好吸引、灌洗、活检、治疗等相关操作。

3. 操作后护理。

（1）密切观察病情变化，观察分泌物的颜色和特征。

（2）避免误吸。

（3）减少咽喉部刺激。

二、胸腔穿刺术

（一）概述

胸腔穿刺术是自胸腔内抽取积液或积气的操作。

（二）适应证

1. 胸腔积液性质不明者。

2. 胸腔内大量积液或气胸者。

3. 脓胸抽脓灌洗治疗，或恶性胸腔积液需胸腔内注入药物者。

（三）胸腔穿刺操作与护理

1. 操作前准备。

（1）心理准备：向患者及家属解释穿刺目的等事项。

（2）指导患者配合。

2. 操作过程。

（1）摆好体位。

（2）穿刺B超定位好的部位。

（3）术中护理：观察有无胸膜反应，一旦发生立即停止抽吸，使患者平卧，密切观察血压，防止休克。抽液抽气量要求：每次抽液、抽气时，不宜过快、过多，首次总排液量不宜超过700ml，抽气量不宜超过1000ml，以后每次抽吸量不应超过1000ml。

3. 操作后护理。

（1）做好记录。

（2）监测患者穿刺后的反应，观察病情变化，严防并发症的发生。

（3）做好预防局部感染和促进肺膨胀的健康指导。

第六章　泌尿及男性生殖系统疾病患者的护理

第一节　常见症状及诊疗操作的护理

一、常见症状

泌尿、男性生殖系统疾病，因其解剖和生理特点，常表现出一些特有的症状，如排尿异常、尿液异常、尿道分泌物、疼痛和肿块等。

（一）排尿异常

1. 尿频　指排尿次数增多但每次尿量减少。正常成人一般白天排尿3~5次，夜间0~1次；每次尿量300~400ml。引起尿频的常见原因有泌尿系统感染、膀胱结石、肿瘤、前列腺增生和各种原因引起的膀胱容量减少。若排尿次数增加而每次尿量并不减少，甚至增多，则可能为生理性，如多饮水、食用利尿食品，或病理性，如糖尿病、尿崩症或肾浓缩功能障碍等引起；精神因素有时亦可引起尿频。

2. 尿急　有尿意就迫不及待地要排尿而不能自控，但尿量却很少，常与尿频同时存在。

3. 尿痛　排尿时感到疼痛。疼痛可表现为烧灼感甚至刀割样。尿痛常见于膀胱或尿道感染、结石或结核等。

尿频、尿急、尿痛常同时存在，三者合称为膀胱刺激征。

4. 排尿困难　尿液不能通畅地排出。表现为排尿延迟、射程短、费力、尿线无力、变细、滴沥等，见于膀胱以下尿路梗阻。

5. 尿流中断　排尿过程中突然中断并伴有疼痛，多见于膀胱结石。

6. 尿潴留　膀胱内充满尿液而不能排出。分为急性与慢性两类。急性尿潴留常由于膀胱颈部以下突然梗阻或腹部、会阴部手术后膀胱过度充盈致逼尿肌弹性疲劳，而暂时失去逼尿功能。慢性尿潴留是由于膀胱出口以下尿路不完全性梗阻或神经源性膀胱所致；起病缓慢，表现为膀胱充盈、排尿困难，疼痛不明显或仅感轻微不适。

7. 尿失禁　尿不能控制而自行由尿道口流出。根据尿失禁产生的原因分为如下几种。

（1）真性尿失禁：膀胱失去控尿能力，膀胱空虚。常见原因为尿道括约肌受损，先天性或获得性神经源性疾病。

（2）压力性尿失禁：当腹压突然增加尿液不随意地流出，如咳嗽、喷嚏、大笑或突然起立时，见于多产的经产。

（3）充溢性尿失禁：膀胱过度充盈，压力增高，当膀胱内压超过尿道阻力时，引起尿液不断溢出，见于前列腺增生等原因所致慢性尿潴留。

（4）急迫性尿失禁：严重尿频、尿急时不能控制尿液而致失禁，可能是由于膀胱的不随意收缩引起，见于膀胱的严重感染。

（二）尿液异常

1. 尿量　正常人24小时尿量1000～2000ml，少于400ml为少尿，少于100ml为无尿。少尿或无尿是由于肾排出量减少引起，原因可以是肾前性、肾性或肾后性。

2. 血尿　尿液中含有血液。根据血液含量的多少可分为镜下血尿和肉眼血尿。镜下血尿即每高倍镜视野中可见2～3个以上红细胞；肉眼血尿即肉眼能见到血色的尿，每1000ml尿液中混有1ml以上血液即可出现肉眼血尿，根据血尿在排尿过程中出现的时间先后不同，可分为：①初始血尿。②终末血尿。③全程血尿。

3. 脓尿　离心尿沉渣每高倍镜视野白细胞超过5个为脓尿。见于泌尿系感染。

4. 乳糜尿　尿内含有乳糜或淋巴液，呈乳白色。其内含有脂肪、蛋白质及凝血因子。常见于丝虫病。

（三）尿道分泌物

根据病因不同而表现为不同性状。大量黄色、黏稠的脓性分泌物是淋菌性尿道炎的典型症状。

（四）疼痛

此为常见的重要症状。泌尿、男性生殖系的实质性器官病变引起的疼痛常位于该器官所在部位，而空腔脏器病变常引起放射痛。

（五）肿块

肿块是泌尿外科疾病重要的体征之一。腹部肿块可见于肾肿瘤、肾结核、肾积水、肾囊肿等。阴囊内肿块多见于斜疝、鞘膜积水、精索静脉曲张、睾丸肿瘤等。

二、诊疗操作及护理

（一）器械检查

1. 常用器械检查

（1）导尿：目前常用带有气囊的 Foley导尿管，规格以法制（F）为计量单位，21F表示其周径为21mm，直径为7mm。成人导尿检查，一般选16F导尿管为宜。前列腺增生病人急性尿潴留时，普通导尿管不易插入，可选择尖端细而稍弯的前列腺导尿管。

①收集尿培养标本。②诊断：测定膀胱容量、压力或残余尿（residual. urine），注入造影剂，确定有无膀胱损伤，探查尿道有无狭窄或梗阻。③治疗：解除尿潴留，持续引流尿液，膀胱内药物灌注等。

（2）尿道探查：一般首选18~20F尿道探条，以免过细探条的尖锐头部损伤或穿破尿道，形成假道。动作要轻柔以防损伤尿道。避免反复多次扩张尿道，2次尿道扩张的间隔时间不少于3日。①探查尿道狭窄程度。②治疗和预防尿道狭窄。③探查尿道有无结石。

（3）膀胱尿道镜：①观察后尿道及膀胱病变。②取活体组织做病理检查。③输尿管插管：收集双侧肾盂尿标本或作逆行肾盂造影，亦可放置输尿管支架管作内引流或进行输尿管套石术。④治疗：早期肿瘤电灼、电切，膀胱碎石、取石、钳取异物。

（4）输尿管镜和肾镜：在椎管麻醉下，将输尿管镜经尿道、膀胱置入输尿管及肾盂。肾镜经皮肾造瘘进入肾盂。①明确输尿管及肾盂内充盈缺损病灶的性质。②诊断上尿路梗阻、输尿管喷血的病因。③治疗输尿管结石。④取活体组织作病理学检查。

2. 器械检查病人的护理

（1）心理护理：器械检查属有创性检查，应术前做好解释工作，以助于消除病人恐惧心理，使检查顺利完成。

（2）严格无菌操作：侵入性检查可能把细菌带入体内而引起感染，因此，检查前应清洗病人会阴部，操作过程中严格遵守无菌操作原则，必要时根据医嘱预防性应用抗菌药。

（3）排空膀胱：除导尿和单纯尿流率检查外，其他各项检查病人应在检查前排空膀胱。操作时动作应轻柔，忌用暴力，以减轻病人痛苦和避免损伤。

（4）鼓励病人多饮水：单纯尿流率检查时应嘱病人在检查前多饮水，充盈膀胱。内腔镜检查和尿道探查后，病人大多有肉眼血尿，2~3日后可自愈；应鼓励病人多饮水，以增加尿量，起到冲刷作用。

（5）并发症处理：发生严重损伤、出血或尿道热者，应留院观察、输液及应用抗菌药，必要时留置导尿或膀胱造瘘。

（二）影像学检查

1. X线检查

（1）尿路平片（plain film of kidney ureter.& bladder，KUB）是泌尿系统常用的初查方法。

（2）排泄性尿路造影又称静脉肾盂造影（intravenous pyelography，IVP），可观察尿路形态和双侧肾的排泄功能。

护理要点：

①肠道准备，为获得清晰的显影，在造影前日应口服泻剂排空肠道，以免粪块或

肠内积气影响显影效果。

②禁食、禁水6~12小时，使尿液浓缩，增加尿路造影剂浓度显影更加清晰。3做碘过敏试验。

（3）逆行肾盂造影：通过尿道、膀胱作输尿管插管，再经插管注入15%有机碘造影剂，能清晰显示肾盂和输尿管形态。可用于排泄性尿路造影显影不清晰或禁忌者。

护理要点：

①造影前作肠道准备。

②操作中动作应轻柔，严格无菌操作，避免损伤。

（4）膀胱造影：经导尿管将10%~15%有机碘造影剂150~200m1注入膀胱，可显示膀胱形态及病变。

（5）CT扫描：有平扫、增强扫描和造影扫描三种方法。适用于确定肾损伤范围和程度；鉴别肾实质性和囊性疾病；肾上腺、肾、膀胱、前列腺等部位肿瘤的诊断与分期；可显示腹部和盆腔转移的淋巴结、静脉内癌栓。

2. 磁共振成像（MRI） 能显示被检查器官组织的功能和结构。通过三个切面观察图像，组织分辨力更高，无须造影剂，无X线辐射，能提供较CT更为可靠的依据。可用于泌尿、男性生殖系肿瘤的诊断和分期、区别囊性和实质性改变、肾上腺肿瘤的诊断等。

3. 超声波检查 B型超声检查方便、无创伤，能显示各器官不同轴线及不同深度的断层图像，可动态观察病情的发展，对禁忌作排泄性尿路造影或不宜接受X线检查者更有意义。可用于确定肾肿块的性质、结石和肾积水；鉴别肾移植术后并发症、测定残余尿、测量前列腺体积等。多普勒超声仪可显示血管内血流的情况，主要用于确定动、静脉走向，诊断肾血管疾病和睾丸扭转、移植肾排异的鉴别等。在B超引导下，可行穿刺、引流及活检等诊断治疗。

第二节　泌尿系统损伤患者的护理

泌尿系统包括上尿路及下尿路。上尿路包括肾及输尿管，下尿路包括膀胱及尿道。泌尿系统损伤大多是胸、腹、腰部或骨盆严重损伤时的合并伤。泌尿系统损伤以男性尿道损伤最多见，肾和膀胱损伤次之。泌尿系统损伤的主要病理表现为出血及尿外渗。

一、肾损伤患者的护理

肾损伤分为开放性损伤和闭合性损伤，以后者多见。开放性损伤因弹片、枪弹、刀刃等锐器刺伤肾脏所致，常伴有胸部、腹部等其他脏器的复合性损伤，病情复杂而严重。闭合性损伤因直接暴力，如撞击、跌打、挤压、肋骨骨折等，也可由间接暴力，如对冲伤、突然减速、暴力扭转、坠跌、爆震波冲击、负重和剧烈运动等致肌肉强力收缩所致。直接暴力时由上腹部或腰背部受到外力撞击或挤压是肾损伤最常见的原因。

根据肾损伤的程度，可有不同的病理生理变化。

1. 肾挫伤损伤　局限于部分肾实质，形成肾瘀斑和（或）包膜下血肿，肾包膜及肾盂黏膜均完整。

2. 肾部分裂伤　肾实质部分裂伤伴有肾包膜破裂，可伴有肾周血肿。

3. 肾深度裂伤、横断或粉碎伤　肾实质深度裂伤，外及肾包膜，内达肾盂肾盏黏膜，常引起广泛的肾周血肿、严重的血尿和尿外渗。肾横断或破裂时，可导致远端肾组织缺血坏死。

4. 肾蒂损伤　肾蒂血管损伤比较少见，见于车祸伤致的复合伤。

【护理评估】

（一）健康史

了解受伤的原因、时间、地点、部位、姿势、暴力性质、强度和作用部位，受伤至就诊期间的病情变化及就诊前采取的急救措施，效果如何；损伤后是否发生腹痛或腰痛，腹、腰痛的特点，程度和持续时间，有无放射痛和进行性加重等。

（二）身体状况

因损伤程度不同肾损伤的临床表现差异很大。主要症状可有休克、血尿、疼痛、腰腹部肿块、发热等。

1. 休克　严重肾裂伤、粉碎伤、肾蒂撕裂伤或合并其他脏器损伤时，因大出血常发生休克而危及生命。

2. 血尿　肾损伤病人大多有血尿，但血尿与损伤程度并不一致。肾挫伤或轻微肾裂伤可引起明显肉眼血尿，而严重的肾裂伤可能只有轻微血尿或无血尿。

3. 疼痛　肾被膜下血肿致被膜张力增高、肾周围软组织损伤、出血或尿外渗等可引起患侧腰、腹部疼痛。如果血液、尿液进入腹腔或合并腹腔内器官损伤时，可出现腹膜刺激征。血块通过输尿管时可引起同侧肾绞痛。

4. 腰腹部包块　出血及尿外渗可使肾周围组织肿胀、形成血肿或假尿囊肿，从而形成局部包块，腰腹部可有明显触痛和肌紧张。

5. 发热　血肿及尿外渗吸收可致发热，但多为低热。若迷发感染，形成肾周围脓肿或化脓性腹膜炎，可出现高热、寒战，并伴有全身中毒症状；严重者可并发感染性休克。

（三）辅助检查

1. 实验室检查　尿常规可见大量红细胞；有活动性出血时，血红蛋白与血细胞比容持续降低；周围血白细胞增多则提示有感染。

2. 影像学检查　B超、CT可了解肾损害程度及对对侧情况。排泄性尿路造影可评价肾损伤的范围、程度和对侧肾功能。

（四）治疗原则

原则是抢救生命，尽量保留肾。肾挫伤、轻型肾裂伤及无其他脏器合并损伤的病人可行非手术治疗。需卧床休息、止血、补充血容量、抗感染等处理。开放性肾损伤、检查证实为肾粉碎伤或肾盂破裂、肾动脉造影示肾蒂损伤及合并腹腔脏器损伤等，应尽早行手术治疗。依具体情况行肾修补术、肾部分切除术、肾切除术等。

（五）心理-社会状态

病人对伤情和并发症产生的恐惧、焦虑程度，家属对伤情的认知程度和病人所需治疗费用的承受能力。

【护理诊断及合作性问题】

1. 恐惧与焦虑与外伤打击、害怕手术和担心预后不良有关。
2. 组织灌流量改变与创伤、肾裂伤引起的大出血、尿外渗或腹膜炎有关。
3. 潜在并发症　休克、感染、尿瘘。
4. 排尿异常与创伤、尿路感染、尿瘘有关。

【护理目标】

病人恐惧与焦虑减轻；病人可维持有效循环血量；并发症得到有效的预防或及时发现和处理。

【护理措施】

（一）非手术治疗与术前护理

1. 一般护理　嘱病人绝对卧硬板床休息2～4周，待病情稳定、镜下血尿消失1周后方可下床活动。过早、过多离床活动，均有可能再度发生出血。

2. 心理护理　主动关心、体贴病人，各种检查前耐心、细致地做好必要的解释工作，介绍治疗方法、疗效和注意事项，消除病人的心理压力，以取得配合。对一侧肾切除的病人，应向其解释另一侧健侧可完成人体代谢的正常需要，以消除病人的顾虑。

3. 病情观察

（1）定时测量生命体征，伤后2天内应每隔1～2小时观察1次神志、面色、血压、脉搏和呼吸，必要时每30分钟检查1次，直至生命体征稳定。

（2）动态观察血尿颜色的变化，每2～4分钟留取1份尿液于试管内，若血尿颜色逐渐加深，说明出血加重。

（3）准确测量并记录腰腹部肿块的大小、观察腹膜刺激症状的轻重，以判断渗血、渗尿的情况，若肿块逐渐增大，说明有进行性出血或尿外渗。

（4）定时观测体温和血白细胞计数，判断有无继发感染。

（5）动态检测血红蛋白和血细胞比容，以了解出血情况及其变化。

4. 用药护理

（1）维持水、电解质及血容量平衡，保证休克病人输液、输血的通畅，维持足够尿量，在病情允许的情况下，应鼓励病人经口摄入水分。

（2）使用止血药物，减少或控制出血。

（3）防治感染，遵医嘱使用对肾无毒性的广谱抗生素，护理过程中严格遵守无菌原则。

5. 对症护理　腰腹部疼痛剧烈者，可遵医嘱给予镇静、止痛剂，避免因疼痛而躁动不安造成出血加重；高热者可行物理或药物降温。

6. 术前准备　有手术指征者，在抗休克同时，遵医嘱协助做好各项检查准备工作，及时完成急诊手术前常规准备。

（二）术后护理

1. 一般护理

（1）全肾切除术后需卧床休息2～3天方可下床活动；肾修补或肾部分切除术后需卧床休息2～4周，以防继发性出血。

（2）一般需禁食2～3天，禁食期间可通过静脉补液来维持代谢平衡，但肾切除术后的病人，输液速度不可过快。肠蠕动恢复后，可逐步开始进食，由于肾区的手术和创伤都可能引起腹胀，应少进易引起胀气的食物，如牛奶、甜食等。腹胀明显者，可用新斯的明0.5～1.0mg肌肉注射或置肛管排气。

2. 病情观察

（1）术后24～48天内应严密观察病人的生命体征变化，警惕术后内出血的发生。

（2）每日4次测量体温，注意伤口渗血、渗尿情况及有无感染。

（3）观察尿量、血尿及肾功能检查情况。

3. 引流护理　行肾周引流术者，做好引流护理。

（1）妥善固定肾周围引流管及集尿袋，防止翻身及活动时引流管被拉出、引流袋接口脱落。

（2）保持引流通畅，避免引流管扭曲或阻塞。

（3）观察引流物的量、颜色、性状和气味。

（4）严格无菌操作。

（5）引流管一般于术后3～4天拔除，若发生感染或尿，则应延长拔管时间。

4. 并发症的预防和护理

（1）预防感染：定时观察体温，若病人体温升高、切口处疼痛，伴有白细胞计数和中性粒细胞比例升高，尿常规示有白细胞计数升高，引流管液或切口渗出物为脓液，多提示有感染，应及时通知医师处理，并遵医嘱应用抗生素。

（2）尿瘘护理：开放性损伤及尿外渗组织感染后破溃，可形成尿瘘，护理时应保持引流通畅和局部清洁，避免交叉感染和尿性皮炎。

【健康指导】

1. 卧床肾损伤　非手术治疗病人出院后应保证伤后绝对卧床休息2～4周，防止损伤部位再次继发损伤，病人应适时变换体位，预防压疮的发生。

2. 康复指导　非手术治疗、病情稳定后的病人，出院后3个月不宜从事体力劳动或竞技运动；损伤肾切除后的病人须注意保护健侧，防止外伤，不使用对肾功能有损害的药物，如氨基糖苷类抗菌药等。

二、膀胱损伤病人的护理

膀胱损伤是指膀胱壁在受到外力的作用时发生膀胱浆膜层、肌层、黏膜层的破裂，引起膀胱腔完整性破坏、血尿外渗。

膀胱损伤依损伤的原因而分为不同的临床类型：

1. 根据膀胱损伤是否与体表相通分类

（1）开放性损伤：膀胱损伤处与体表相通。多见于战伤，由弹片、子弹或锐器贯通所致，常合并其他脏器损伤如阴道、直肠等，可形成腹壁尿瘘、膀胱直肠瘘或膀胱阴道瘘等。

（2）闭合性损伤：膀胱损伤处不与体表相通，常由上述直接及间接暴力所致。产妇产程过长，膀胱壁被压在胎头耻骨联合之间引起缺血性坏死，可导致膀胱阴道瘘。医源性损伤多为闭合性损伤。

2. 根据膀胱损伤的程度分类

（1）挫伤：仅伤及膀胱黏膜或肌层，膀胱壁未穿破，局部有出血或形成血肿，无尿外渗，可出现血尿。

（2）膀胱破裂：分为腹膜内型、腹膜外型和混合型膀胱破裂。

①腹膜内型膀胱破裂：膀胱在充盈状态下受直接暴力撞击，使有腹膜盖的膀胱顶部破裂，尿液进入腹腔，形成尿性腹膜炎。

②腹膜外型膀胱破裂：常因外伤性骨盆骨折刺破膀胱前壁或底部，尿液外渗进入盆腔内膀胱周围间隙。

③混合性膀胱破裂：同时存在腹膜内及腹膜外型膀胱破裂，多由火器利刀伤所致，常为复合型损伤。

【护理评估】

（一）健康史

膀胱损伤主要因外力打击引起，极少数由医源性因素导致。应重点询问病人受伤的原因、时间、部位、暴力性质、强度和作用部位，就诊前采取的救治措施及效果；损伤后是否发生腹痛，腹痛的特点、程度和持续时间，有无放射痛和进行性加重；有无血尿、尿痛或排尿不畅。

（二）身体状况

膀胱损伤，依轻重不同及是否合并其他脏器损伤而有不同临床表现。膀胱壁轻度挫伤可仅有少量血尿，或伴下腹部轻度疼痛，短期内可自行消失。膀胱壁全层破裂时症状明显，腹膜外型和腹膜内型各有其特殊表现。

1. 休克　多为合并损伤如骨盆骨折等引起大出血所致。病人表现为脸色苍白、皮肤湿冷和血压下降等。

2. 腹痛　腹膜外型膀胱破裂时，尿外渗及血液进入盆腔及腹膜后间隙引起下腹部疼痛，可有压痛及腹肌紧张，直肠指检有触痛及饱满感。腹膜内型膀胱破裂时，尿液流入腹腔而引起急性腹膜炎症状，并有移动性浊音。

3. 血尿和排尿困难　膀胱壁轻度挫伤者可仅有少量血尿，而膀胱壁全层破裂时由于尿外渗到膀胱周围或腹腔内，病人可有尿意，但不能排尿或仅排出少量血尿。

4. 尿瘘　开放性损伤时，因体表伤口与膀胱相通而有漏尿，若与直肠、阴道相通则经肛门、阴道漏尿。闭合性损伤，在尿外渗继发感染，然后可破溃而形成尿瘘。

（三）辅助检查

1. 实验室检查　尿常规可见肉眼血尿，肾下红细胞满视野。
2. 影像学检查　膀胱造影可见造影剂漏至膀胱外。
3. 导尿试验　经导尿管注入液体200ml至膀胱，引流出的液体量明显少于或多于注入量。

（四）治疗原则

合并骨盆等损伤而致失血性休克时应积极抗休克治疗，并尽早使用广谱抗菌药以预防感染。膀胱轻度损伤者，尤其是腹膜外膀胱破裂时，可从尿道插入导尿管，持续引流尿液1~2周，保持尿管通畅。腹膜内膀胱破裂者，若经留置尿管后症状缓解不明显甚至持续加重，应转为手术治疗。对开放性损伤、经非手术治疗无效及严重膀胱破裂伴有出血、尿外渗，病情严重者，应尽早施行剖腹探查手术。

（五）心理-社会状态

病人对自身伤情的了解程度，对并发症的恐惧、焦虑程度；病人和家属对所需治疗费用的承受能力。

【护理诊断及合作性问题】

1. 恐惧与焦虑与外伤打击、害怕手术和担心预后不良有关。
2. 组织灌流量改变与膀胱破裂、骨盆骨折损伤血管出血；尿外渗或腹膜炎有关。
3. 潜在并发症感染。
4. 排尿异常与膀胱破裂不能贮尿有关。

【护理目标】

减轻病人恐惧与焦虑；病人能够维持足够的循环血量；未发生感染或感染已控制；病人排尿功能恢复。

【护理措施】

（一）急救护理

迅速建立静脉输液通道，维持循环血量的正常；密切观察生命体征，观察腹痛及腹膜刺激征的变化；遵医嘱给予镇静或止痛治疗。

（二）术前护理

术前抗休克，抗感染，留置导尿管引流尿液；迅速完成急诊术前常规护理。

（三）术后护理

手术后护理按腹部手术要求，严密观察生命体征和腹部症状、体征，重点做好以下几方面的护理。

1. 耻骨上膀胱造瘘管的护理

（1）造瘘管接引流袋后妥善固定；每日更换引流袋，注意无菌操作，防止感染。

（2）保持引流通畅，检查尿管是否弯曲受压，防止尿液潴留，使膀胱壁张力增大，影响修补的裂口愈合。如有阻塞，可用无菌等渗盐水冲洗，但用力不可过猛。

（3）造瘘口周围皮肤用氧化锌软膏保护，敷料浸湿后应及时更换。

（4）遵医嘱定时用1∶5000呋喃西林溶液行膀胱冲洗，每次注入量为20～50ml，反复低压冲洗至冲出液澄清为止。

（5）观察尿量和颜色变化，鼓励病人多饮水。

（6）造瘘管一般留置7～14天，拔管前先行夹管，然后观察病人能否自行排尿。如有排尿困难或切口处漏尿，则需延期拔管。拔管后，有少量尿液自瘘口漏出为暂时现象，用凡士林纱布堵塞瘘口并加盖敷料，数日后即能愈合。

2. 耻骨后引流的护理　连接负压吸引装置，持续或间歇吸出膀胱周围残留的尿液及渗出物。一般于手术后2～3天拔除负压引流管，手术后3～5天拔除烟卷引流条，改用凡士林纱布引流伤口至愈合。

3. 留置导尿管的护理

（1）妥善固定导尿管及连接管，避免扭曲折叠，定时挤压，观察尿液引流情况，保持留置导尿管通畅。

（2）记录24小时引流尿液的量、颜色及性状。

（3）每天清洁擦拭尿道口及尿管周围2次，预防泌尿系感染。

（4）10～20天后拔除导尿管，拔管前应夹管，训练膀胱排尿动作1～2天后，再拔除。

（5）观察拔管后排尿情况，如有异常可再放置导尿管。

（6）鼓励病人多饮水，增加内冲洗作用。

【健康指导】

1. 膀胱造瘘或留置导尿管在拔除之前要夹闭导尿管，以使膀胱扩张到一定的容量，达到训练膀胱机能的目的后再拔除导管。

2. 膀胱破裂合并骨盆骨折者，有部分病人发生勃起功能障碍，病人在伤愈后须加强训练心理性勃起及采取辅助性治疗。

三、尿道损伤病人的护理

尿道损伤多见于男性。男性尿道以尿生殖膈为界，分为前、后两段。前尿道包括球部和阴茎体部，后尿道包括前列腺部和膜部。前尿道损伤多发生在球部，而后尿道损伤多在膜部，按尿道损伤程度可分三类。

1. 尿道挫伤　尿道内层损伤，阴茎筋膜完整；仅有水肿和出血，可以自愈。

2. 尿道裂伤　尿道壁部分全层断裂，引起尿道周围血肿和尿外渗，愈合后可引起瘢痕性尿道狭窄。

3. 尿道断裂　尿道完全离断，断端退缩、分离，血肿和尿外渗明显，可发生尿潴留。

【护理评估】

（一）健康史

应重点询问病人受伤的方式、暴力的强度和有无骨盆骨折，了解有无经尿道器械操作史。尿道球部损伤多在骑跨式下跌时，会阴部撞击硬物（跳板、树干、沟边等），尿道球部受压于硬物和耻骨弓间而损伤；尿道膜部损伤常由于骨盆骨折撕裂尿生殖膈或断端碎片刺破尿道所致；此外，也见于经尿道器械（尿道探子、膀胱镜等）操作不当。

（二）身体状况

1. 休克　严重损伤，尤其是骨盆骨折合并后尿道损伤，出血较多，可引起失血性休克。

2. 尿道滴血和血尿　前尿道破裂时，可有尿道外口滴血；后尿道破裂时，由于尿道括约肌的作用，血液有时不从尿道流出而进入膀胱，故常出现血尿，也可有终末滴血。

3. 疼痛　受伤局部疼痛，能排尿者排尿时疼痛加重，疼痛可牵涉会阴、阴茎、下腹部等处，有时向尿道外口放射。

4. 排尿困难与尿潴留　由于疼痛、尿道外括约肌反射性痉挛、尿道黏膜水肿或血肿压迫，以及尿道完全断裂，可致排尿困难或完全不能排尿，而致尿潴留。

5. 血肿与瘀斑　骑跨伤后会阴部发生血肿，出现肿胀、青紫或瘀斑，严重时血肿蔓延至阴囊、阴茎，使之增大呈青紫色。

6. 尿外渗　尿道破裂后，用力排尿即可引起尿外渗。尿外渗的范围以尿生殖膈为界，前尿道损伤时，尿液渗入阴茎、阴囊、会阴和下腹壁；后尿道损伤时，尿外渗的范围在耻骨后间隙、前列腺和膀胱直肠周围。尿外渗如不及时处理易继发感染和组织坏死，严重者出现脓毒症。

（三）辅助检查

1. 导尿试验　严格无菌下轻缓插入导尿管，若顺利进入膀胱，说明尿道连续而完整。若一次插入困难，不应勉强反复试插，以免加重局部损伤和导致感染。后尿道损伤伴骨盆骨折时一般不易导尿。

2. X线检查　骨盆前后位片显示骨盆骨折。必要时从尿道口注入造影剂10～20ml可确定损伤部位及造影剂有无外渗。

（四）治疗原则

严重损伤合并休克者应首先抗休克；损伤轻微能够自行排尿者不需插导尿管，应卧床休息，多饮水，使用抗生素预防感染；尿道部分断裂后排尿困难但能够插入导尿管者，留置导尿管7～14天，也可行耻骨上膀胱造瘘并引流外渗尿；尿道完全断裂不能插入导尿管者，应行耻骨上膀胱造瘘、会阴部引流或尿道修补术，手术后常规留置导尿管，同时采用止血、抗感染等措施，后期可能形成尿道狭窄，需定期扩张尿道。

（五）心理社会状态

病人可因骨盆骨折、休克和疼痛而紧张、恐惧；因排尿困难、尿潴留及后期尿道狭窄而焦虑、烦躁不安。

【护理诊断及合作性问题】

1. 恐惧与焦虑　与外伤打击、害怕手术和担心预后不良有关。
2. 组织灌流量改变　与创伤、骨盆骨折损伤血管出血；尿外渗或腹膜炎有关。
3. 排尿异常　与尿路感染、尿道损伤、尿瘘及尿道狭窄有关。
4. 潜在并发症　感染。

【护理措施】

（一）心理护理

对病人进行正确的引导，热情接待，做好入院宣教。和蔼亲切的态度、周到礼貌的语言可使病人感受到关心和尊重，产生信任，减轻负性情绪的影响，可有效缓解焦虑和恐惧。

（二）外渗尿液引流的护理

对尿外渗行多处切开引流的病人，应注意观察并记录引流液的性状、量及伤口情况，敷料浸湿时应及时更换。

（三）排尿异常的护理

尿道断裂经修复后并发尿道狭窄可导致排尿困难，属临床常见，应告知病人无须过于担心，遵医嘱定期进行尿道扩张，并根据排尿困难的程度制定尿道扩张的间隔时间。由于尿道扩张有较重的疼痛，病人会产生恐惧心理，此时除向病人解释此治疗的必要性外，还应在进行尿道扩张时根据医嘱采取镇痛措施，如应用镇静、镇痛药，尿道内给予表面麻醉药物等，以减轻病人的痛苦。

（四）并发症的预防及护理

观察病人的体温及伤处的变化情况，尿道断裂后血、尿外渗容易导致感染，表现为伤处肿胀，搏动性疼痛，体温升高，如发现异常表现应立即通知医师处理，协助引流伤部，并选择有效抗菌药物，合理应用。

【健康指导】

1. 前后尿道损伤经手术修复后病人尿道狭窄的发生率较高，病人需要定期进行尿道扩张以避免尿道狭窄，导致排尿障碍。

2. 继发性功能障碍者应训练心理勃起加辅助性治疗。

第三节　泌尿系结石患者的护理

尿路结石又称尿石症，是泌尿外科最常见疾病之一。男性多于女性，约3∶1。尿石症包括肾结石、输尿管结石、膀胱结石及尿道结石。肾、输尿管结石称为上尿路结石，膀胱、尿道结石称为下尿路结石。

尿路结石的病因极为复杂。尿中形成结石晶体的盐类呈超饱和状态、抑制晶体形成物质不足和核基质的存在是形成结石的主要因素。另外，与流行病学因素、尿路梗阻、尿路感染、尿路异物等有关。

尿路结石通常在肾和膀胱内形成，在排出过程中可停留在输尿管和尿道。结石引起损伤、梗阻、感染，三者互为因果，加重泌尿系损害。结石增大，使尿路发生不同程度的梗阻，继之肾盂、肾盏扩张积水，肾实质受压变薄、破坏，最后导致肾功能丧失，出现尿毒症；若结石堵塞尿道，可引起急性尿潴留。结石和梗阻常并发细菌感染，产生肾盂肾炎、膀胱炎、肾积脓等。粗糙的尿结石可损伤尿路黏膜，引起黏膜充血、水肿，甚至破溃、出血及诱发癌变。

【护理评估】

（一）健康史

了解病人的年龄、职业、生活环境、饮食饮水习惯及特殊爱好。疼痛性质，有无血尿、排尿困难、膀胱刺激症状和尿路感染的表现。了解病人的既往史和家族史；有无泌尿系梗阻、感染和异物史，有无甲状旁腺功能亢进、痛风、肾小管酸中毒、长期卧床病史。了解止痛药物、钙剂等药物的应用情况。

（二）身体状况

1. **上尿路结石** 多见于男性青壮年，好发于21~50岁。以单侧多见，双侧占10%。主要表现为与活动有关的肾区疼痛和血尿。其程度与结石的部位、大小、活动与否及有无损伤、感染、梗阻等有关。极少数病人可长期无自觉症状，直至出现泌尿系感染或积水时才发现。

（1）疼痛：结石大、移动小的肾盂、肾盏结石可引起上腹和腰部钝痛。结石活动或引起输尿管完全梗阻时，出现肾绞痛。典型的绞痛位于腰部或上腹部，沿输尿管走向向下腹和会阴部放射，可至大腿内侧。疼痛性质为刀割样阵发性绞痛，程度剧烈，病人辗转不安，面色苍白、冷汗，甚至休克；伴随症状为恶心、呕吐。疼痛时间持续几分钟至数小时不等。可伴明显肾区叩击痛。结石位于输尿管膀胱壁段和输尿管口处或结石伴感染时可有尿频、尿急、尿痛症状，男性病人有尿道和阴茎头部放射痛。

（2）血尿：病人活动或绞痛后出现肉眼或镜下血尿，以后者常见。有些病人以活动后出现镜下血尿为其唯一的临床表现。

（3）其他症状结石引起严重肾积水时，可触到增大的肾脏；继发急性肾盂肾炎或肾积脓时，可有发热、畏寒、脓尿、肾区压痛。双侧上尿路完全性梗阻时可导致无尿。

2. **膀胱结石** 多见于10岁以下的男孩和患前列腺增生症的老年人。结石多在膀胱内形成，少数来自肾脏。主要是膀胱刺激症状，如尿频、尿急和排尿终末疼痛。典型症状为排尿突然中断并感疼痛，疼痛放射至阴茎头部和远端尿道，小儿常搓拉阴茎；变换体位又能继续排尿。常有终末血尿，合并感染时可出现脓尿。

3. **尿道结石** 绝大多数结石来自肾脏和膀胱。表现为排尿困难、点滴状排尿及尿痛，甚至造成急性尿潴留。

（三）辅助检查

1. 实验室检查

（1）尿液检查：尿常规检查可有镜下血尿，有时可见较多的白细胞或结晶。必要时测定24小时尿钙、尿磷、尿酸、肌酐、草酸等。尿细菌培养可有助于选择抗菌药物。

（2）血液检查：测定肾功能、血钙、磷、肌酐、碱性磷酸酶、尿酸和蛋白等。

2. 影像学检查

（1）X线检查

①泌尿系平片可显示结石部位及数量等。

②排泄性尿路造影可显示结石所致的尿路形态、引起结石的局部因素和肾功能改变。透X线结石可显示充盈缺损。

③逆行肾盂造影：通常用于其他方法不能确诊时，可显示结石所在肾的结构和功能，可发现X线不显影的结石，明确结石位置及双肾功能情况。

（2）B超检查：能发现平片不能显示的小结石和透X线结石。还能显示肾结构改变和肾积水等。

（3）肾图：可判断泌尿系梗阻程度及双侧肾功能。

3. 输尿管肾镜、膀胱镜检查　可直接观察到结石。适用于其他方法不能确诊或同时进行治疗时。

（四）治疗原则

根据结石的大小、数目、部位、肾功能和全身情况及有无并发症制定治疗方案。

1. 非手术治疗　适用于结石直径小于0.6cm、表面光滑、无尿路梗阻、无感染，纯尿酸或胱氨酸结石的病人。方法有解痉止痛、大量饮水、加强运动、调整饮食、控制感染、调节尿pH值、药物排石等。90%的表面光滑、直径小于0.4cm的结石，可自行排出。

2. 体外冲击波碎石（extracorporeal shock wavelithotripsy，ESWL）　是目前治疗肾、输尿管结石的首选方法。适宜结石直径小于25cm、结石以下输尿管通畅、肾功能良好、未发生感染的上尿路结石。方法是在X线、B超定位下，将冲击波聚焦后作用于结石使之粉碎，然后随尿流排出，成功率可达90%。

3. 手术治疗

（1）非开放手术

①输尿管镜取石或碎石术适用于因肥胖、结石梗阻、停留时间长而不能用ESWL的中、下段输尿管结石者。

②经皮肾镜取石或碎石术适用于直径大于2.5cm的肾盂结石及下肾盏结石，此法可与ESWL联合应用治疗复杂性肾结石。

③腹腔镜输尿管取石适用于直径大于2cm的输尿管结石，原采用开放手术、或经ESWL、输尿管镜手术失败者。

④其他经膀胱镜机械、液电效应、超声或弹道气压碎石、取石。前尿道结石可在麻醉下注入无菌液体石蜡，压迫结石近端尿道并轻轻向远端推挤、钩取和钳出结石；后尿道结石，在麻醉下用尿道探条将结石轻轻推入膀胱，再按膀胱结石处理。

（2）开放手术：适用于结石远端存在梗阻、部分泌尿系畸形、结石嵌顿紧密、既往非手术治疗失败、肾积水感染严重或病肾无功能等尿路结石病人。手术方式有输尿管切开取石术、肾盂切开或肾窦内肾盂切开取石术、肾部分切除术、肾切除术、耻骨上膀胱切开取石等。

（五）心理-社会状态

结石复发率较高；肾、输尿管结石梗阻可引起肾功能进行性衰退，特别是双侧结石，最终可发展为尿毒症。此类病人希望能经非手术办法使结石排出。体外冲击波碎石技术治疗的周期较长，有时疗效不明显，病人可能产生焦躁心理，故应了解病人及家属对相关知识的掌握程度和治疗的期望。

【护理诊断及合作性问题】

1. 疼痛与结石　刺激引起的炎症、损伤及平滑肌痉挛有关
2. 排尿形态异常　与结石或血块引起尿路梗阻有关。
3. 潜在并发症　血尿、感染。

【护理目标】

病人自述疼痛减轻，舒适感增强；病人恢复正常的排尿功能；病人未发生血尿、感染等并发症，若发生能够得到及时发现和处理。

【护理措施】

（一）非手术治疗及术前护理

1. 一般护理

（1）饮食根据结石成分、生活习惯及条件适当调整饮食，起到延缓结石增长速度及术后减少复发的作用。

（2）大量饮水每日1000～4000ml。保持每日尿量大于2000ml。大量饮水配合利尿解痉药物有利于小结石的排出。

（3）加强运动选择跳跃性运动可促进结石的排出。

2. 病情观察　切观察病人疼痛的部位、性质、程度、伴随症状有无变化及与生命体征的关系。观察尿液内是否有结石排出，每次排尿于玻璃瓶或金属盆内，可看到或听到结石的排出。用纱布过滤尿液，收集结石碎渣作成分分析；定期摄腹部平片观察结石排出情况。

3. 心理护理　向体外冲击波碎石的病人说明方法简单、安全有效，可重复治疗，消除病人恐惧心理。

4. 用药护理

（1）调节尿pH值：口服枸橼酸钾、碳酸氢钠等碱化尿液可治疗与尿酸和胱氨酸相关的结石。口服氯化铵使尿液酸化有利于防止磷酸钙及磷酸镁铵结石的生长。

（2）调节代谢的药物：别嘌呤醇可降低血和尿的尿酸含量，D青霉胺、Q巯丙酰甘氨酸、乙酰半胱氨酸有降低尿胱氨酸及溶石作用。

（3）解痉止痛：主要治疗肾绞痛。常用药物有阿托品、哌替啶。此外，局部热敷、针刺、应用钙离子阻滞剂、吲哚美辛、黄体酮等也可解肾绞痛。

（4）控制感染：根据尿细菌培养及药物敏感试验选用合适的抗菌药控制感染。

（5）中医中药：如通过中草药解痉、止痛、利水，促使小结石的排出。中药有金钱草、石苇、滑石、车前子、鸡内金、木通、瞿麦等。

5. 对症护理　指导病人采用分散注意力、深呼吸等非药物性方法缓解疼痛，不能缓解时，遵医嘱应用镇痛药物。

6. 术前准备　做好术前常规准备；输尿管结石病人术前行腹部平片定位；体外冲击波碎石术前3天忌进食易产气食物，术前晚灌肠，术日晨禁饮食。

（二）术后护理

1. 一般护理

（1）体位结石：位于中肾盏、肾盂、输尿管上段者，碎石后取头高脚低位，上半身抬高；结石位于肾下盏者碎石后取头低位。左侧结石取右侧卧位，右肾结石取左侧卧位，同时叩击肾区，利于碎石由肾盏进入输尿管。巨大肾结石碎石后可因短时间内大量碎石突然充填输尿管而发生堵塞，引起"石街"和继发感染，严重者引起肾功能改变；因此，碎石后应采取患侧卧位，以利结石随尿液逐渐排出。非开放性手术的病人经内镜钳夹碎石后，也应适当变换体位，增加排石。

（2）饮食：鼓励病人多饮水，可起到内冲刷作用，也有利于感染的控制。

2. 病情观察　注意病人生命体征、尿液颜色和性状及尿液检查结果。

3. 做好伤口及引流管护理　经皮肾镜取石术后常规留置肾盂造瘘管，必要时放置输尿管引流管，开放性手术术后常见引流管有伤口引流、尿管、肾盂造瘘管、输尿管支架管、膀胱造瘘管等，应保持通畅和做好相应护理。

4.并发症观察及护理

（1）观察血尿变化情况。遵医嘱应用止血药物。

（2）肾实质切开者，应卧床2周，减少出血机会。

（3）有感染者遵医嘱应用抗菌药控制感染。

【健康指导】

1. 大量饮水　成人保持每日尿量在2000ml以上，尤其是睡前及半夜饮水，效果更好。

2. 活动与休息　有结石的病人在饮水后多活动，以利结石排出。

3. 解除局部因素　尽早解除尿路梗阻、感染、异物等因素，可减少结石形成。

4. 饮食指导　根据所患结石成分调节饮食，以减少结石的产生或复发。

5. 复诊　定期行尿液检查、X线或B超检查，观察有无复发及残余结石情况。若出现剧烈肾绞痛、恶心、呕吐、寒战、高热、血尿等症状，及时就诊。

第四节　泌尿系统结核患者的护理

泌尿系统结核是全身结核病的一部分，起源是肾，绝大多数由肺结核经血行播散引起，少数继发于骨关节结核和肠结核。肾结核继发感染输尿管、膀胱和尿道。肾结核多发生在20～40岁的青壮年，约占70%，男性多于女性，比率2∶1。

当人体初次感染结核菌时，结核菌经血液循环播散到肾，主要在靠近肾小球的血管中形成微小病灶。由于细菌数量少以及机体免疫力的原因，绝大多数病灶都能愈合，不会形成大的病灶，故临床不出现症状而难以被发现，称病理型肾结核。结核菌在髓质继续增殖，形成新的结核结节，且相互融合，中心形成干酪样坏死并继续向肾盏盂发展，引起临床症状，称为临床型肾结核。一般所称的肾结核即为临床型肾结核，90%为单侧。

【护理评估】

（一）健康史

询问病人的年龄、生活习惯、居住环境、营养状况；有无与结核病病人密切接触史、发病及治疗情况；既往史有无肺结核、骨关节结核及消化系统结核；家庭中有无患结核病的人员。

（二）身体状况

早期肾结核病人多无临床表现，尿频是多数泌尿系统结核病人最早出现的临床症状，发病过程一般较为缓慢。

1. 局部症状

（1）膀胱刺激症状：肾结核的典型症状不表现在肾而在膀胱，病人多表现为逐渐加重的膀胱刺激症状，此系含有结核菌及脓液的酸性尿液刺激膀胱引起。随病情发展，可引起尿频、尿急和尿痛。

（2）血尿：是泌尿系统结核的另一常见症状，约发生于2/3的肾结核病人，但多数为镜下血尿，常在膀胱刺激症状出现之后发生；部分病人也可以是最初的症状。血尿的来源多数是膀胱，少数来源于肾。泌尿系统结核引起的肉眼血尿常表现为终末血尿，这是由于排尿时膀胱收缩，引起膀胱结核性溃疡出血所致。终末血尿一般与膀胱刺激症状同时存在。来源于肾的血尿多为全程血尿，但不伴有膀胱刺激症状。

（3）脓尿：也是常见症状，多数系镜下脓细胞，每高倍显微镜视野20个以上；少数严重病例可见米汤样脓尿；混有血液时呈脓血尿。

2. 全身症状　不明显。只有当全身其他器官有活动性结核病灶，或肾结核破坏严重形成脓肾时，病人可出现全身结核病征象，如消瘦、乏力、午后发热、盗汗等症状。双肾结核或一侧肾结核对侧肾积水时可以出现慢性肾功能不全的表现，如浮肿、恶心、呕吐、贫血、少尿甚至无尿。

（三）辅助检查

1. 尿液检查　对泌尿系统结核的诊断有决定性意义。尿液多呈酸性，常规检查可见蛋白、白细胞和红细胞。将尿沉渣涂片作抗酸染色，近2/3病人的尿中可找到结核杆菌。尿结核菌培养的阳性率可高达90%，但费时较长，需将近6周时间。

2. 影像学检查　可明确病变部位及范围。

（1）腹部X线平片：了解有无钙化灶及其部位。

（2）泌尿系造影：静脉尿路造影仍为当前诊断肾结核的有效手段，既可以清楚地显示病变的部位及范围，也可显示肾的功能情况。

（3）CT及MRI检查：对诊断肾结核有帮助，但因显像缺少特征性变化而不常规使用。磁共振水成像对了解上尿路积水情况有特殊意义，有可能取代逆行造影和穿刺造影。

（4）B超检查：可作为筛查手段，有助发现肾积水和肾实质的钙化灶。

3. 膀胱镜检查　多用于作逆行尿路造影时。可见膀胱黏膜炎性充血，严重者可见黄色粟粒状结节和溃疡。膀胱挛缩状态时禁忌作膀胱镜检查。

（四）治疗原则

根据病人全身情况和肾结核病变程度，综合应用支持疗法、药物治疗和手术治疗。抗结核药物治疗适用于早期肾结核。凡药物治疗6～9个月无效、肾破坏严重者，应行手术治疗。常用手术类型有病灶清除术、部分肾切除术、肾切除术。

（五）心理-社会状态

病人和家属对泌尿系结核的治疗方法、预后的认知程度，对晚期病变多次手术治疗的心理和经济承受能力。

【护理诊断及合作性问题】

1. 恐惧与焦虑与病程长、病肾切除、晚期并发症有关。
2. 排尿形态异常与结核性膀胱炎、膀胱挛缩有关。
3. 潜在并发症继发细菌感染。

【护理目标】

病人恐惧与焦虑减轻；病人能维持正常的排尿状态；病人未发生感染或感染得到控制。

【护理措施】

（一）非手术治疗及术前护理

1. 一般护理 加强营养，给予高蛋白、高热量、高维生素易消化饮食；注意休息，适当进行户外活动，避免劳累。多饮水，以减轻结核性脓尿对膀胱的刺激。

2. 心理护理 告诉病人综合应用全身支持疗法、抗结核药物治疗和手术治疗的重要性，鼓励病人主动配合治疗。关心、体贴、安慰病人，消除病人的焦虑情绪，使病人保持愉快的心情更有利于结核病的康复。

3. 病情观察 应定期协助病人做好尿液常规和尿结核杆菌检查、泌尿系造影、B超及肝、肾功能检查等，以观察药物治疗效果。

4. 用药护理 使用抗结核药物治疗期间，应长期观察药物的副作用和对肝、肾的损害，测听力、视力等。若出现恶心、呕吐、耳鸣、听力下降等症状，及时报告医生并作相应处理。

5. 术前准备 除做好术前常规准备外，还需行重要脏器功能检查，了解肾外有无结核，有则对症治疗和护理，增强病人对手术的耐受力。肾全切除术前需用抗结核药物2周以上，肾部分切除术前需用抗结核药物3~6个月，以控制感染灶。

（二）术后护理

1. 一般护理

（1）体位与休息：肾切除病人血压平稳后，可取半卧位，早期下床活动，促进胃肠功能恢复，减轻腹胀。肾结核病灶清除或肾部分切除的病人，为防止继发性出血或肾下垂，应卧床休息7~14天，减少活动。

（2）饮食：若肛门排气，可进营养丰富、易消化的食物。

2. 病情观察

（1）肾部分切除术后易并发出血，应密切观察病人的血压、脉搏、伤口引流液、尿液的变化。

可表现为：①大量血尿。②伤口内引流出的血性液体不断增多，每小时超过100ml或总量达到300~500ml。③术后7~14天因咳嗽、便秘等引起腹内压增高时，突然出现虚脱、血压下降、脉搏加快等症状。以上情况，均提示有内出血可能，应尽快通知医师并作相应处理。

（2）观察健肾功能：病肾切除后，观察健肾功能非常重要。术后连续3天准确记录24小时尿量，特别要观察第一次排尿的时间、尿量、颜色。若手术后6小时仍无排尿或24小时尿量较少，说明健肾可能有肾功能不全，应通知医师处理。

3. 并发症的观察　预防及护理术后3天内每日测体温4次；定期复查血白细胞计数的变化；切口敷料若渗湿要及时更换；保持引流通畅，适时拔管，严格无菌操作；正确使用抗生素。

【健康指导】

1. 康复指导　加强营养，注意休息，适当活动，避免劳累，以增强肌体抵抗力，促进康复。有造瘘者注意自身护理和观察，防止继发感染。

2. 用药指导

（1）术后继续抗结核治疗6个月以上，以防结核复发。

（2）用药要保持联合、规律、全程，不可随意间断或减量、减药，不规则用药可产生耐药性而影响治疗效果。

（3）用药期间须注意药物的不良反应，定期复查肝、肾功能，测听力、视力等。若出现恶心、呕吐、耳鸣、听力下降等症状，应及时就诊。

（4）勿用和慎用对肾脏有毒性的药物，如氨基糖苷类，磺胺类药物等，尤其是双肾结核、孤立肾结核、肾结核、双肾积水的病人。

3. 定期复查　单纯药物治疗者必须重视尿液检查和泌尿系造影的变化。术后应每月检查尿常规和尿结核杆菌，连续半年尿中无结核杆菌称为稳定转阴。5年不复发者可视为治愈。

第五节　良性前列腺增生患者的护理

良性前列腺增生简称前列腺增生，俗称前列腺肥大，是男性老人常见病。男性自35岁以后前列腺可有不同程度的增生，50岁以后出现临床症状。

良性前列腺增生常以纤维细胞增生开始，继之其他组织亦增生。随着长期膀胱出口梗阻，黏膜面出现小梁、小室、憩室；逼尿肌的代偿性肥大可发生压力性尿失禁。逼尿肌失代偿可出现充溢性尿失禁。长期排尿困难使膀胱高度扩张或膀胱内高压，可发生尿液的膀胱输尿管反流，最终引起肾积水和肾功能损害。由于梗阻后膀胱内尿液潴留，容易继发感染和结石。

【护理评估】

（一）健康史

前列腺增生的病因尚未完全明确。目前公认老龄和有功能的睾丸是发病的基础。随年龄增长而出现的性激素分泌紊乱是前列腺增生的重要因素。受凉、劳累、情绪改变、进食辛辣食物及酗酒等因素，常使原有病情加重。

（二）身体状况

取决于梗阻的程度、病变发展的速度以及是否合并感染和结石，而不在于前列腺本身的增生程度。

1. 尿频 是最常见的早期症状，夜间更为明显。

2. 排尿困难 进行性排尿困难是前列腺增生最主要的症状，但发展慢。轻度梗阻时排尿迟缓、断续、尿后滴沥。严重梗阻时排尿费力、射程缩短、尿线细而无力，终成滴沥状。

3. 尿潴留 严重梗阻者膀胱残余尿增多，长期可导致膀胱无力，发生尿潴留或充溢性尿失禁。在前列腺增生的任何阶段，病人可因受凉、劳累、饮酒等使前列腺突然充血、水肿，发生急性尿潴留。

4. 其他 前列腺增生时因局部充血可发生无痛性血尿。若并发感染或结石，有尿急、尿痛等膀胱刺激症状。少数病人在后期可出现肾积水和肾功能不全表现。长期排尿困难者可并发疝、痔或脱肛。

5. 体征 直肠指诊可触到增大的前列腺，表面光滑、质韧、有弹性，中间沟消失或隆起。

（三）辅助检查

1. B超检查 可测量前列腺体积、内部组织结构是否突入膀胱。经直肠超声检查更为精确，经腹壁超声可测量膀胱残余尿量。

2. 尿流动力学检查 尿流率测定可初步判断梗阻的程度。若最大尿流率＜15ml／s，提示排尿不畅；＜10ml／s提示梗阻严重。评估最大尿流率时，排尿量必须超过150ml才有诊断意义。应用尿动力仪测定压力流率等可鉴别神经源性膀胱功能障碍、逼尿肌和尿道括约肌功能失调以及不稳定性膀胱逼尿肌引起的排尿困难。

3. 血清前列腺特异抗原（PSA）测定 前列腺体积较大、有结节或较硬时，应测定血清PSA以排除合并前列腺癌的可能。

（四）治疗原则

1. 非手术治疗

（1）药物治疗：适用于有轻临床症状、残余尿＜50ml的病人。包括α受体阻滞剂、激素、降低胆固醇药物以及植物药等。其中以α1受体阻滞剂特拉唑嗪、5α还原酶抑制剂非那雄胺为常用；前者可降低平滑肌的张力，减少尿道阻力，改善排尿功能；后者通过降低前列腺内双氢睾酮的含量使前列腺缩小，改善排尿功能。对症状较轻的病例有良好疗效。

（2）其他疗法：用于尿道梗阻较重而又不适宜手术者。激光治疗、经尿道气囊高压扩张术、经尿道高温治疗、体外高强度聚焦超声，适用于前列腺增生体积较小者。前列腺尿道支架网适用于不能耐受手术的病人。

2. 手术治疗　症状重的病人，手术治疗仍是最佳选择。手术只切除外科包膜以内的增生部分。方式有经尿道前列腺电切术（transurethral resection of prostate，TURP）、耻骨上经膀胱前列腺切除术和耻骨后前列腺切除术。

（五）心理-社会状态

病人夜尿次数的增多严重影响病人的休息与睡眠；排尿困难，甚至尿潴留、血尿等症状造成病人肉体上的痛苦及较大的精神压力；留置尿管又给病人带来很多生活的不便；病人多希望能尽快得到治疗及希望护士能给予更多的照顾，帮助其解决手术前后生理及心理的问题。因此，应了解病人及家属对拟采取的治疗方法、对手术及可能导致并发症的认知程度、家庭经济承受能力，以提供相应的心理支持。

【护理诊断及合作性问题】

1. 排尿形态异常　与膀胱出口梗阻、逼尿肌受损、留置尿管和手术刺激有关。
2. 疼痛　与逼尿肌功能不稳定、导管刺激、血块堵塞冲洗管引起的膀胱痉挛有关。
3. 潜在并发症　TUR综合征、尿频、尿失禁、出血。

【护理目标】

病人恢复正常排尿形态；病人主诉疼痛减轻或消失；病人未发生并发症，若发生能够得到及时发现和处理。

【护理措施】

（一）急性尿潴留的护理

对发生急性尿潴留的病人，要尽快恢复排尿，同时安慰病人，嘱其不要多饮水。导尿是最简单、常用的方法，应及时施行导尿术。不能插入导尿管者，可在无菌操作下自耻骨上缘穿刺膀胱，抽出尿液，然后做好准备，配合医生施行耻骨上膀胱造瘘术。

（二）非手术治疗与术前护理

1. 一般护理　嘱病人吃粗纤维、易消化食物；忌饮酒及辛辣食物；多饮水，勤排尿，保持大便通畅。
2. 心理护理　耐心向病人及家属解释各种手术的必要性，详细告知治疗方案，消除病人的焦虑和恐惧心理，争取病人的主动配合。必要时遵医嘱给予镇静药物。

3. 病情观察　对术前留置导尿管或膀胱造瘘的病人，应保持引流通畅。长期留置导尿者，每日膀胱冲洗1～2次。

4. 用药护理　因药物治疗需3个月左右才使前列腺缩小、排尿功能改善，应嘱病人坚持用药。

5. 对症护理　如病人有体温升高等感染症状，及时给予抗生素。

6. 扩张尿道的护理　为了让电切镜通过尿道，经尿道前列腺电切术的病人，术前需行尿道扩张，要求尿道能通过24F尿道探子。

7. 术前准备　做好心、肝、肾功能检查，了解病人全身情况，及时治疗，提高病人对手术的耐受力。指导病人练习深呼吸和有效咳嗽、咳痰，防止手术后肺部并发症的发生。做好手术前其他常规准备。

（三）术后护理

1. 一般护理　术后平卧3天后改为半卧位，有利于体位引流，改善呼吸，防止肺部并发症的发生；但需固定或牵拉气囊导尿管，防止病人坐起或肢体活动时，气囊移位而失去压迫膀胱颈口的作用。术后6小时，麻醉作用消失后如无恶心、呕吐即可进流质；～2天后，如无腹胀可恢复正常饮食。嘱病人多饮水起到内冲洗作用。术后3～4天起，鼓励病人翻身和床上活动，防止压疮、下肢静脉栓塞和呼吸道感染。遵医嘱给病人口服缓泻剂预防便秘，术后1周内禁止灌肠或肛管排气，以免刺激前列腺窝引起出血。

2. 并发症的预防及护理

（1）出血

1）经耻骨上膀胱手术后，常规放置双腔气囊导尿管和膀胱造瘘管，冲洗液自尿道导管注入，由膀胱造瘘口排出，起冲洗膀胱和引流尿液的作用；气囊内注入30～50ml的生理盐水还起压迫前列腺窝以止血的作用。术后前列腺窝及膀胱手术野有出血的可能，应密切观察血压、脉搏、呼吸及血尿的颜色；经常检查气囊充液情况及导尿管是否固定、牵引良好。耻骨上膀胱手术后5～7天拔除导尿管；术后10～14天，若排尿通畅可拔除膀胱造瘘管，拔管后用凡士林油纱布填塞瘘口，排尿时用手指压迫瘘口敷料以防漏尿，一般2～3天愈合。

2）经尿道前列腺电切术后，常规放置三腔气囊导尿管，其中一腔通气囊充液起固定、止血作用，另二腔分别起冲洗及耻骨上膀胱造瘘及冲洗引流尿液的作用。术后都有肉眼血尿，一般需持续膀胱冲洗3天左右，防止血块阻塞尿管。正常情况下，血尿颜色随着时间的推移会逐渐变浅；若血尿颜色加深，提示可能有活动性出血，应加快冲洗速度。术后3～5天尿液颜色清澈，可拔除导尿管。

（2）TURP综合征：前列腺电切术中，大量冲洗液被吸收后，可并发高血容量、低钠血症和脑水肿等TURP综合征。术后应严密观察病情变化，严格控制输液速度，遵医嘱应用脱水剂、利尿剂。

（3）膀胱痉挛：因导尿管气囊压在内括约肌上，病人常有尿意感。护理时应注意保持导尿管的通畅，遵医嘱给予抗痉挛药物，告诉病人勿做排尿动作。一般24～48小时后，膀胱痉挛的次数会减少。

【健康指导】

（一）生活指导

1. 采用非手术治疗的病人，应避免因受凉、劳累、饮酒、便秘而引起的急性尿潴留。

2. 预防出血 术后1～2个月内避免剧烈活动，如跑步、骑自行车、性生活等，防止继发性出血。

（二）康复指导

1. 排尿功能训练 若有溢尿现象，病人应有意识地经常锻炼肛提肌，以尽快恢复尿道括约肌功能。

2. 自我观察 TURP病人术后有可能发生尿道狭窄。术后若尿线逐渐变细，甚至出现排尿困难，应及时到医院检查和处理。有狭窄者，定期行尿道扩张，效果较满意。附睾炎常在术后1～4周发生，故出院后若出现阴囊肿大、疼痛、发热等症状应及时去医院就诊。术后前列腺窝的修复需3～6个月，因此，术后可能仍会有排尿异常现象，应多饮水。

3. 门诊随访 定期行尿液检查、复查尿流率及残余尿量。

（三）心理和性生活指导

1. 前列腺经尿道切除术后1个月、经膀胱切除术2个月后，原则上可恢复性生活。

2. 前列腺切除术后常会出现逆行射精，不影响性交。少数病人可出现阳痿，可先采取心理治疗；同时查明原因，再进行针对性治疗。

第六节　泌尿系统肿瘤患者的护理

泌尿系统肿瘤是泌尿外科最常见的疾病之一，大多数为恶性。在我国，成人最常见的是膀胱癌，其次是肾癌。

一、肾癌

肾癌通常指肾细胞癌，也称肾腺癌。占原发肾肿瘤的85%，占成人恶性肿瘤的3%。肾细胞癌在泌尿系统肿瘤中的发病率在膀胱癌、前列腺癌之后，居第三位。发病高峰在50～60岁，男女之比为2：1，无明显的种族差异。

【护理评估】

（一）健康史

肾细胞癌的病因不清。目前认为与环境接触、职业暴露、染色体畸形、抑癌基因缺失等有密切关系。流行病学调查结果显示吸烟是唯一的危险因素，石棉、皮革等制品也与肾细胞癌的发病有很大关系。

询问病人时应了解病人的年龄、性别、婚姻、职业生活习惯、相关疾病、家族发病倾向等。

（二）身体状况

1. 血尿、腰痛、包块　被称为肾细胞癌的三联征，具有此三联征的肾细胞癌病人事实上为晚期。无痛性肉眼血尿是肾癌最主要的初发症状，呈间歇性，有时伴有血；腰痛常为钝痛或隐痛；肿瘤较大时，在腹部或腰部可触及质地坚硬的肿块。

2. 肾外综合征　肾细胞癌有很多肾外临床表现，如红细胞增多、高钙血症、高血压、非转移性的肝功能异常等。

（三）辅助检查

1. 实验室检查　血、尿常规检查可提示贫血、血尿、血沉增快。

2.. 影像学检查

（1）B超检查：能够准确地区分肿瘤和肾肿，对于直径＜0R5cm的病灶也能够较清楚地显示。目前已经作为一种普查肾肿瘤的方法。

（2）CT检查：优于超声波检查。可明确肿瘤部位、肾门情况、肾周围组织与肿瘤的关系、局部淋巴结等，有助于肿瘤的分期和手术方式的确定。

（3）静脉尿路造影：能显示肾盂、肾盏受压的情况，并能了解双侧肾功能。是病人能否接受手术的重要参考指标之

（4）肾动脉造影：可显示肿瘤新生血管，也可同时进行肾动脉栓塞，能降低手术难度和减少术中出血。但是由于CT的普及以及CT血管重建术（CTA）的应用，肾动脉造影检查的应用率大大降低。

（5）MR检查：作用与CT相近，但对血管，如下腔静脉等显像中，其作用明显优于CT检查。

（四）治疗原则

肾癌根治术是实施根治性治疗的最佳方法。适用于无扩散的肾细胞癌。手术切除范围包括患肾、肾周围的正常组织、同侧肾上腺、近端1／2输尿管、肾门旁淋巴结。手术入路取决于肿瘤分期和肿瘤部位等。近年开展了腹腔镜肾癌根治术，此方法具有创伤小、术后恢复快等优点。放疗可以作为肾细胞癌的新辅助治疗方法或术后辅助治疗，但

效果难以定论。

（五）心理-社会状态

本病确诊后，病人会极度恐惧和绝望，有迫切地希望得到及时良好的治疗。因担心手术并发症可再度焦虑、悲观。

【护理诊断及合作性问题】

1. 营养失调　指低于机体需要量，与长期血尿、癌肿消耗、手术创伤有关。
2. 恐惧与焦虑　与对癌症和手术的恐惧有关。
3. 潜在并发症　出血、感染等。

【护理目标】

病人营养失调得到纠正或改善；病人恐惧与焦虑程度减轻或消失；并发症得到有效预防或发生后得到及时发现和处理。

【护理措施】

（一）非手术治疗及术前护理

1. 一般护理　指导胃肠道功能健全的病人选择养丰富的食品；对胃肠功能障碍者，应在手术前后通过静脉途径给予营养，贫血者可予少量多次输血以提高血红蛋白水平及病人抵抗力，保证术后顺利康复。

2. 病情观察　观察血尿的变化，严重者应卧床休息；观察疼痛的性质和程度的改变，必要时使用止痛药。

3. 心理护理　对恐惧、焦虑的病人，护理人员要主动关心，倾听病人诉说，适当解释病情，告知手术治疗的必要性和可行性，以稳定病人情绪，争取病人的积极配合。

4. 用药护理　疼痛剧烈者可给予哌替啶、吗啡等，掌握疼痛的规律，在发作前半小时左右给药。

5. 术前准备　做好泌尿系统常规准备。

（二）术后护理

1. 一般护理　根治性肾切除术后，若病人血压平稳，可取半卧位；生命体征平稳后可下床活动；术后禁食，胃肠功能恢复后可进营养丰富的食物。

2. 病情观察　因手术切除范围大，对病人的创伤也大，术后应严密监测生命体征；观察是否有内出血及电解质紊乱的表现，保证输血、输液通畅，防治休克；监测肾功能，防治肾衰。

3. 并发症的预防及护理

（1）预防术后出血

1）观察引流管引流物状况：若病人术后引流量较多色鲜红且很快凝固，同时伴血压下降、脉搏增快，常提示有出血，应立即通知医师处理。

2）止血和输血：①根据医嘱，应用止血药物。②对出血量大、血容量不足的病人给予输液和输血；对经处理出血未能停止者，积极做好手术止血的准备。

（2）预防感染：观察体温变化情况，伤口及引流管内引流物的量及性状，保持各引流管引流通畅；加强术后护理，保持伤口干燥。遵医嘱应用抗菌类药物，防止感染的发生。

【健康指导】

1. 康复指导　保证充分的休息，适度身体锻炼及娱乐活动，加强营养，增强体质。

2. 用药指导　由于肾癌对放、化疗均不敏感，生物素治疗可能是此类病人康复期的主要方法。在用药期间，病人可能有低热、乏力等不良反应，若出现可应及时就医，在医生指导下用药。

3. 定期复查　本病的近、远期复发率均较高，病人需定期复查B超、CT和血尿常规，有利于及时发现复发或转移。

二、膀胱癌

膀胱癌发病率在我国泌尿生殖系肿瘤中占第一位。膀胱癌的平均发病年龄为65岁，男女之比为28∶72。大多数病人的肿瘤仅局限于膀胱，只有15%的病例出现远处转移。

膀胱癌的生长方式一种是向膀胱腔内生长，成为乳头状瘤或乳头状癌；另一种是在上皮内浸润性生长，形成原位癌、内翻性乳头状瘤或乳头状癌。上皮细胞恶性肿瘤占绝大多数。其中以移行上皮细胞癌为主，肾癌和腺癌较少。

【护理评估】

（一）健康史

导致膀胱癌的因素很多，吸烟是导致膀胱癌的重要因素之一，50%的男性和30%的女性有长期吸烟病史。长期从事染料、橡胶、皮革、塑料及有机化学加工等职业的人员，长期服用镇痛药的人容易发生膀胱癌。

（二）身体状况

1. 症状

（1）血尿：85%～90%病人出现血尿。血尿可以是肉眼血尿，也可以是显微镜下血尿，既可以是间断性，也可以是持续性血尿。

（2）膀胱刺激症状：尤其是原位癌病人。

（3）转移：骨转移病人有骨痛，腹膜后转移或肾积水病人可出现腰痛。

2. 体征　多数病人无明显体征。当肿瘤增大到一定程度，可能触到肿块。发生肝或淋巴结转移时，可扪及肿大的肝或锁骨上淋巴结。

（三）辅助检查

1. 实验室检查　尿常规检查可见血尿或脓尿。大量血尿或肿瘤侵犯骨髓可致贫血，血常规见血红蛋白值和血细胞比容下降。

2. 影像学检查

（1）B超检查：在膀胱充盈情况下可以看到肿瘤的位置、大小等特点。

（2）CT、MRI检查：除能观察到肿瘤大小、位置外，还能观察到肿瘤与膀胱壁的关系。

3. 膀胱镜检查　是诊断膀胱癌最直接、重要的方法，可以显示肿瘤的数目、大小、外观、位置等。膀胱镜观察到肿瘤后应获取组织做病理检查。

（四）治疗原则

以手术治疗为主，手术分为经膀胱镜电灼或电切术膀胱切开肿瘤切除术、膀胱部分切除术及膀胱全切除术等。根据肿瘤的病理及病人全身情况选择手术方法。经膀胱镜电灼或电切术适用于单个或数目不多、有蒂而浅表的小肿瘤。膀胱部分切除术适用于单个瘤体较大，浸润较浅局限于一处的肿瘤，若切除范围影响到输尿管口时，应将输尿管末端一并切除，然后将输尿管移植于膀胱上。膀胱全切除术适用于多发性、体积大、浸润深、恶性程度高、多次反复发作的肿瘤，需行尿流改道及重建手术。

凡保留膀胱的各种手术治疗，5年内有超过半数的病人肿瘤会复发，而复发后仍有可能治愈。术后应定期行膀胱内灌注治疗，常用的药物有丝裂霉素、噻替哌、阿霉素、羟喜树碱等，也可配合放射治疗和全身化疗等。

（五）心理-社会状态

病人及家属对病情、拟采取的手术方式、手术并发症、排尿形态改变的认知程度，心理和家庭经济承受能力。

【护理诊断及合作性问题】

1. 恐惧与焦虑　与对癌症的恐惧、害怕手术、如厕自理缺陷有关。

2. 自我形象紊乱　与膀胱全切除尿流改道、造瘘口或引流装置的存在，不能主动排尿有关。

3. 潜在并发症　出血、感染等。

【护理目标】

病人恐惧与焦虑减轻或消失；病人能接受自我形象改变的现实；病人未发生出血及感染。

【护理措施】

（一）非手术治疗及术前护理

全膀胱切除术是一破坏性很大的手术，而且必须尿流改道，手术后会带来一系列严重并发症，故须做好充分的术前准备。首先要增加病人的营养，纠正贫血和低蛋白血症，纠正水、电解质失衡和酸中毒。同时抗感染治疗，特别对已有尿路感染的病人尤为必要。膀胱全切后肠管代膀胱术的病人，按结肠直肠手术进行肠道准备；女病人术前3天开始冲洗阴道，1~2次/d；术日晨插胃管。其他术前准备可参照肾肿瘤手术前护理。

（二）术后护理

1. 一般护理　经尿道膀胱肿瘤电切术后6小时，可正常进食。膀胱部分切除和膀胱全切双输尿管皮肤造口术，待肛门排气后，进富含维生素及营养丰富的饮食。回肠膀胱术、可控膀胱术后按肠吻合术后饮食。多饮水可起到内冲洗作用。禁食期间给予静脉营养。

2. 病情观察　严密观察血压、脉搏、呼吸的变化，保证输血、输液通畅，早期发现休克，及时进行治疗和护理。

3. 经尿道膀胱肿瘤电切术　术后应取平卧位，保持导尿管通畅。

4. 膀胱部分切除术　术后要妥善固定导尿管并保持引流通畅。若出血过多形成凝块可阻塞尿管造成膀胱充盈出血。必要时可用无菌生理盐水间断或持续进行膀胱冲洗。

5. 膀胱全切回肠代膀胱术　此种术式是一种比较满意的尿流改道术，因回肠膀胱较短，形若通道，尿液引流通畅，对尿液中的代谢产物和电解质的吸收也较少，故极少发生电解质紊乱，输尿管返流的发生率也较低，但回肠膀胱无贮尿功能，需佩带造瘘袋。

6. 膀胱全切输尿管皮肤造口术　术后应经常观察造口的血运情况，造口周围皮肤及尿袋的护理同回肠代膀胱术后护理。

7. 双侧输尿管移植于肠道术　术后尿粪合流，极易引起逆行性感染，应嘱病人多饮水，每晚睡前安置肛管，便于引流尿液和肠道分泌物，减少感染机会。

8. 膀胱全切直肠代膀胱术　术后因肛门括约肌的作用，尿液可潴留在直肠内，增加了直肠黏膜对尿液中电解质的再吸收，可造成高氯性酸中毒，术后应定期监测电解质变化，及时纠正。

9. 引流护理

（1）对手术后留置导尿管和耻骨上膀胱造瘘管的病人，应做好常规护理。

（2）膀胱全切回肠代膀胱的病人，应密切观察和记录左、右输尿管支架管及回肠代膀胱引流管引流的尿液，以了解双侧及回肠代膀胱的功能。

输尿管支架管为两根塑料导管，经代膀胱通过两侧输尿管的吻合口，进入两侧输尿管，将输尿管内尿液直接引出体外，对两侧输尿管与肠管的吻合口起支架作用，可防止因水肿而引起吻合口急性梗阻，有利于吻合口的愈合，一般术后2周左右拔除，拔管后注意观察尿量、全身反应和有无漏尿等情况。

代膀胱内留置的乳胶管可引出代膀胱内的肠道分泌物及可能经输尿管支架管旁漏入的尿液，一般术后1周拔除。

（3）观察和记录各残腔引流管的引流量和性质，以判断有无内出血发生，一般在术后2~3天引流液减少时拔除。

10. 并发症的预防及护理　定时测体温，观察有无口腔感染、肺部感染、泌尿系感染，造瘘口周围皮肤感染，如有异常，及时报告给医生并协助处理。

11. 放疗和化疗的护理　对需膀胱内灌注化疗药物的病人，应将用蒸馏水或等渗盐水稀释的化疗药物，经尿管缓慢注入膀胱内，取平、俯、左侧、右侧卧位，每15分钟变换1次体位，保留2小时后排出。每周灌注1次，共6次，以后每月1次，持续2年。

【健康指导】

1. 康复指导　适当锻炼，加强营养，增强体质。禁止吸烟，避免接触联苯胺类致癌物质。

2. 术后　坚持膀胱灌注化疗药物，膀胱保留术疫抑制剂BCG（卡介苗）或抗癌药物，可预防或推迟肿瘤复发。每周灌注1次，共6次，以后根据B超、血、尿常规复查结果，如膀胱内无肿瘤复发，可将膀胱灌注药物时间改为2周1次，6次后需复查膀胱镜；若有肿瘤复发，立即再次手术治疗，无复发者可将膀胱灌注间隔时间延长至1个月，1年后若仍无肿瘤复发，可将膀胱灌注间隔时间延长至2个月，终身灌注每2~3年复查膀胱镜。膀胱灌注药物后需将药物保留在膀胱内2小时，每半小时变换体位，俯、仰、左、右侧卧位各半小时。

3.. 定期复查　主要是全身系统检查，以便及时发现转移及复发征象。

4. 自我护理　尿流改道术后腹部佩带接尿器者，应学会自我护理，避免接尿器的边缘压迫造瘘口。保持清洁，定期更换尿袋。可控膀胱术后，开始每2~3小时导尿1次，逐渐延长间隔时间至每3~4小时1次，导尿时要注意保持清洁，定期用生理盐水及开水冲洗集尿袋，清除黏液及沉淀物。

第七节　泌尿外科常用护理技术——膀胱冲洗

膀胱冲洗是将药液通过留置的导尿管或耻骨上膀胱造瘘管注入膀胱，反复冲洗后再由导管排出。适用于长期留置导尿、膀胱手术后、前列腺手术后病人。常用的冲洗液有0.02%（1：5000）呋喃西林、0.02%乳酸依沙吖啶、3%硼酸溶液和生理盐水。冲洗液温度一般以35~37℃为宜（膀胱内出血时适宜用4℃冷冲洗液）。一般每日冲洗2~3次，若手术后膀胱内黏液、脓液较多或有出血时，可增加冲洗次数或持续冲洗。每次冲洗液量50~100ml，膀胱手术后，则每次不应超过50ml。

一、操作目的

1. 防止长期留置导尿者发生泌尿系感染。
2. 防止泌尿系手术后尿道被血块、脓液等阻塞。

二、操作评估

评估病人是否有尿路感染；尿道有无血块、脓液等阻塞。

三、操作前准备

1. 封闭式冲洗术（输液瓶冲洗法）　无菌冲洗引流管（1套橡胶管3根）、"Y"形接管、玻璃接管、冲洗吊瓶、无菌冲洗液、无菌引流瓶、卵圆钳。
2. 开放式冲洗术（膀胱冲洗器冲洗法）　膀胱冲洗针筒、弯盘、无菌冲洗液、酒精棉球。

四、操作步骤

（一）封闭式冲洗术

1. 核对病人，向病人解释冲洗目的以取得配合。
2. 操作者洗手，备齐用物并携至床旁，再次核对。
3. 遮挡病人并协助采取适当姿势，露出导尿管。
4. 吊瓶内盛冲洗液挂于输液架上，下端以无菌操作连接"V"形接管，"Y"形接管同时分别连接导尿管及引流瓶，引流瓶挂于床旁。
5. 吊瓶高于骨盆1米左右，"Y"形接管固定在膀胱同水平。
6. 冲洗前先引流，使膀胱排空，然后夹闭排尿引流管，开放输入管，使冲洗液缓流入膀胱，40~60滴／min，待流入一定量后（一般每次50ml），夹紧输入管，开放引流管，让尿液经"Y"形接管流入引流瓶，并观察尿流速度色泽及浑浊度。
7. 每次反复冲洗3~4遍或至冲出液澄清为止。

8. 安置病人，整理用物。

（二）开放式冲洗术

1. 核对病人，向病人解释冲洗的目的以取得配合。

2. 操作者洗手，备齐用物并携至床旁，再次核对。

3. 遮挡病人并协助采取适当姿势，露出导尿管。

4. 用75％乙醇棉球消毒导尿管外口，注意导管末端不被污染。

5. 用膀胱冲洗针筒抽取冲洗液，连接导尿管，将冲洗液缓缓注入膀胱。

6. 冲洗时应让冲洗液自行流出或轻加抽吸，不宜用力过猛，吸出的液体不宜回注入膀胱内。如此反复冲洗，直至冲出液澄清为止。

7. 冲洗完毕，将远端引流管冲洗一遍，用75％乙醇棉球消毒导尿管及远端引流管接口，接好尿袋并固定。

8. 安置病人，整理用物。

五、注意事项

1. 膀胱冲洗时，严格执行无菌操作，吸出液体不可回入膀胱，避免引起逆行感染。

2. 膀胱冲洗压力不宜过大。

3. 如冲出液体少于注入量，可能有导管阻塞或导尿管在膀胱内位置不当，应及时处理。

4. 操作过程中，严密观察病人生命体征。出现异常，应及时通知医生。

第七章 肛肠科疾病护理

第一节 肠套叠

肠套叠是部分肠管及其相应的肠系膜套入邻近肠腔内引起的肠梗阻，是婴儿期最常见的急腹症之一，1岁内多见，占60%65%，以4~10个月婴儿多见，2岁以后随年龄增长发病率逐年减少，5岁罕见，偶尔可见成人或新生儿。男女之比为2∶1至3∶1。肠套叠一年四季均有发病，以春末夏初发病率最高。

一、病因

病因至今尚未完全明了，可能与下列因素有关。

1. 饮食改变和辅食刺激 生后4~10个月，正是添加辅食和增加乳量的时期，由于婴幼儿肠道不能立即适应新添加食物的刺激，易发生肠动紊乱，促使某段肠管套入另一段肠腔之中。肠管本身疾病如肠炎等诱发肠蠕动紊乱都会引起肠套叠。

2. 回盲部解剖因素 大量文献证实婴幼儿肠套叠发生在回盲部者约占95%，因婴幼儿回盲部较游动，回盲瓣过度肥厚，小肠系膜相对较长，婴儿90%回盲瓣呈唇样凸入盲肠，长达1cm以上，加上该区淋巴组织丰富，受炎症或食物等刺激后易引起充血水肿、肥厚，肠动将回盲瓣向前推移，并牵拉肠管形成套叠。

3. 病毒感染或其他原因 小儿肠道内腺病毒或轮状病毒感染后，可引起末端回肠集合淋巴结增生，局部肠壁增厚，甚至形成肿物向肠腔突起构成套叠起点，加之肠道受病毒感染或其他原因刺激，蠕动增强，导致发病。

4. 免疫反应因素 原发性肠套叠多发生于1岁以内，是机体免疫功能不完善时期，肠壁局部免疫功能易破坏，蠕动紊乱而诱发肠套叠。

5. 自主神经因素 有人提出交感神经发育迟缓，自主神经系统活动失调所致。副交感神经使肠管收缩紧张，交感神经使肠管舒张不良，以至套入远端肠腔形成肠套叠。

6. 遗传因素 近年来报道肠套叠有家族发病史。

二、临床表现

（一）肠套叠分型

其症状是阵发性腹痛（或阵发性哭吵）、呕吐、血便，腹部可触及腊肠样包块。多见于肥胖健壮的2岁以内婴幼儿，为突然发病。根据套入部最近端和鞘部最远端肠段部位将肠套叠分为以下类型。

1. 小肠型　即小肠套入小肠，包括空空型、回回型和空回型。

2. 回盲型　回盲瓣是肠套叠的头部，带领回肠末端进入升结肠、盲肠、阑尾也随着翻入结肠内，此型最多见。

3. 回结型　回肠从距回盲瓣几厘米到数十厘米处起，套入回肠最末一段，穿过回盲瓣进入结肠。

4. 结肠型　结肠套入结肠，此类型较少见。

5. 复杂型或复套型　常见为回回结型，回肠先套入远端回肠内，然后再整个套入结肠内，形成回回结型复套。

6. 多发型　在肠管不同区域内有分开的两个、三.个或更多的肠套叠，如回结套加小肠套，或小肠上有两个套叠。

（二）小儿肠套叠分型

小儿肠套叠分为婴儿肠套叠和儿童肠套叠，临床以前者多见。

1. 婴儿肠套叠临床表现如下。

（1）阵发性哭吵：为最早症状，表现为原先安静的患儿突然出现明显烦躁不适，有规律的哭闹，伴有手足乱动、面色苍白、拒食，可有全身强直，双腿向腹部屈曲，表情痛苦，症状突发突止，发作间隙表现正常或安静入睡。

（2）呕吐：约有80%的患儿出现呕吐，呕吐开始为不消化食物如乳汁、乳块或食物残渣，以后转为胆汁样物，呕吐后可有全身扭动，屏气表现，严重时甚至吐出带臭味的肠内容物，提示病情严重。

（3）果酱样血便：肠套叠初期，结肠蠕动增加，肠腔内压升高，患儿排出少量正常粪便，后期粪便中出现血迹，随之因肠缺血坏死而排暗红色血块或果酱样大便。便血原因是肠套叠时，肠系膜被嵌入肠壁间，发生血液循环障碍而引起黏膜出血、水肿与肠黏液混合在一起而形成暗紫色胶冻样液体。

（4）腹部包块：在两次哭闹的间歇期触诊，可在右上腹部摸到像腊肠或香蕉一样的肿块，质地稍硬而具有韧性感，右下腹一般有空虚感，肿块可沿结肠移动，一般在发病的早期容易触及，晚期腹胀重或腹肌紧张时，不易触及包块。

（5）全身情况：早期除面色苍白、烦躁不安外，一般营养状况良好，晚期患儿可有脱水、电解质紊乱，精神萎靡、反应迟钝等，发生肠坏死时，有腹膜炎表现，可出现中毒性休克等症状。

2. 儿童肠套叠　一般说来，儿童肠套叠与婴儿肠套叠的区别不大，但年龄越大，发病过程多缓慢，呈亚急性肠梗阻的症状，以腹部疼痛和腹部包块多见，呕吐和便血较少，在全身情况方面，儿童肠套叠发生严重脱水、休克者少见。

三、辅助检查

1. 腹部超声　为首选的检查方法，可以通过肠套叠的特征性影像协助临床确定诊断，在肠套叠横断面上显示为"同心圆"或"靶环"征，纵切面上，呈"套筒"征。

2. 肛门指检　有重要临床价值，有些就诊较早无血便症状的患儿，通过肛门指检可发现直肠内有黏液血便，对诊断肠套叠极有价值。

3. 血液检查　外周血可有血象白细胞增高，也可正常；重症休克脱水的患儿可有水、电解质紊乱等。

4. 大便潜血试验　呈现阳性结果。

5. 空气灌肠　在空气灌肠前先作腹部X片检查，观察肠内充气及分布情况，注入气体后可见在套叠顶部出现杯状影，有时可见部分气体进入鞘部形成不同程度钳状阴影，可作为明确的诊断指征。

6. 腹部CT　对怀疑继发性肠套叠有一定参考价值。

四、治疗要点

肠套叠治疗原则是尽快使套叠复位，解除肠梗阻，治疗方法分非手术疗法和手术疗法两种。首选空气灌肠，空气灌肠适用于病程不超过48小时，全身情况良好，生命体征稳定，无中毒症状者，对空气灌肠未成功、一般情况差、发病时间长（超过24～48小时）者需手术；少数病例出现肠坏死、穿孔，根据病情选择肠切除、肠吻合或肠造瘘等手术。

五、护理措施

（一）空气灌肠的护理

禁饮食，胃肠减压，减轻腹胀；肌注阿托品；空气灌肠成功后，口服活性炭，观察大便排出情况，待6～8小时活性炭排出，腹部体征无异常后进流质食物和停止胃肠减压，注意观察患儿有无肠套叠复发和迟发性肠穿孔的迹象；如空气灌肠失败，则行手术治疗护理人员及时完成手术前准备。

（二）肠套叠手术前准备

1. 术前禁食禁水，防止麻醉或手术过程中的呕吐而引起窒息或吸入性肺炎。
2. 皮肤准备　去除腹部及肚脐的污垢，预防伤口感染。
3. 术前肌注阿托品，扩张血管，抑制腺体分泌，减少口腔分泌物。

（三）肠套叠手术后护理

1. 术后平卧位6小时，头偏向一侧，保持呼吸道通畅，以免呕吐引起窒息。

2. 饮食要求当天禁食禁水，肛门排气或排便后可饮水，逐渐过渡为流质、半流质。

3. 术后保持伤口敷料的干燥，如被污染或浸湿，应告知医生给予更换。

4. 术后早期下床活动（婴幼儿由家长抱着活动），以促进肠蠕动恢复，减少肠粘连的发生，还可促进血液循环，加速伤口愈合。

5. 保持各引流管的通畅，避免扭曲、受压或打折，指导家长防止患儿抓脱引流管。

6. 若行肠造瘘手术，则按肠造术后护理常规进行护理。

六、出院指导

手术后的患儿应指导家长避免患儿受凉以免引起感冒、咳嗽而影响伤口愈合；注意个人卫生及饮食卫生，防止腹泻、呕吐等导致胃肠功能亲乱，再次诱发肠套叠。因本病容易复发，应指导家长添加辅食应循序渐进，注意饮食卫生，由于患儿幼小表达能力差，告知家长一旦患儿出现阵发性哭闹应及时到医院就诊。

第二节　肠梗阻

肠梗阻是指肠内容物不能正常运行或顺利通过肠道，是外科常见的急腹症之一，按照梗阻原因可分为机械性肠梗阻、动力性肠梗阻和血运性肠梗阻；按照梗阻部位可分为高位和低位肠梗阻；按梗阻部位血运情况分为单纯性和绞窄性肠梗阻。肠梗阻病因复杂，发展迅速，若处理不及时常危及患儿的生命。

一、病因

（一）机械性肠梗阻

常见病因如下：

1. 肠内异物　肠石，寄生虫，大的粪块堵塞或嵌顿。

2. 肠道内息肉，新生物，良恶性肿瘤或淋巴管堵塞。

3. 肠套叠。

4. 肠先天性异常包括先天性肠道内闭锁等，肠先天性异常般较少见。

5. 肠道炎性病变及肠粘连　常因腹腔或盆腔手术后，或腹腔内慢性炎症性病变（如结核性腹膜炎，克罗恩病等）所致，手术后发生肠粘连以小肠粘连者为多。

（二）动力性肠梗阻

运动障碍性肠梗阻是因肠壁肌肉活动紊乱，导致肠内容物不能运行。

1. 手术后麻痹性肠梗阻　常见于手术后。

2. 非手术麻痹性肠梗阻　常见于电解质紊乱（尤以血钾、钠镁异常多见），多种全身性或腹腔内炎症，重金属中毒等。

3. 血运性肠梗阻　系肠管的血供发生障碍所致，常可造成肠壁肌肉活动消失，如肠管血供不能恢复，则肠管极易发生坏死，尤其是经终末支供血的肠管，肠管血供发生障碍多见于各种原因所致的肠系膜动脉血栓形成或栓塞。

二、临床表现

各类肠梗阻共有的临床表现是腹痛、呕吐、腹胀及停止排气排便。

三、辅助检查

1. 血红蛋白及白细胞计数肠梗阻早期正常，梗阻时间较久，出现脱水征时，则可以发生血液浓缩与白细胞增高，白细胞增高并伴有左移时，表示肠纹窄存在。

2. 血清电解质（K^+，Na^+，Cl^-），血气分析，尿素氮，血球压积的测定都很重要，用以判断脱水与电解质紊乱情况以及指导液体的输入。

3. X线检查　X线检查对肠梗阻的诊断十分重要，空肠与回肠气体充盈后，其X线的图像各有特点：空肠黏膜皱襞对系膜缘呈鱼骨状平行排列，其间隙规则犹如弹簧状；回肠黏膜皱襞消失，肠管的轮廓光滑；结肠胀气位于腹部周边，显示结肠袋形。

（1）小肠梗阻的X线表现：梗阻以上肠管积气，积液与肠管扩张，梗阻后在肠腔内很快出现液面，梗阻时间越长，液面越多，低位梗阻液面更多，液面一般在梗阻5～6小时后出现，立位检查可见到阶梯样长短不一的液平面，卧位检查时可见到胀气肠的分布情况，小肠居中央，结肠占据腹部外周，高位空肠梗阻时，胃内出现大量的气体和液体，低位小肠梗阻，则液平面较多，完全性梗阻时，结肠内无气体或仅有少量气体。

（2）绞窄性肠梗阻的表现：在腹部有圆形或分叶状软组织肿块影像，还可见个别膨胀固定肠襻呈"C"字形扩张或"咖啡豆征"。

（3）麻痹性肠梗阻的表现：小肠与结肠都呈均匀的扩张，但肠管内的积气和液面较少，若系由腹膜炎引起的麻痹性肠梗阻，腹腔内有渗出性液体，肠管漂浮其中，肠管间距增宽，边缘模糊，空肠黏膜皱襞增粗。

4. 超声检查　腹内可形成软性包块，可见肠腔内液体滞留，肠套叠可见同心圆肠腔声像，圆心强回声，纵面可见多层管壁结构，利用B型超声诊断肠梗阻待进一步研究提高。

四、治疗

肠梗阻的治疗原则，主要是解除和矫正因梗阻而引起的全身紊乱，具体的治疗方法应根据肠梗阻的类型、部位和患儿的全身情况而定，分保守疗法和手术疗法。非手术疗法适用于单纯性、粘连性肠梗阻、麻痹性或痉挛性肠梗阻、蛔虫或粪块堵塞引起的肠梗阻。手术治疗适用于各种类型绞窄性肠梗阻、肿瘤及先天性肠道畸形引起的肠梗阻，以及非手术治疗无效的患儿。

五、护理措施

（一）保守疗法的护理

1. 禁食，如梗阻缓解，排气、排便、腹痛，腹胀消失后可进流质饮食，忌产气的甜食，逐步过渡到半流质和普食。

2. 保持胃肠减压的作用，防止胃管受压或扭曲，若发现胃液量、颜色及性质有异常及时向医生反映，若发现胃液为血性，应考虑绞窄性肠梗阻的可能。

3. 生命体征稳定时，采取半卧位，如果出现呕吐应坐起或头侧向一边，及时清除口腔呕吐物，以免引起吸入性肺炎或窒息，呕吐后给予漱口，保持口腔清洁。

4. 配合静脉输液以纠正水电解质紊乱和酸碱失衡，做好休克的防治。

5. 严密观察腹痛、腹胀、呕吐等情况，若患儿症状不见好转或加重，及时报告医生，止痛剂的应用应遵循急腹症治疗的原则，及时做好术前准备。

6. 监测患儿生命体征的变化，如有发热及时给予退热处理。

（二）手术疗法的护理

1. 术前禁食禁饮6～8小时，胃肠减压，备皮，备血。

2. 术前肌注阿托品，抑制腺体分泌。

3. 术后平卧位，6小时后取半卧位以促进腹腔炎症的消散。

4. 禁食3天左右，禁食期间给予补液，肠蠕动恢复后，可开始进少量流质，逐步过渡为半流质。

5. 观察大便排出情况，注意有无腹痛、腹胀，注意防止伤口被污染。

6. 保持胃肠减压管及腹腔引流管的通畅，避免扭曲、受压或打折，指导家长防止患儿抓脱引流管。

7. 术后24小时，指导患儿离床活动，促进肠蠕动恢复，若为肠吻合手术，下床活动时间和进食时间应适当推迟。

六、出院指导

注意饮食结构和卫生，避免肠道功能紊乱，进食易消化食物，少食刺激性食物避免暴饮暴食；避免腹部受凉和饭后剧烈活动；出院后适当活动，若有腹痛、腹胀、停止排气排便、持续高热等不适，及时就诊；出院后按时复查，检查伤口恢复情况。

第三节　先天性巨结肠

先天性巨结肠（hirschsprung's discase）是结肠远端及直肠缺乏神经节细胞的肠发育畸形，缺乏神经节细胞的肠管呈痉挛性狭窄；其近段肠管扩张、肥厚。在新生儿期主要为急性肠梗阻，婴幼儿和儿童期表现为便秘、腹胀。绝大多数巨结肠患儿需要手术治疗。

一、病因

相关的病因学研究尚无明确的最终结论，近年的病因学研究已经进行到基因学阶段并取得了一定的成果，除微观方面的可能病因分析外，空气污染、有害食品添加剂、宫内病毒感染等可能病因诊断已经越发引起相关部门的重视。先天性巨结肠的基本病理变化是在肠壁肌间和黏膜下的神经丛内缺乏神经节细胞，无髓鞘性的副交感神经纤维数量增加且变粗，因此先天性巨结肠又称为"无神经节细胞症"（aganglionosis），由于神经节细胞的缺如和减少，使病变肠段失去推进式正常蠕动，经常处于痉挛状态，形成功能性肠梗阻，粪便通过困难，痉挛肠管的近端由于长期粪便淤积逐渐扩张、肥厚而形成巨结肠。

二、临床表现

1. 胎便排出延迟，顽固性便秘腹胀　患儿因病变肠管长度不同而有不同的临床表现。痉挛段越长，出现便秘症状越早越严重。多于生后48小时内无胎便排出或仅排出少量胎便，可于23日内出现低位部分甚至完全性肠梗阻症状，呕吐腹胀不排便，大多数病例在出生后1周内发生急性肠梗阻。肠梗阻症状缓解后仍有便秘和腹胀，须经常扩肛或灌肠方能排便，严重者发展为不灌肠不排便，腹胀逐渐加重，患儿呈端坐式呼吸，夜间不能平卧。

2. 一般情况　长期腹胀便秘，可使患儿食欲下降，影响了营养的吸收，患儿全身情况不良，呈贫血状，消瘦，发育延迟，年龄越大越明显，患儿抵抗力低下，经常发生上呼吸道及肠道感染。粪便淤积使结肠肥厚扩张，腹部可出现宽大肠型，有时可触及充满粪便的肠袢及粪石。

3. 巨结肠伴发小肠结肠炎　这是最常见和最严重的并发症，尤其是新生儿时期。患儿表现为腹胀、腹泻、粪汁带有气体且奇臭，发热、血压下降，X线检查腹部直立位平片提示小肠与结肠扩张，可伴有液平面，若不及时治疗，可引起较高的死亡率。

三、辅助检查

1. 直肠指诊　感到直肠壶腹部空虚不能触及粪便，超过痉挛段到扩张段内方触及大便。

2. X线检查　钡剂灌肠侧位和前后位照片中可见到典型的痉挛肠段和扩张肠段，排钡功能差，24小时后仍有钡剂存留，若不及时灌肠洗出钡剂，可形成钡石，合并肠炎时扩张肠段肠壁呈锯齿状表现，新生儿时期扩张肠管多于生后半个月方能对比见到。

3. 活体组织检查　取距肛门4cm以上直肠壁黏膜下层及肌层一小块组织，检查神经节细胞的数量，巨结肠患儿缺乏节细胞，此方法必须在麻醉下施行，术中可能导致出血或肠穿孔，仅限于个别疑难病例使用。

4. 肛门直肠测压法　测定直肠和肛门括约肌的反射性压力变化·可诊断和鉴别其他原因引起的便秘。在正常小儿和功能性便秘，当直肠受膨胀性刺激后，内括约肌立即发生反射性放松，压力下降，先天性巨结肠患儿内括约肌非但不放松，而且发生明显的收缩，使压力增高。此法在10天以内的新生儿有时可出现假阳性结果。

5. 直所黏膜组织化学检查法　此乃根据痉挛段黏膜下及肌层神经节细胞缺如处增生、肥大的副交感神经节前纤维不断释放大量乙酰胆碱和胆碱酶，经化学方法可以测定出两者数量和活性均较正常儿童高出5～6倍，有助于对先天性巨结肠的诊断，并可用于新生儿。

6. 纤维结肠镜检查　能清晰观察病变肠管的长度、形态和炎症的程度，根据测量痉挛段肠管距肛门的距离，将巨结肠分为三型：长段型（15～20cm），常见型（10～15cm），短段型（5～9cm）。

四、治疗

先天性巨结肠的诊断和治疗近年来有了很大进步，患儿若能得到早期诊断早期手术治疗，术后近期远期效果较满意。但有些患儿术后大便次数多或失禁，则需较长时间进行排便训练。尽可能切除病变肠管是最好的治疗方法，即根治手术。非手术治疗和历造瘘手术，是因患儿年龄或技术条件的限制，为维持排便及生长发育而采取的治疗措施。手术治疗是切除无神经节细胞或神经节细胞稀少、有病变的肠段，再做正常的近端结肠与肛管的吻合，临床分型不同的患儿应采用不同的根治手术，包括腹腔镜辅助下施行的根治手术。

五、护理措施

（一）术前护理

1. 完善术前相关检查。

2. 病房每日开窗通风2次，每次30分钟，适时增减衣物，预防感冒。

3. 进易消化、少渣、高热量、高维生素、高蛋白饮食，对低蛋白血症或贫血应予纠正，必要时输血或血浆。

4. 术前3日口服肠道灭菌药，进流质或半流质饮食。

5. 术前结肠灌洗每日1次，持续10～14天，灌肠水温38℃～41℃，选择合适肛管，动作轻柔，注意保暖。术前晚及术晨行结肠灌洗各一次，直至灌洗液无粪汁。

6. 术前1日进流质饮食，术前8小时禁食，4小时禁饮，备皮、备血，术晨胃肠减压、测血压及静脉输液。

7. 术前30分钟接受麻醉前用药。

（二）术后护理

1. 去枕平卧6小时，头偏向一侧，防止呕吐、误吸。

2. 保持呼吸道通畅，吸氧、心电监护，严密监测生命体征变化。

3. 保持各引流管的通畅，防止引流管受压、扭曲和脱落，持续胃肠减压至肠鸣音恢复，生理盐水冲胃管3次／日，观察胃液的颜色、性质及量。

4. 术后禁食禁饮3～5天，观察腹部及排气排便情况，待肠功能恢复后，给予流质饮食，逐渐向半流质、软食过渡。

5. 术后5～7天采取平卧位，使用护架，两腿尽量外展，使肛门暴露，保持局部的干燥。

6. 术后早期排便次数增加，每日可达数十次，肛周会出现皮肤发红，甚至破溃，多因肛门括约肌暂时松弛和切除结肠后粪便较稀所致，随着术后时间的延长逐渐好转，排便次数减少，待肛门敷料拆除后肛周需用活力碘涂擦，每3小时一次，利用SP利康治疗仪照射肛门，术后1周内禁止肛门内的一切操作，对肛周皮肤破溃者可使用氯锌油、溃疡粉、3M皮肤保护膜等促进皮肤的恢复。

7. 注意有无腹胀，避免哭闹，以免影响伤口愈合，甚至发生伤口裂开。

六、出院指导

出院后饮食要有规律，进易消化、营养高的食物，忌食胀气类食物和油炸食物，如土豆、红薯；训练患儿定时排便习惯；术后1个月开始扩肛，隔日1次，扩肛器保留时间3分钟／次，扩肛方法和复诊时间遵照医生指导。

第四节　肛门周围脓肿

肛管、直肠周围软组织内或其周围间隙内发生急性化脓性感染，并形成脓肿，称为肛周脓肿，常见于婴幼儿，病原菌以金黄色葡萄球菌为主。其特点是自行破溃，或在手术切开引流后常形成肛瘘，是常见的肛管直肠疾病，也是肛管、直肠炎症病理过程的急性期，肛瘘是慢性期。

一、病因

约99％的肛周脓肿的发生与肛腺感染化脓有关。正常肛腺大部分位于肛门内外括约肌之间，开口位于肛隐窝。当粪便和细菌通过开口进入肛腺时可引发炎症，这些炎症可扩散到肛管直肠周围组织形成肛周胀肿。小儿肛周皮肤及直肠黏膜局部防御能力薄弱是引起肛周脓肿的主要因素，小儿肛周皮肤和直肠黏膜娇嫩，容易被尿液和粪便浸渍和擦伤等，随着小儿年龄的增长，局部防御能力增强，肛周感染率显著下降。肛门周围脓肿也可继发于肛裂直肠炎症等。

二、临床表现

患儿出现无原因的哭闹不安、仰卧位或排便时哭闹更重，伴随发热，检查发现肛旁皮肤有明显红肿伴硬结和触痛，可有波动感，被溃后有脓汁排出。炎症位于肛门前方时可有排尿障碍，可出现腹泻。年长儿能诉说肛门周围疼痛，走路或排便时加重，不愿取坐位。

三、辅助检查

1. 触摸法　可触摸到患处硬结及有无波动感。
2. 穿刺抽脓　直接用注射器穿刺抽吸。
3. 肛管超声检查　超声能准确地确定肛周脓肿的部位、大小、轮廓、形态以及与周围组织的关系，同时可以确定脓肿是否完全液化，不仅如此，超声可以准确地确定穿刺部位，进针方向和角度以及深度。

四、治疗

1. 保守疗法　炎症急性浸润期未形成胀肿者采取保守疗法，用1∶5000高锰酸钾溶液（温）坐浴，每天2次，每次10分钟，清洁肛周后外敷金黄散消肿解毒，应用抗生素预防并发的感染。
2. 手术疗法　脓肿形成期，局部有明显波动或穿刺有脓时，不论发生在什么部位，均采取切开引流，由于脓肿部位不同，手术切口与途径也不同，一般做放射状切口，大小与脓肿一致，放置引流条并保持引流通畅，术后24～48小时取出引流条，换用油纱条，用1∶5000高锰酸钾溶液（温）坐浴，每天2次，每次10分钟，保持局部清洁，直至创面肉芽生长。

五、护理措施

（一）术前护理

1. 完善术前相关检查。
2. 病房每日开窗通风2次，每次30分钟，适时增减衣物，预防感冒。
3. 大便后及时清洁肛周皮肤，擦拭动作轻柔，防止擦破肛周皮肤。

4. 肛周若行药物外敷，注意观察敷料有无渗出物，防止脱落。

5. 术前6小时禁食，4小时禁饮，术前30分钟至1小时接受输液及麻醉前用药。

（二）术后护理

1. 去枕平卧6小时，头偏向一侧，防止呕吐、误吸。

2. 麻醉醒后6小时喂糖水或牛奶，无呕吐者逐渐过渡到正常喂养。

3. 术后观察切口渗血情况，保持局部清洁。

4. 术后24小时用1∶5000高锰酸钾溶液（温）坐浴，每天2次，每次10分钟，秋冬季注意保暖。

5. 注意术后体温的变化，如有发热及时给予退热处理，尽量使用物理降温。

六、出院指导

多食新鲜蔬菜、水果，忌食辛辣刺激性食物，注意保持内裤的干燥，婴幼儿指导正确使用纸尿裤，保持肛周皮肤的清洁，防止尿布感染，加强局部护理。脓肿切引术后的患儿每次排便后用高锰酸钾液坐浴（1周），每天2次，每次10～20分钟。

第五节　肠息肉

肠息肉是指发生在消化道黏膜上的肿块状突起，是外科常见疾病，可发生于消化道的任何部位，但以结肠和直肠最常见，为小儿慢性少量便血的主要原因。男孩多于女孩，3～6岁多见，80%～90%发生于直肠或乙状结肠。单发性居多，多发性的占少数，多发者可称为息肉病。

一、病因

肠息肉的发病原因目前尚不清楚，据研究可能与家族遗传因素、炎症及其他慢性机械性刺激、种族、饮食成分及结构、病毒感染等因素有关。一般认为肠黏膜发生炎性病变和慢性刺激是形成息肉的重要因素，肠黏膜由于长期炎症和机械性刺激，发生表皮、腺上皮及其下层组织的局限性赠生，就形成了息肉。个别病例，小肠息肉可能是腺瘤类良性肿物。

二、临床表现

肠息肉临床表现不一，在早期可无任何症状，一般临床表现可有腹痛、腹泻、便血、大便中可含有黏液，或伴有里急后重感，慢性便血是直肠结肠息肉的主要表现，便血发生在排便终了时，多在粪便的表面有一条状鲜红色血迹，不与粪便混合，量较少，少数病例便后自肛门滴数滴鲜血，罕见由于息肉脱落引起的大量出血者。息肉大小不等，可以为带蒂的，也可以为广基的：可以分布于结肠直肠的某一段，也可以累及全结肠和直肠；可以为单个或分散分布，也可为很多息肉聚集在一起。患儿的全身情况通常无改变，应该说，息肉是一种良性病变，不是癌肿，不会危及生命。在肠息肉病例中的特殊病例有黑斑息肉病，黑斑息肉病亦称 Peutz Jeghers综合征，因1921年由 Pentz首先描述，1949年 Jeger再次详细对本病进行了总结，故称 Pentz Jegher综合征，临床上主要有三大特征：特殊部位黑色斑点沉着，胃肠道多发性息肉，遗传因素。过去认为PJ息肉癌变的可能性很小，患者如不出现急腹症不需治疗。但近年来随着人们对该病认识的提高，发现该病息肉的癌变风险性很高，日本学者 Utsunomiya等发现存活超过30年的P-J综合征患者有60％最终死于消化道恶性肿瘤，随后 Perrin等报道PJ综合征息肉存在腺瘤性改变，患癌率比正常人高18倍左右。而且胃肠道息肉也会导致肠套叠引起肠梗阻，所有人们认为旦明确应早期干预。

三、辅助检查

1. 结肠镜检查 可以检查全结肠，有助于对结肠息肉的部位、分布、大小、形状及组织学的诊断，可观察到息肉形态多样，球形、梨形或有分叶，单个或多个，多有蒂，表面光滑或有糜烂渗血，病理活检可以确诊。

2. X线钡剂检查 可观察全结肠的形态和功能，是诊断下消化道出血的重要措施，X线片显示肠壁呈现充盈缺损。

3. 直肠镜或乙状结肠镜检查 由于不易注气，观察不细致可漏诊，可采取活体组织明确诊断。

4. 肛指检查 可触及圆形、质软、有弹性、带蒂或无蒂之大小不等，单个或多个肿物。

四、治疗

所有直肠及结肠息肉，均应将其摘除。对单个或少数散在的息肉，应根据息肉的部位、数目和形态采用不同的治疗方法。手法摘除适用于直肠指检能扪到的有蒂息肉；对直肠下段息肉，可经肛门切除：对于高位直肠或结肠息肉，可用结肠镜配合息肉摘除器切除息肉，摘除的方法应根据息肉的大小、多少和蒂的长短决定，可应用消化内镜金属夹治疗息肉，应用金属夹（Clip，简称夹子）治疗结肠息肉，是在内镜下应用特制的有一定软硬度的特殊金属夹钳夹息肉基底达到结扎息肉、阻断供血的目的，操作时夹闭器使夹子尽量靠近息肉基底部，以给圈套器留出足够空间，夹子方向应与肠黏膜走向平行，便于圈套器的操作，如果夹子结扎溃疡基底血管，止血效果不理想，则可以用夹子对溃疡表面缝合进行止血。如用以上方法无效或无条件者，则需行剖腹手术，切开肠壁摘除息肉，根据息肉所在的肠段不同，选择不同的腹部切口。

五、护理措施

（一）术前准备

1. 术前1~3天给予少渣半流质饮食，可适当吃粥类、软烂的面条，避免进食粗糙，酸辣煎炸及含纤维素丰富的食物，少喝产气饮料。术前晚禁食6~8小时，不耐饥饿者可饮糖水。

2. 肠道准备　术前晚及术晨均给予开塞露或磷酸钠盐灌洗液清洁肠道，以便清晰肠镜的视野，肠道清洁的好坏，直接影响镜检的诊治效果。

3. 对于合作能力差的患儿适当使用镇静剂。

（二）术后护理

1. 密切观察出血情况，出血严重者注意面色、血压，有异常及时报告医生。

2. 观察患儿有无腹痛以及大便的颜色、性质及量，有无便血现象。由于手术刺激，术后1~3天可能出现上述症状。若息肉电切有出血者可于当天禁食，第二天逐渐恢复饮食；无出血者于当天给予少渣半流食，第二天恢复普通软食。忌食粗纤维、煎炸、酸辛辣等刺激性食物，多饮水，以保持大便通畅，以防干结粪便摩擦创面造成损伤或导致焦痂脱落，引起大出血。

3. 术后平卧1~2天，1周内减少活动。

4. 使用钛夹手术治疗的患儿，术后需留存大便，便于医护人员观察息肉脱出情况，并安排及时送检。

5. 若行开腹手术，则按腹部手术护理常规进行护理。

六、出院指导

多食新鲜蔬菜、水果，忌食辛辣刺激性食物，小儿肠息肉的患儿半月内注意多休息，养成定时排便的习惯，保持大便通畅，避免剧烈运动，6个月后来院复诊，如果有腹痛、便血者及时来院就诊。

第六节　先天性肛门直肠畸形

先天性肛门直肠畸形居消化道畸形第一位，发病率在新生儿为1/1500~1/5000。男女性别的发病率大致相等，但以男性稍多。

一、病因

直肠肛门畸形的发生是正常胚胎发育期发生障碍的结果，目前相关的胚胎病因学研究尚无明确的最终结论。近年来有学者认为肛门直肠畸形与遗传因素有关，有家族发病史者占1%~9%。

二、临床表现

1. 一般表现 出生后24小时无胎便排出或异位排胎便，正常肛门位置无肛门开口。患儿早期有恶心、呕吐，如生后开始喂养症状必然加重。呕吐物初含胆汁，以后为粪便样物。2~3天后腹部膨隆，可见腹壁肠蠕动，出现低位肠梗阻症状。

2. 无瘘管 闭锁位置较低者，如肛门膜状闭锁在原肛门位置有薄膜覆盖，通过薄膜隐约可见胎粪存在，针刺肛门皮肤可见括约肌收缩。闭锁位置较高者，在原正常肛门位置皮肤位置略有凹陷，色泽较深，婴儿啼哭时局部无膨出，用手指触摸无冲击感

3. 有瘘管 直肠会阴瘘口外形细小，遇有直肠尿道、膀胱瘘，胎粪从尿道排出；直肠前庭瘘，瘘口宽大、瘘管短，生后数月内无排便困难，初期不易被发现，患儿在改变饮食、粪便干结后，大便很难通过瘘管才被家长发现；继发性直肠舟状窝瘘均有正常肛门，多因生后局部感染、化脓、形成脓肿穿破后造成后天性瘘管；直肠阴道瘘有粪便从阴道流出细小的瘘管造成排便困难。由于粪便通过瘘口排出，缺乏括约肌的控制，粪便经常污染外阴部，伴有泌尿、生殖系统瘘管者容易引发尿道炎、膀胱炎或阴道炎、炎症能引起上行性扩散。

三、辅助检查

1. X线检查 1930年 Wangensteen和Rice设计了倒置位摄片法诊断肛门直肠畸形，至今仍被广泛使用。若在X线平片上同时发现膀胱内有气体或液平面，或在肠腔内有钙化的胎便影等改变，是诊断泌尿系瘘的简便而可靠的方法。

2. 尿道膀胱造影和瘘管造影 可见造影剂充满瘘管或进入直肠，对确定诊断有重要价值。对有外的患儿，采用瘘管造影，可以明确瘘管的方向、长度和位置。

3. 超声检查 B型超声检查可以显示直肠盲端与肛门皮肤之间的距离。

4. MRI 不仅能了解畸形的位置高低，而且能诊断骶椎畸形及观察骶神经、肛提肌、肛门外括约肌的发育情况，也可作为术后随访的手段。

四、治疗

外科治疗的目的是重建具有正常控制功能的排便肛门，方法和时间的选择，根据各种不同的类型和合并瘘管的情况而定，肛直肠畸形的首次手术很重要，如处理不当，或出现严重并发症，不但给再次手术造成困难，更重要的是会明显影响治疗效果。治疗原则是为了改善术后排便控制功能，拖出的直肠必须通过耻骨直肠肌环，为了更好地识别耻骨直肠肌和尿道，中间位和高位畸形可采用经骶尾部肛门成形术或经骶腹会阴肛门成形术。手术时尽可能减少盆腔神经的损伤以增进感觉，脱下的直肠必须血供良好，无张力地到达会阴，缝合时使皮肤卷入肛内以防止黏膜脱垂等，这些都是要点，手术者有无此种概念，将决定预后是否良好。现今多数医师主张不适合会阴肛门成形术者，生后

均先行暂时性结肠造瘘术，待至6~10个月时施行肛门成形术，术后3个月关闭造瘘。

手术方法的选择决定于以下因素。

1. 患儿的发育情况及其对手术的耐受力。

2. 直肠盲端的位置。

3. 瘘管的开口位置。

4. 合并畸形对生长发育带来的影响

5. 直肠、肛管的狭窄对排便的影响。

6. 术者对病情应有正确的判断，对患儿的手术耐受力有充分的估计，并需要综合考虑医院的设备条件和术者的经验。

五、护理措施

（一）术前护理

1. 完善术前相关检查。

2. 病房每日开窗通风2次，每次30分钟，适时增减衣物，预防感冒。

3. 进易消化、少渣、高热量、高维生素、高蛋白饮食。

4. 术前结肠灌洗每日1次，藻肠水温38℃~41℃，选择合适肛管，瘘口细小者可使用氧管或吸痰管，避免插管的损伤，动作轻柔，秋冬季注意保暖

5. 术前晚及术晨行结肠灌洗各1次，直至灌洗液无粪汁。

6. 术前1日进流质饮食，术前8小时禁食，4小时禁饮，备皮、术晨静脉输液。

7. 术前30分钟接受麻醉前用药。

（二）术后护理

1. 去枕平卧6小时，头偏向一侧，防止呕吐、误吸。

2. 保持导尿管的通畅，防止引流管受压、扭曲和脱落，观察尿液的颜色、性质及量。

3. 术后采取平卧位，使用护架，两腿尽量外展，使肛门暴露必要时使用约束带，保持局部的干燥。

4. 术后禁食禁饮2~3天，观察腹部及排气排便情况，待肠功能恢复后，给予流质饮食，逐渐向半流质、软食过渡。

5. 一般24小时后拆除肛门敷料，术后早期排便次数增加，每日可达数十次，需加强肛门护理，每次大便后清洁肛门口，肛周用活力碘涂擦，每3小时1次，由外向内，每天使用3M无痛皮肤保护膜喷洒局部，以减少粪汁浸渍肛周皮肤，对肛周皮肤破溃者可使用氯锌油或溃疡粉促进皮肤的恢复。

6. 观察大便排出的性状和量，注意有无瘘口复发的早期症状。

7. 加强患儿的心理护理，对学龄期患儿多鼓励，指导术后的注意事项。

六、出院指导

多食新鲜蔬菜、水果，忌食辛辣刺激性食物，增加饮水，防止便秘，注意保持内裤的干净，婴幼儿指导正确使用纸尿裤，每次排便后用高锰酸钾液坐浴（1周），每天2次，每次10～20分钟。保持肛周皮肤的清洁，若出现排便困难、粪便变细或失禁等现象，及时就诊。指导家长术后2周开始常规扩肛治疗，通常维持3个月至半年。

第七节　肠道异物

从儿童能用手抓住东西送入口腔的年龄开始，就应注意有可能将各种物品吞入口中而进入胃肠道。常见的异物有硬而、图钉、别针、玩具、果核、纽扣、电池等。最高发生率为6个月至3岁。

一、病因

主要原因是家长隐患意识不强，对孩子照顾不周，一般都是意外事件。

二、临床表现

通过食管、胃而到达小肠的异物，绝大部分能顺利通过肠道，最终由肛门排出体外，很少出现临床症状。只有少数较大的、尖锐的异物，因排出困难而引起一些症状与并发症，如痉挛性腹痛、腹部不适、肠出血甚至肠穿孔等。

三、辅助检查

对疑有肠道异物的患儿，可先做常规腹透或摄腹平片，在X光片中通常可看到异物的位置。对于可透X线的阴性异物，普通平片多不能很好地显示，此时可采用X线气钡双重造影对比的方法来检查消化道异物。腹部CT虽也可用于肠道异物的诊断，但因检查费用较高，且操作较不如腹部平片方便，多不常应用。

非金属异物透过吞钡造影很有帮助。

四、治疗

一般先采用非手术治疗，通常4～6天可以自行排出，观察期间不宜使用泻剂或改变食谱，以免因肠蠕动增加反而使异物嵌顿或发生肠穿孔。对于较大、较长、较尖以及数量过多的异物，则需要胃肠镜下钳取。手术治疗的指征：经保守或内镜取异物失败，自觉症状严重，排出有困难者；有腹膜炎体征者；X线表现异物嵌插在某一部位，经过1周无移动有刺破重要脏器危险者；合并有消化道出血或梗阻者；异物形成内瘘或脓肿者。

五、护理措施

1. 完善相关检查

2. 口服液体石蜡，进食粗纤维饮食如韭菜，促进肠蠕动，尖锐异物不宜改变食谱。

3. 情况不明时，注意卧床休息。

4. 严密观察腹部情况，注意有无腹痛及便血情况，观察异物有无排出。

5. 内镜钳取异物的患儿术后注意患儿有无腹胀、呕吐现象，如有咖啡色呕吐物、柏油样大便或上腹不适，需注意消化道是否出血，如有腹胀、板状腹，警惕消化道穿孔，异物致胃肠道穿孔者需急诊手术。

6. 开腹手术的患儿，待麻醉作用消除6小时后进食温凉流质或半流质，利于食管、胃黏膜的康复，逐渐过渡到普食，不进热饮或质硬、刺激性食物，并发消化道黏膜损伤出血的患儿，按医嘱禁食1～2天，静脉补充营养。术后1周内食用易消化的食物，凡属辛辣、香燥、煎炸之品及寒冷硬固食物，均应避免。

六、出院指导

帮助患儿和家长掌握消化道异物相关的防治知识，比如小儿特别是幼儿喜欢将其玩具及身边的各种东西放入口内，可因逗笑哭闹误将异物吞入消化道内；在小儿进食时不要乱跑乱跳，以免跌倒时将异物吞入；进食时不可惊吓、逗乐或责骂，以免大哭大笑而误吞；教育儿童要改掉口含笔帽、哨及小玩具等坏习惯，发生消化道异物后立即禁食、禁饮，尽快就医，紧急时可用手托住腹部，头放低，用手敲拍孩子背部，同时手指伸入喉咙口寻找异物并即时取出，或用手指按舌根部使之产生呕吐反射，让异物呕出，如果孩子体重过重，可以用膝盖顶着孩子腹部，头放低，用上述同样方法进行抢救。切忌用饭团、馒头、蔬菜强行吞咽。

第八节　急性坏死性肠炎

急性坏死性肠炎是以小肠急性广泛性、出血性、坏死性炎症为特征的消化系统急症，又称急性出血性坏死性肠炎、急性坏死性小结肠炎或节段性肠炎。各年龄组小儿均可得病，以3～12岁儿童多见。本病四季均可发病，以春夏秋发病率较高。

一、病因

病因尚不明了，可能为多种因素造成的综合损害，目前一般认为与肠黏膜缺血缺氧、喂养不当、感染、变态反应及肠道营养不良等因素有关，其中细菌感染和患儿机体的变态反应两种因素相结合，被认为是本病的主要可能病因。感染因素最引人注目的是C型产气膜杆菌。

二、临床表现

本病起病急骤，常无前驱症状，发病时症状多样，可有一系列全身中毒表现和腹部症状。

1. 腹痛　常以突发性腹痛起病，多呈持续性腹痛，阵发性加剧。部位多位于脐周，也可位于下腹部，早期腹痛部位与病变部位及范围一致，晚期可为全腹压痛、腹肌紧张、肠鸣音减弱或消失等。

2. 腹泻与便血　一般多在发病当日或次日出现，最初为水样便、黄色或棕色稀便，次数增多，继而出现便血，大便呈洗肉水或果酱样暗红色糊状，可有灰白色坏死样物质，呈奇特腥臭味。

3. 腹胀　轻症患儿的腹胀为轻度或中等度，重症者腹胀明显且伴有压痛。肠鸣音早期亢进，以后逐渐减弱甚至消失。当肠管坏死或穿孔时，可出现腹肌紧张、压痛、反跳痛等腹膜炎症状。

4. 呕吐　一般不严重，通常每天1次以上，重者可达十余次。呕吐物可含胆汁、咖啡渣样物，甚至呕血

5. 全身中毒症状　一般有发热，伴有体温不升或体温不稳定。患儿在便血出现前即出现烦躁、哭闹或嗜睡，脸色苍白，随着病情加重，很快出现精神萎靡、软弱无力，甚至出现中毒性休克表现。重症者迅速出现中毒性休克，表情淡漠，呼吸深快，皮肤花斑纹，四肢湿冷，血压下降，脉压降低，少尿或无尿

三、辅助检查

1. 腹部X线检查　有特征性改变，可见膈下游离气影、腹膜炎腹水征、腹壁脂肪层模糊。

2. 血液检查　可有轻、中度贫血，重症患者白细胞计数增高及红细胞沉降率加速。严重者人血清蛋白及钠、钾、氯降低。

3. 粪便检查　大便潜血强阳性。

4. 肛门指检　可见腥臭血便。

四、治疗

病情轻者，多于7～14天逐渐恢复；重症病例经积极抢救，死亡率仍可达30%。

1. 预防休克　扩充血容量，纠正酸中毒及电解质紊乱。

2. 饮食调理　血便及腹胀期间应禁食，给予胃肠减压，一般需5～7天，禁食期间给予静脉营养支持治疗。

3. 激素治疗　应用肾上腺皮质激素有一定疗效，危重期使用氢化可的松，好转后

改口服泼尼松，抗生素宜选择氨基糖苷类和头孢菌素类合用。

4. 观察腹部体征、排便情况及全身变化，必要时腹部摄片和腹腔穿刺，穿刺液为血性或脓性者应立即手术，如外观为淡黄浑浊，则需镜下检查，如见大量白细胞、红细胞亦应转为手术治疗。手术可去除肠坏死病灶、排除肠内毒物以减轻中毒症状，防止中毒性休克的发生和发展。

五、护理措施

1. 一般禁食5～7天，给予胃肠减压，注意保持胃肠减压管的通畅，避免扭曲、受压或打折，指导家长防止患儿抓脱引流管

2. 当腹胀消失和大便潜血阴性时可恢复饮食，注意从少量逐渐增加，从流质、半流质逐渐过渡到少渣食物、正常饮食，注意选择高热量、低脂肪、高蛋白质、少刺激食物。婴幼儿应减少饮食或降低牛奶的浓度，待病况改善后逐渐增加奶量及恢复牛奶的浓度。

在饮食恢复过程中如果又出现腹胀和呕吐，即应重新禁食，直至症状消失。

3. 加强肛周皮肤的护理，手纸要柔软，擦拭动作宜轻柔，以减少机械性刺激。便后用碱性肥皂与温水冲洗肛门及周围皮肤，减少酸性排泄物、消化酶与皮肤接触从而减少局部的刺激和不适，必要时涂抗生素软膏以保护皮肤的完整。

4. 观察患儿腹胀、腹痛及全身的变化，注意大便的性状、量及颜色，发现异常及时报告医生，做好紧急手术的准备。

5. 建立有效的静脉通路，婴幼儿使用输液泵应用药物，保证输液药物的及时供给，有效纠正脱水、酸中毒，预防休克

六、出院指导

指导家长注意饮食卫生，冲奶及喂食前均彻底洗手，食具、奶瓶须彻底清洁及消毒；婴幼儿注意辅食的搭配，改善患儿营养状态，进食高蛋白、高热量、高维生素、低脂、易消化、少渣饮食，必要时给予要素饮食；注意大便排出的性状，若出现腹泻应注意肛周皮肤的维护，每次大便后用1／5000高锰酸钾液坐浴每天2次，每次10～20分钟，保持内裤干燥，减少对皮肤的腐蚀，维持幼儿臀部皮肤清洁、干爽。

第九节　小肠肿瘤

小肠占消化道全长的70%～80%，其黏膜表面面积约占胃肠表面积的90%以上，但发生在小肠的肿瘤却极为少见，小肠肿瘤的发病率较胃肠道其他部位为低，占胃肠道肿瘤的2%～5%，小肠肿瘤可发生于小儿的各个年龄组，男女发病率相等，因小肠肿瘤

有良性及恶性两类，良性肿瘤较常见的有腺瘤、平滑肌瘤、其他如脂肪瘤、纤维瘤、血管瘤等，较少见恶性肿瘤，以恶性淋巴瘤、腺癌、平滑肌肉瘤类癌等比较多见，最常见的是淋巴肉瘤，约占小肠恶性肿瘤的一半，由于小肠肿瘤诊断困难，只有1/3的病例能够得到正确的术前诊断，往往容易延误治疗。

一、病因

现在普遍认为，绝大多数肿瘤是环境因素与细胞的遗传物质相互作用引起的。恶性肿瘤的病因尚未完全了解。多年来通过流行病学的调查研究及实验与临床观察，发现环境与行为对人类恶性肿瘤的发生有重要影响。据估计约80％以上的恶性肿瘤与环境因素有关。

（一）外界因素

1. 化学因素。

2. 物理因素。

3. 生物因素。

（二）内在因素

1. 遗传因素。

2. 免疫因素。

（1）遗传。

（2）环境污染。

（3）放射线辐射。

（4）药物。

（5）个体自身因素如遗传特性、年龄、性别、免疫和营养状况等，在肿瘤的发生中起重要作用。

（6）被动吸烟。

（7）病毒感染。

二、临床表现

临床移植表现很不典型，常表现下列一种或几种症状。

1. 腹痛是最常见的症状，多因肿瘤的牵伸，肠管蠕动功能紊乱等所引起，可为隐痛、胀痛乃至剧烈绞涌，当并发肠梗阻时疼痛尤为剧烈，并可伴有腹泻、食欲缺乏等。

2. 肠道出血常为间断发生的柏油样便或血便，甚至大量出血，有的因长期反复小量出血未被察觉而表现为慢性贫血。

3. 肿瘤引起的肠腔狭窄和压迫邻近肠管，是发生肠梗阻的原因，亦可诱发肠扭转。

4. 腹内肿块一般肿块活动度较大，位置多不固定。

5. 肠穿孔多见于小肠恶性肿瘤急性穿孔导致腹膜炎或者慢性穿孔则形成肠瘘。

三、辅助检查

1. X线钡餐检查　钡剂进入肿瘤所在肠段，可显示肠管黏膜皱襞中断，钡剂充盈缺损或肠腔狭窄。

2. 内镜检查　可直接观察病灶的大小、部位，可做涂片或活检以获得病理诊断。

3. 选择性动脉造影术　有利于显示血供丰富的肿瘤，对小肠癌可能显示其血供减少或血管畸形，对有出血的肿瘤，血管造影有定位意义，有效提高小肠肿瘤的诊断率。

4. CT检查　对诊断小肠肿瘤的帮助不大，仅对瘤体巨大的平滑肌肉瘤等才能显示突向肠腔外的肿块影。

5. 超声检查　仅对巨大腔外肿块或确定有无转移等有所帮助。

6. 实验室检查　小肠肿瘤伴有慢性出血者，可出现红细胞和血红蛋白降低、大便潜血实验阳性。肿瘤标志物在小肠肿瘤患儿中均无增高。

四、治疗

小的或带蒂的良性肿瘤可连同周围肠壁组织一起做局部切除，较大的或局部多发的肿瘤做部分肠切除吻合术，恶性肿瘤则需连同肠系膜及区域淋巴结做根治性切除术，术后重新根据情况选用化疗或放疗，小儿恶性肿瘤预后不良，有人报告存活1～5年者仅占21%左右，但也有存活20年的个案报告。

五、护理措施

1. 完善术前相关检查。

2. 病房每日开窗通风2次，每次30分钟，适时增减衣物，预防感冒。

3. 增进患儿抵抗力，进食高营养、高维生素、高热量的饮食，如有贫血给予纠正。

4. 手术前禁食禁饮6～8小时，胃肠减压，备皮，备血。

5. 术前肌注阿托品，抑制腺体分泌。

6. 生命体征的监测。术后常规监测患儿呼吸、脉搏和血压的变化，如患儿出现心慌、头晕、面色苍白、血压下降和脉搏细速等症状应高度怀疑出血可能。

7. 体位的管理　患儿手术回到病房后给予平卧位，在生命体征正常，神志清醒的情况下可给予半卧位，床头抬高不得低于40°角，保持斜坡位。

8. 饮食的护理　禁食3天左右，禁食期间给予补液，肠动恢复后，可开始进少量流质，逐步过渡为半流质。待患儿胃肠功能恢复后逐步给予流质、半流质及软食，要选择富含营养、易消化、少刺激性、低脂肪的饮食，可给高蛋白，多碳水化合物的食物，如奶类、鱼肉、精细面粉食品、果汁、菜汤等。

9. 伤口及大便的管理　术后严密观察患儿腹部、腹胀及伤口渗出的情况，利用分散患儿注意力的方法或使用镇静剂保持患儿的安静，避免哭闹增加腹压，对腹胀厉害的患儿，可给予腹带包扎，防止伤口裂开，观察切口外敷料是否干燥，对渗出液较多的伤口及时配合医生更换渗湿的敷料、衣服及床单，保持床褥清洁整齐。术后需要严密观察大便排出的性状和颜色以及量，必要时留取图片，供医生治疗时参考。

10. 保持胃肠减压管及腹腔引流管的通畅，避免扭曲、受压或打折，指导家长防止患儿抓脱引流管，观察并记录引流液的颜色、性状及量。

11. 术后24小时，一般情况许可，可指导患儿离床活动，促进肠蠕动恢复，若为肠吻合手术，下床活动时间和进食时间应适当推迟。

12. 若患儿给予放化疗治疗.认真执行放化疗药物的使用原则，注意用药后反应，呕止、脱发者，做好基础护理，减少化疗反应造成的不适。

六、出院指导

护理人员指导家长出院后给予患儿补益气血、健脾和胃的食物、少吃或限制食肥肉、油腻、煎炸等不易消化的食品，忌食葱、姜、蒜、辣椒等辛辣刺激性食物，多食绿色蔬菜，颜色越是浓绿，蔬菜的抗氧化剂含量也就越高，就越能有效地防癌、抗癌，还要注意不能暴饮、暴食。随访中定期复查身高、体重、营养状况及肿瘤标志物、血糖、糖耐量实验、凝血功能、肝肾功能和CT或超声影像学检查。若是恶性肿瘤患儿，指导家长放化疗期间定期门诊复查，检查肝功能、血常规等；术后每3个月复查一次，半年后每半年复查一次，至少复查5年。

第十节　先天性肠旋转不良

先天性肠旋转不良是一组胚胎发育中肠管不完全旋转和固定的解剖异常，指胚胎期肠管以及肠系膜上动脉为轴心的旋转运动发生障碍，导致肠管位置发生变异及肠系膜附着不全，易引起上消化道梗阻和肠扭转肠坏死。大多在婴儿及儿童期出现症状。出生后可引起完全或不完全性肠梗阻，多发于新生儿期（占74%），是造成新生儿肠梗阻的常见原因之一。

一、病因

在胚胎期肠发育过程中，肠管以肠系膜上动脉为轴心，按逆时针方向从左向右旋转。正常旋转完成后，升、降结肠由结肠系膜附着于后腹壁，盲肠降至右髂窝，小肠系膜从 Treitz韧带开始，由左上方斜向右下方，附着于后腹壁。如果肠旋转异常或中止于任何阶段均可造成肠旋转不良。当肠管旋转不全，盲肠位于上腹或左腹，附着于右后腹壁至盲肠的宽广腹膜系带可压迫十二指肠第部引起梗阻；也可因位于十二指肠前的盲肠直接压迫所致。另外，由于小肠系膜不是从左上至右下附着于后腹壁，而是凭借狭窄的肠系膜上动脉根部悬挂于后腹壁，小肠活动度大，易以肠系膜上动脉为轴心，发生扭转。过度扭转造成肠系膜血循障碍，可引起小肠的广泛坏死。

二、临床表现

肠旋转不良有四种不同形式的临床表现，包括急性发作的肠扭转、亚急性的十二指肠不全梗阻、慢性和反复发作的腹痛和呕吐，部分患儿可长期无症状，仅在进行其他疾病检查时无意中发现。新生儿突发胆汁性呕吐，呕吐尚与十二指肠折叠成角及腹膜束带压迫导致十二指肠梗阻有关。除了胆汁性呕吐，患儿可有腹胀、脱水、激惹等。绞窄性肠梗阻患儿则有意识淡漠、感染性休克表现。其他临床表现包括：腹壁潮红、腹膜炎、酸中毒、血小板减少、白细胞增多或减少，以及由肠黏膜局部缺血所致肠道出血和黑便。中肠扭转也可出现间歇性的症状，主要见于年长患儿。包括慢性腹痛、间歇性呕吐（有时为非胆汁性）、厌食、体重下降、生长发育不良、肠道吸收障碍、腹泻等。肠部分扭转者肠系膜静脉和淋巴回流受阻，可致营养素吸收障碍、肠腔内蛋白质丢失。动脉供血不足致黏液缺血，出现黑便。

三、辅助检查

1. 血液检查　外周血可有白细胞增多或减少，血小板减少，血生化检查可有代谢性酸中毒等。

2. 腹部直立位平片　每个有胆汁性呕吐的新生儿都应立即接受影像学检查，通常为前后直立位及侧卧位腹部平片，往往显示下腹部只有少数气泡或仅显示一片空白。中肠扭转影像学表现有：胃出口梗阻，可见扩张的胃泡，远端气体减少；典型的双泡征提示十二指肠梗阻。

3. 上消化道造影　肠扭转最典型表现是十二指肠第二、三段出现"鸟嘴样"改变；十二指肠部分梗阻则可呈"螺旋样"改变。需要指出，怀疑急性肠扭转时不宜行此检查。腹部平片中未能显示的充满液体的扩张肠段也可使十二指肠空肠连接部下移，造成旋转不良假象，此时可经肛门注入造影剂，以确定回盲部位置。

4. 腹部CT和超声检查　肠扭转病例，腹部CT扫描或超声检查可探及扭转的小肠系膜呈螺旋状排列，也称漩涡症，对诊断有决定作用；在发生肠绞窄时可提示肠管血流异常，应紧急进行手术。

四、治疗

新生儿病例在入院24小时内，观察和了解呕吐情况，做X线检查和进行必要的手术前准备。小儿肠旋转不良目前无法预测何时或在何种情况下会发生，故对胆汁性呕吐患儿，必须积极诊治，绝不允许只作观察而任其发展至绞窄性肠梗阻。所以一旦发现存在旋转不良，即应手术纠治。

五、护理措施

1. 非紧急手术完善术前相关检查。

2. 病房每日开窗通风2次，每次30分钟，适时增减衣物，预防感冒。

3. 手术前禁食禁饮6~8小时，胃肠减压，备皮，备血，术前肌注阿托品，抑制腺体分泌。

4. 生命体征的监测 术后常规监测患儿呼吸、脉搏和血压的变化，如患儿出现发热等，及时给予处理。

5. 体位的管理 患儿手术回到病房后给予去枕平卧位，在生命体征稳定、神志清醒的情况下可给予半卧位，床头抬高不得低于40°角，保持斜坡位。

6. 饮食的护理 禁食3天左右，禁食期间给予补液，肠蠕动恢复后，可开始进少量流质，逐步过渡为半流质。待患儿胃肠功能恢复后逐步给予流质、半流质及软食，要选择富含营养，易消化，少刺激性、低脂肪的饮食，可给高蛋白，多碳水化合物的食物，如奶类、鱼肉、精细面粉食品、果汁、菜汤等。

7. 伤口及大便的管理 术后严密观察患儿腹部腹胀及伤口渗出的情况，利用分散患儿注意力的方法或使用镇静剂保持患儿的安静，避免哭闹增加腹压，对腹胀厉害的患儿，可给予腹带包扎，防止伤口裂开，观察切口外敷料是否干燥，对渗出液较多的伤口及时配合医生更换渗湿的敷料、衣服及床单，保持床褥清洁、整齐。术后需要严密观察大便排出的性状和颜色以及量，必要时留取图片，供医生治疗时的参考。

8. 保持胃肠减压管、尿管及腹腔引流管的通畅，避免扭曲受压或打折，指导家长防止患儿抓脱引流管，观察并记录引流液的颜色、性状及量。

9. 术后24小时，一般情况许可，可指导患儿离床活动，每天活动时间不少于6小时，以促进肠蠕动恢复，若为肠吻合手术，下床活动时间和进食时间应适当推迟。

六、出院指导

指导家长给予患儿进食高热量、高维生素、高蛋白、低脂食物，多食新鲜蔬菜、水果，忌食辛辣刺激性食物，1个月内避免剧烈活动，若出现呕吐、腹痛等症状，及时就诊。

第十一节 直肠黏膜脱垂

直肠脱垂是指直肠黏膜、肛管、直肠和部分乙状结肠向下移位，脱出于肛外的一种慢性疾病，简称脱肛。是婴幼儿常见疾病，好发于5岁以内，小于1岁和大于8岁者罕见。

一、病因

发病原因尚未完全清楚，下列各因素与发病有关。

1. 解剖因素　小儿骶尾骨弯度小，直肠较垂直，腹内压增高时，直肠缺乏支持而易于脱垂。直肠陷凹腹膜反折过低，腹内压增高和肠袢压迫使直肠前壁突入直肠壶腹导致脱垂。

2. 腹内压增高　长期便秘、腹泻、慢性咳嗽和排尿困难等引起腹内压增高，可导致直肠脱垂。近年来国外研究发现，直肠脱垂常伴有精神或神经系统疾患，两者间的关系目前尚不清楚，有人认为神经系统病变时，控制及调节排便的功能发生障碍，直肠慢性扩张，对粪便刺激的敏感性减弱，从而产生便秘和控制排便能力下降。排便时异常用力，使肛提肌及盆底组织功能减弱，也是直肠脱垂的常见原因。

3. 其他　外伤、手术引起腰骶神经麻痹，致肛管括约肌松弛，引起直肠黏膜脱垂。

二、临床表现

直肠脱垂患儿病前无不适，早期在用力排便后肛门口出现红色肿块，便后回纳。起病缓慢，早期感觉直肠胀满，排粪不净，以后感觉排便时有肿块脱出而便后自行缩回，疾病后期咳嗽、用力或行走时都会脱出，需用手托住肛门。如直肠脱出后未及时托回，可发生肿胀、炎症，甚至绞窄坏死。患儿常感大便排不尽，肛门口有黏液流出，便血、肛门坠胀、疼痛和里急后重，有时伴有腰部、下腹部或会阴部酸痛。

三、辅助检查

直肠脱垂诊断不难，患儿蹲下做排粪动作，腹肌用力，脱垂即可出现。部分脱垂可见圆形、红色、表面光滑的肿物，黏膜呈"放射状"皱襞、质软，排粪后自行缩回。若为完全性，则脱出较长，脱出物呈宝塔样或球形，表面可见环状的直肠黏膜皱襞。直肠指诊感到括约肌松弛无力。如脱垂内有小肠，有时可听到肠鸣音。个别病例需行肛门镜检查方可确诊。

四、治疗

直肠脱垂是一种自限性疾病，可在5岁前自愈，故以非手术治疗为主。根据分型采用不同的治疗方法。保守治疗适用于Ⅰ型脱垂者（直肠黏膜脱出肛门外小于4cm），硬化剂治疗适用于5岁以上脱垂严重者，或5岁以下经保守治疗未愈者；手术治疗仅适用于少数年长的Ⅲ型脱垂（肛管、直肠全层或部分乙状结肠脱出肛门外）及经硬化剂治疗无效者，可选用肛门周围结扎术、直肠悬吊术或直肠脱垂切除术。

五、护理措施

1. 保守治疗的患儿要注意增加营养，有便秘者给予缓泻剂，必要时灌肠，保持排便的通畅。训练患儿每日定时排便的习惯及较妥当的排便姿势，对体质虚弱、重度营养不良及肛门松弛较重者，用粘膏固定两侧臀部，中央留孔排便，每隔3～5天更换一次，持续3～4周。脱肛暂不能复位、无肠坏死者，湿热敷20～30分钟，待水肿减轻后再行复位。

2. 硬化疗法　注射后局部可能出现红、肿、痛，要卧床休息1～2周，平卧3～5天，进少渣易消化的食物，在此期间排便时，取平卧位或侧卧位。避免蹲坐致脱肛复发。

3. 手术疗法　要注意防止切口感染，给予抗生素治疗，保持患处清洁，进少渣易消化的食物，增加饮水，保持大便的通畅。

六、出院指导

多食新鲜蔬菜、水果，忌食辛辣刺激性食物，增加饮水，防止便秘，训练每日定时排便的习惯及较妥当的排便姿势，保持大便的通畅，注意保持内裤的干燥，保持肛周皮肤的清洁，减少会增加腹压的活动，如跳跃、哭闹、打喷嚏等，尤其是要避免久蹲，以免脱肛复发，若出现复发症状，及时就诊。

第十二节　肠损伤

肠包括小肠（空肠、回肠）和大肠（结肠、直肠），是空腔器官腹部受伤后以小肠损伤多见，其次为脾肝损伤，大肠损伤列后。

一、病因

（一）小肠损伤的病因

造成小肠损伤的直接暴力多属于钝性伤，是由暴力将小肠挤压于腰椎体造成，经挤压肠管内容物急骤向上下移动，上至屈氏韧带，下到回盲瓣，形成高压闭襻性肠段。穿孔多在小肠上、下端的70cm范围内。

常见原因有：

1. 交通肇事　交通肇事引起的损伤最常见，而且损伤多伴复合伤，有小肠损伤，还可能有、脾损伤、膀胱、肾损伤，以及颅脑等脏器损伤。

2. 跌落伤　小儿由房屋、高墙、树上跌下，多见于农村儿童。城市儿童也可以由楼梯、凉台、窗台不慎坠地，腹部撞到其他物体或腹部落在突出地面上的木桩、石块、铁栏杆等尖锐物体上而受损伤。

3. 打击伤　外力直接打击腹部而造成的损伤，如殴打脚踢、投掷石块。还有少见的挤压伤、爆炸伤、牵拉伤等。

（二）结肠损伤的病因

1. 穿透性损伤　最常见，如刀剪及尖锐器的刺伤，可致结肠不同程度的损伤。

2. 钝器损伤　由于交通事故，地震及房屋倒塌等引起的腹部闭合性损伤时，作用力直接对脊柱，可致横结肠断裂伤；或因结肠壁薄、张力大、挤压肠管破裂；或损伤累及结肠系膜的血管导致结肠坏死等等。

3. 医源性损伤　乙状结肠镜或纤维结肠镜检查时，可因操作不当，而引起结肠穿孔破裂；或电灼息肉引起结肠穿孔破裂，在钡剂灌肠或气钡双重加压造影使肠套叠复位时，可引起结肠破裂穿孔；也可因手术损伤肠壁及系膜造成结肠损伤。

二、临床表现

（一）小肠损伤

小肠盘曲于中、下腹，可发生多处肠管破裂、穿孔，有时伴有肠系膜血管破裂出血。小肠穿破，碱性小肠液流出形成强刺激的化学性腹膜炎，后继发感染为细菌性腹膜炎。主要表现是：腹痛是小肠损伤出现最早的常见症状，腹痛的性质和程度因肠道损伤部位不同有所不同，腹部特别是腹中部受伤后，出现持续腹痛，疼痛剧烈，腹肌紧张，压痛，反跳痛，膈下有游离气体，肠鸣音消失。上部小肠，特别是十二指肠损伤引起的腹痛较重，有时出现腰背部放射性疼痛，呕吐也是常见症状，十二指肠损伤时可呕血或咖啡渣祥物。患儿受伤后若肠壁未完全破裂（挫伤）或伤口小为大网膜或邻近肠管粘连堵住，则自觉症状较轻，表现主要是局部触痛和肠鸣音减弱。

（二）大肠损伤

大肠位于空回肠外周，大部分肠管位置固定，故钝器伤不多见，绝大多数是腹部穿透伤，且常伴有腹内器官损伤，大肠损伤发生率虽低但因肠腔含菌量大、污染重、肠壁薄、血运差、愈合力弱，所以处理较困难、麻烦。大肠损伤肠内容物漏出慢，化学刺激性轻，早期症状体征一般不明显，容易漏诊，应引起医生注意。根据有腹部外伤后出现腹痛、恶心、呕吐及腹膜炎的体征，X线可见气腹征和诊断性穿刺抽出粪便样液体，即可确定结肠损伤。

三、辅助检查

1. X线检查　腹部平片或透视发现膈下有游离气体或腹膜后有积气，且腹部肠管普遍胀气或有液平面，以确定有否空腔脏器损伤，根据部位以确定有否结肠破裂损伤。腹平片还可发现骨折及金属异物等等。

2. 腹腔诊断性穿刺（简称腹穿）　对疑有闭合性腹部损伤，或伤后意识不清的患儿是一项简便有效的诊断措施。可在左或右下腹麦氏点处进行腹腔穿刺，根据抽出的液体确定，如为粪便样物质是肠损伤，如有胆汁样液体多为十二指肠或胆道损伤，如抽出液体涂片有多数脓细胞提示有腹膜炎，有不凝固的血液可能是实质性脏器损伤，如抽出为迅速凝固的血液，可能误穿血管或进入腹腔外血肿。

3. 腹腔镜检查　近年来纤维腹腔镜逐渐广泛应用，使腹部损伤的早期确诊率不断提高，可以在直视下观察到腹腔脏器损伤的部位、程度，为决定治疗措施提供依据，而且可以对一些损伤进行修补。

4. CT检查和B型超声检查　对实体器官损伤有较高的确诊率，可以观察到损伤部位、深度、大小、范围等，对空腔脏器的损伤可提供参考。尤其对并发腹腔积液及脓肿的诊断较为准确。

四、治疗

（一）治疗原则

1. 小肠损伤　确诊为小肠损伤者，或在检查后虽不能确定内脏损伤，经密切观察，出现腹胀，移动性浊音阳性，肠鸣音减弱或消失，腹腔穿刺多为阳性，X线检查膈下有游离气体，应行剖腹探查术，若发现腹腔内出血，应首先探查实质性脏器及肠系膜血管，寻找出血病灶。位于系膜缘的小穿孔有时难以发现，小肠起始部、终末端、有粘连的肠段和进入疝囊的肠祥易受损伤，应特别注意。对穿孔处可先轻轻夹住，阻止肠内容物继续外溢，待完成全部小肠探查，再根据发现酌情处理。小肠外伤的处理取决于其程度及范围。

（1）肠壁小的挫伤可不必处理。浆膜或浆肌层小撕裂伤，应行浆肌层缝合。肠壁血肿应将其切开，止血后行浆肌层缝合。

（2）肠壁小穿孔可作横行间断缝合。

（3）肠壁缺损大、严重挫伤致肠壁活力丧失或某一肠段有多处穿孔宜行小肠部分切除吻合术

2. 结肠损伤　结肠损伤疗效好坏主要取决于能否及早手术，对可疑者必要时可行剖腹探查。由于大肠血液供给不及小肠丰富，肠内容物较硬，故愈后较差，肠漏发生机会较多，处理方式基本有三种：

（1）先在肠破裂处腹壁外造口，待病情稳定再剖腹。

（2）在肠管修补或切除吻合后，在近侧插管造口引流，愈合拔引流管，造口自愈。

（3）将修补吻合的肠管全置于腹壁外，并在其近侧造口插管，待愈合后再手术回入腹内。

五、护理措施

1. 完善术前相关检查。

2. 观察生命体征及腹部体征的变化，注意有无休克表现，休克者取休克卧位，无休克者取半卧位。

3. 备皮、备血、青霉素皮试，术前30分钟至1小时接受输液及麻醉前用药。

4. 手术后去枕平卧6小时，头偏向一侧，防止呕吐、误吸。酒醉清醒后6～8小时取半卧位。

5. 严密监测生命体征，必要时给予吸氧。

6. 术后禁饮禁食，持续胃肠减压至肠鸣音恢复，生理盐水冲胃管3次／日，观察胃液的颜色、性质及量。

7. 术后病情稳定需早期下床活动，每日活动时间不少于6小时，以促进肠蠕动，防止肠粘连。

8. 观察腹部及排气、排便情况，肠功能恢复后，给予流质饮食，逐渐向半流质、软食过渡。

9. 保持伤口敷料清洁、干燥完好，污染时及时更换。

10. 加强空肠营养管肠内营养的支持，置入空肠营养管是为了手术后经营养管注入营养物给予肠内营养支持，营养物不从胃管注入，可避免增加空肠修补处的负担，影响吻合口愈合，从而既可保证机体营养的供应，又有助于肠道功能和吻合口的恢复。注入时患儿取半卧位，先抽吸胃内残留量，每次输注前后均用少许温开水冲净导管，防止残留在导管内的物质腐败。输注完毕后嘱患儿保持半卧位30分钟，避免剧烈活动。每次的注入量及时记录在护理记录单上。

11. 行肠造瘘者，按肠造瘘术后护理常规护理。

六、出院指导

需携带营养管出院的患儿，在院期间要帮助家长掌握注射器注入营养液的要点，要告知患儿及家属妥善固定喂养管，避免牵拉，严防脱落，注意营养液要现配现用，输注营养液前后，应用温开水冲洗营养管，输注时尽量减少空气进入，以免引起胃肠胀气，出院后注意保持造口周围皮肤清洁、干燥。指导家属合理安排饮食，给患儿进食清淡易消化的食物，根据患儿进食后反应合理安排饮食频率和量，不必强求增加进食次数和量，以免增加胃肠负担，每周称体重，避免营养不足。

1. 术后2个月内饮食以流质为主，品种由少至多，补充蛋白质（牛奶、豆浆、稀释的蛋白粉等）、维生素（各种果汁、蔬菜汁），确保热卡和营养的供给。

2. 术后第3个月起，可进半流质饮食（粥、米糊、蒸鸡蛋、煮烂的面条等），如无不适，转为软食，半年后改普食，但仍应避免生冷、辛辣的刺激食物3个月内避免剧烈运动，若出现腹胀、腹痛、呕吐等现象，及时就诊。

第十三节　环状胰腺

环状胰腺是小儿先天性十二指肠梗阻的病因之一，是胰腺组织异常发育成环状或钳状包绕于十二指肠降部，当环状胰腺对肠管造成压迫时引起十二指肠完全性或者不完全性梗阻，占十二指肠梗阻性疾病的10%～20%。

一、病因

对于胚胎发育过程中形成环状胰腺的确切病因目前尚不完全明了，学说很多，主要有两种解释。胰腺是由胚胎的原肠壁上若干突起逐渐发育融合而成的。背侧的胰始基是从十二指肠壁上直接发生，腹侧的胰始基则自肝突起的根部发生。以后背侧的胰始基发育成胰腺的体与尾，其蒂部成为副胰管；腹侧的胰始基的蒂部成为主胰管，末端则为胰头部。在胚胎第6周左右，随着十二指肠的转位，腹胰也转位至背胰的后下方；在第7周时，背胰和腹胰开始接触，最后两胰合并为一个胰腺，两个胰管也互相融会贯通。因此，一种理论认为，环状胰腺是由于位于十二指肠腹侧始基未能随十二指肠的旋转而与背侧始基融合所致；另一种理论则认为，由于腹侧与背侧胰始基同时肥大，因而形成环状胰腺，并将十二指肠第二段完全或部分围住，造成梗阻。

二、临床表现

临床症状主要表现为十二指肠梗阻，取决于环状胰腺对十指肠的压迫程度，部分病例可终身无症状。文献报道40%～60%病例于新生儿期出现症状。新生儿型多在出生后1周内发病，2周以上发病者少见。主要表现为急性完全性十二指肠梗阻。患儿往往是出生后1～2天内或在第一次喂奶即出现呕吐，呕吐为持续性，呕吐物中含有胆汁，重者吐咖啡色物。由于频繁的呕吐，可继发脱水、电解质紊乱和酸碱平衡失调、营养不良。

环状胰腺压迫较轻，症状出现较晚，可于任何年龄发病。年长儿有环状胰腺者表现为十二指肠不全性梗阻。反复发作间歇性呕吐，呕吐物为含或不含胆汁的宿食，有的伴有腹痛、腹胀、食欲减退等，常可见胃型和胃蠕动波。随着年龄增长症状日趋严重，发作间歇期缩短，生长发育和营养状况均受障碍。

三、辅助检查

1. 腹部平片　腹部平片见到典型的"双泡征"或"单泡征""三泡征"，是十二指肠梗阻型疾患的共同表现。卧位片可见胃和十二指肠壶腹部均扩张胀气，出现所谓双气泡征（double bubblesign）。因胃和十二指肠壶腹部常有大量空腹滞留液，故在立位片可见胃和十二指肠壶腹部各有一液平面。有时十二指肠狭窄区上方与下方肠管均胀气，从而将狭窄区衬托显影。

2. 胃肠钡剂造影　钡餐检查可显示十二指肠球部和幽门管扩张，降部呈现内陷，降部以下钡剂不能通过，可见线形狭窄或节段性狭窄，钡剂排空延迟。钡剂灌肠显示出正常结肠形态为环状胰腺特征之一。

3. ERCP（内窥镜逆行性胰胆管造影）　镜下造影能使环状胰管显影，对诊断极有帮助。由于环状胰腺引起的十二指肠狭窄常在主乳头的近侧，若内镜不能通过狭窄则无法造影，有时可因环状胰腺压迫胆总管末端出现胆总管狭窄像。

4. CT　服造影剂后十二指肠充盈，可看到与胰头相连续的围绕十二指肠降段胰腺组织通常因环状胰腺组织薄，环状胰腺多不易直接显影，若看到胰头部肿大和十二指肠降段肥厚和狭窄等间接征象同样对诊断有帮助。

5. 磁共振（MRI）与磁共振胰胆管造影（MRCP）　MRI可看到与胰头相连续的围绕十二指肠降段与胰腺同等信号强度的组织结构，可确认为胰腺组织。MRCP通过水成像的原理可很好地显示环状胰管影。

四、治疗要点

环状胰腺通过早期诊断，短期内积极的术前准备，选择合理的术式及术后注意保暖，持续有效的胃肠减压，良好的术后营养和水、电解质平衡，可获得满意的疗效。

环状胰腺唯一治疗方法是手术。手术不做胰腺分离及切除，应行改道手术，手术方法很多，目前公认最好，符合解剖生理的手术方法是十二指肠前壁菱形侧侧吻合术。本术式操作较容易，能完全解除十二指肠梗阻，又能保持胃的功能，而且没有损伤胰管、发生胰瘘的危险，因此比较符合生理，可作为首选的术式。手术方法：切开十二指肠外侧缘后腹膜，游离梗阻的十二指肠近端和远端；再在梗阻近端和远端的肠管前壁各做两针牵引线，然后在梗阻近端肠管前壁做横向切口，在远端前壁做纵向切口，用1号丝线作间断全层缝合，最后做浆肌层间断缝合。

五、护理措施

（一）术前准备

1. 新生儿病例伴脱水者，迅速建立有效的静脉通路，补充液体和电解质。

2. 持续胃肠减压，防止误吸。

3. 合并肺部感染者经静脉给予抗生素，注射维生素K和维生素C，预防术后出血。

4. 慢性十二指肠梗阻的患儿，应纠正营养不良和慢性脱水。可每日补充氨基酸和脂肪乳剂，低蛋白血症者输入白蛋白，待全身情况改善后手术。

5. 手术前两日给予流质饮食。

6. 术前晚及术晨用生理盐水洗胃。

（二）术后护理

1. 注意保暖，每1小时测体温1次，除保持呼吸道通畅外，密切观察呼吸、心率变化以及尿量。

2. 全麻尚未苏醒时采用头低足高位，头部偏45°侧卧，直至清醒。每2~3小时更换体位。

3. 严格掌握输液速度和量，滴速一般为15滴/分钟以下，应及时补充钙、镁离子，防止发生低血钙，低血镁。

4. 注意保持胃肠减压引流管的通畅，防止其扭曲、阻塞、脱出，观察引出物颜色、量、性质变化。

5. 加强饮食护理，一般需要5~12天的时间，新生儿待肠蠕动恢复后，应先试喂少量开水，如无不良反应再喂奶；年长儿给适量流质再逐渐增加食量，以免因一次进食过多导致吻合口瘘，进食后应注意大便量及颜色。

6. 全身情况差或营养不良者，术后给予静脉营养治疗，以促进吻合口的愈合，因此需要合理安排输液顺序，加强静脉管道的维护，保证药物的有效供应。

7. 观察腹部体征及伤口情况，污染时及时更换，警惕切口感染。

8. 术后病情稳定需早期下床活动，每日活动时间不少于6小时，以促进肠动，防止肠粘连。

六、出院指导

新生儿要循序渐进增加奶量，添加辅食要注意有规律，避免进食过饱，年长儿指导家长给予患儿进食高热量、高维生素、高蛋白、低脂食物，多食新鲜蔬菜、水果，忌食辛辣刺激性食物，3个月内避免剧烈活动，若出现呕吐、腹痛等症状，及时就诊。

第十四节　肠蛔虫症

蛔虫是儿童期消化道常见的寄生虫，是儿童期肠梗阻的主要原因之一。随着人民生活水平的不断提高，卫生保健事业的发展，蛔虫引起的外科疾病逐年减少，但在偏远山区，仍然较为多见。本病多在幼儿及儿童期发病，临床上以蛔虫性肠梗阻为主要表现。

一、病因

正常情况下蛔虫寄生于空肠和回肠，当寄生宿主机体环境和肠管功能发生紊乱，如发热、食欲缺乏、恶心、腹泻、饮食不洁及吃刺激食物过多，驱蛔虫方法不当或药剂用量不足时，使蛔虫体受刺激兴奋性增高，在肠道内活动加强，并相互扭曲呈团状，严重者阻塞肠腔造成梗阻。蛔虫团还可以扭转，产生绞窄。

二、临床表现

肠道蛔虫常引起反复发作的上腹部或脐周腹痛。由于虫体的机械性刺激及其分泌的毒物和代谢产物可引起消化道功能紊乱和异性蛋白反应，如食欲缺乏、恶心、腹泻和荨麻疹。儿童严重感染者，可引起营养不良，精神不安，失眠、磨牙、夜惊等。腹痛时愿意有人用手揉压。个别患儿出现偏食及异食，喜食灰渣、墙皮、土块和纸。还可出现恶心、呕吐、轻微腹泻或便秘。孩子虽然食量大，但不长肉，严重的还会发生营养不良、贫血及生长发育落后神经系统症状表现为精神萎靡、兴奋不安、易怒、头疼、睡眠不佳磨牙。蛔虫幼虫周游全身时，可引起一系列症状。移行至肝脏可引起肿大，压痛及肝功异常，甚至引起肝脓肿。移行至肺可引起轻微咳嗽，常不被人注意，少数可引起过敏性肺炎。移动至其他器官还可引起脑膜炎、癫痫、视网膜炎。蛔虫毒素可导致荨麻疹、皮肤瘙痒及急性结膜炎。蛔虫在肠道内集结成团，可堵塞小肠造成蛔虫性肠梗阻，蛔虫有钻孔特性，钻入胆道形成胆道蛔虫症；钻入阑尾，表现如同急性阑尾炎。如发生胆道及阑尾穿孔还可诱发腹膜炎。蛔虫还可上窜从口腔或鼻孔钻出，再从咽部钻入气管，严重时发生窒息。

三、辅助检查

1. 腹部触诊　触及条索状或面粉团状能活动肿块，压之可变形。
2. 实验室检查　白细胞总数增高，其中嗜酸性细胞可达10%以上，大便常规镜下可找到蛔虫卵。
3. 腹部X线平片　立位可见多个液平面，同时可见到条索状和斑点状卷曲的蛔虫阴影。
4. B超　显示肠腔内蛔虫闭块影像。
5. 胰胆管造影　有助于异味蛔虫症的诊断。

四、治疗要点

蛔虫性肠梗阻多数为不完全性肠梗阻，宜先采用非手术疗法治疗，大部分病例可获痊愈。

（一）非手术疗法

给予禁食、胃肠减压、补液纠正脱水及电解质紊乱。应用肠道解痉剂以缓解肠壁痉挛，有利蛔虫疏散，待中毒症状消退后再用驱虫药物，苯咪唑类药物是广谱、高效、低毒的抗虫药物，应用最广的有甲苯达唑和阿苯达唑，有发热及白细胞增高者，适当用抗生素。对严重感染者往往需多次治疗才能治愈。治疗中偶可出现蛔虫躁动现象，有可能发生胆道蛔虫症。

（二）手术疗法

手术指征为完全性梗阻，保守治疗不缓解，疑有肠坏死者或肠穿孔、肠扭转及绞窄性肠梗阻。

五、护理措施

（一）保守疗法

保证患儿充分的睡眠和休息，发作和并发胆道感染时应绝对卧床休息；患儿首次发作有恐惧心理，应积极关心和体贴患儿，并解释病情，使其解除顾虑；保持病区环境安静，以使患儿得到更好的休息，以恢复由于发作时大量消耗的体力，当患儿发生呕吐时，应及时清除患儿口腔内的呕吐物，并漱口，以防口腔感染；观察排便情况；禁食期间加强输液的护理；能进食后，给予易消化、高热量、高蛋白质饮食。

（二）术前、术后护理

1. 完善术前相关检查。

2. 术前30分钟至1小时接受输液及麻醉前用药。

3. 手术后去枕平卧6小时，头偏向一侧，防止呕吐、误吸柝醉清醒后6~8小时取半卧位。

4. 术后禁饮禁食，持续胃肠减压至肠鸣音恢复，生理盐水冲胃管3次／每日，观察胃液的颜色、性质及量。

5. 肠吻合的患儿术后严密监测生命体征，必要时给予吸氧。

6. 观察腹部体征及伤口情况，污染时及时更换，警惕切口感染。

7. 术后病情稳定需早期下床活动，每日活动时间不少于6小时，以促进肠蠕动，防止肠粘连，若为肠吻合手术，下床活动时间和进食时间应适当推迟。

8. 待所鸣音恢复后，一般术后3~5天，可开始进少量流质，逐步过渡为半流质和软食。

9. 保持各引流管的通畅，避免扭曲、受压或打折，指导家长防止患儿抓脱引流管。

六、出院指导

指导患儿养成良好的卫生习惯，饭前便后要洗手。宜给予易消化，高热量、高蛋白质饮食，如主食米饭、面条、面饼，可食用含糖分高的糕点、糖果等食物，多吃些鸡蛋、动物瘦肉、乳品、黄豆及豆制品、含维生素食物，如新鲜蔬菜、水果等。出现腹痛、食欲差等症状及时就诊。

第八章　口腔颌面部损伤护理

第一节　概论

口腔颌面部属人体的显露部位，无论平时或战时都易遭受损伤。由于口腔颌面部解剖和生理特点，受伤后的表现除具有共性外，还有其特殊性。因此在口腔颌面部损伤的救治工作中，一定要有整体观念，对伤员应做全面系统的检查，迅速判断伤情，分清轻重缓急。先抢救生命，待生命体征平稳后，尽早进行专科救治，以免延误时机，造成不良后果。

颌面部损伤的原因很多，平时多为交通事故伤和工伤，还有日常生活和社会交往的意外跌打损伤等，战时则以火器伤为主，值得注意的是在高科技战争中和恐怖事件中，平民火器伤的发生率有明显的上升，特别是矿山爆炸伤，是值得注意的变化。

在诊治口腔颌面部损伤时，要注意可能伴发的其他部位损伤和危及生命的并发症。对伤员应做全面检查，并迅速做出伤情判断，根据其轻重缓急，决定救治的先后步骤，妥善处理。

在救治颌面损伤时应注意多处伤、多发伤、复合伤等几个概念。口腔颌面部"多处伤"是指在该部位的多个损伤，如多个软组织创口、下颌骨两处以上的骨折、全面部骨折等。"多发伤"是指除口腔颌面部损伤以外，还存在颅脑伤、胸腹伤或四肢伤等。"复合伤"是指两种以上的原因致伤，如撞击伤与烧伤或与辐射伤并存。

口腔颌面部血循环丰富，上接颅脑，下连颈部，是呼吸道和消化道起端。颌面部骨骼及腔窦较多，有牙附着于颌骨上，口内则含有舌；面部有表情肌和面神经；还有颞下颌关节和唾液腺；它们行使着表情、言语、咀嚼、吞咽及呼吸等功能。了解这些解剖和生理的知识，有助于掌握和理解口腔颌面部损伤的特点。

口腔颌面部损伤的特点如下：

（一）口腔颌面部血循环丰富在损伤时的利弊

由于血循环丰富，伤后出血较多或易形成血肿；组织水肿反应快而重，如口底、舌根或下颌下等部位损伤，可因水肿、血肿而影响呼吸道通畅，甚至引起窒息。另一方面，由于血运丰富，组织再生修复和抗感染能力较强，创口易于愈合。因此，清创术中应尽量保留组织，争取初期缝合。

（二）易感染

口腔颌面部腔窦多，如鼻腔、口腔、鼻窦等腔窦内存在着病原菌，外伤后可将牙上附着的结石和细菌等带入深部组织，引起创口感染。颌骨骨折线上的龋坏牙有时可导致骨创感染，影响骨折愈合。

（三）易并发颅脑损伤

颌面部上接颅脑，遭受撞击力后容易传导到颅脑，因此，上颌骨或面中1／3部位损伤容易并发颅脑损伤，包括脑震荡、脑挫伤、颅内血肿和颅底骨折等。其主要临床特征是伤后有昏迷史。颅底骨折时可伴有脑脊液从鼻孔或外耳道流出。

（四）有时伴有颈部伤

颌面部下连颈部，为大血管和颈椎所在。下颌骨损伤容易并发颈部伤，要注意有无颈部血肿、颈椎损伤或高位截瘫。颈部钝器伤及颈部大血管时，有时可能在晚期形成颈动脉瘤、假性动脉瘤和动、静脉瘘。

（五）易发生窒息

口腔颌面部位于呼吸道上端，损伤时因组织移位、肿胀及舌后坠、血凝块和分泌物的堵塞而影响呼吸或发生窒息。救治伤员时应首先注意保持呼吸道的通畅，防止窒息。

（六）影响进食和口腔卫生

口腔是消化道入口，损伤后或由于治疗需要做颌间牵引时可能会影响张口、咀嚼、言语或吞咽功能，妨碍正常进食。需要选用适当的食品和喂食方法，以维持伤员的营养，进食后应注意清洗口腔，注意口腔卫生，预防创口感染。

（七）易发生感染

口腔颌面部窦腔多，有口腔、鼻腔、鼻窦及眼眶等。这些窦腔内存在着大量细菌，如与创口相通，则易发生感染。在清创处理时应尽早关闭与这些窦腔相通的创口，以减少感染的机会。

（八）容易出血

颌面部血运丰富，血管吻合支多，加之静脉瓣缺乏，所以伤后易引起大量出血。而且颌面部皮下组织疏松，筋膜间隙多，伤后易形成组织内血肿，易继发感染或纤维化形成瘢痕。但因血运丰富，组织的愈合能力和抗感染能力均较强，因此也利于创伤治疗。

（九）易致颜面畸形

损伤后引起的组织移位、缺损或面神经损伤，都可造成颜面畸形和功能障碍，给患者生活和精神上带来极大痛苦。

第二节　口腔颌面部损伤的急救与护理

急救的根本目的是抢救生命，必须全面了解伤情，分清主次和轻重缓急，然后采取正确的急救措施。现场处理时，应从威胁生命最主要的问题开始。因此，首先是处理窒息，然后依次为出血、休克、颅脑损伤等。应随着体征的改变及时地采取有效措施。

一、解除窒息

（一）原因

1. 阻塞性窒息。

（1）异物阻塞咽喉部：损伤后如口内有血凝块、呕吐物、碎骨片、游离组织块及其他异物等，均可堵塞咽喉部或上呼吸道造成窒息，尤其是昏迷伤员更易发生。

（2）组织移位：上颌骨横断骨折时，骨块向后下方移位，可堵塞咽腔，压迫舌根而引起窒息。下颌骨颏部粉碎性骨折或双发骨折时，由于口底降颌肌群的牵拉，可使下颌骨前部向后下移位，引起舌后坠而阻塞呼吸道。

（3）肿胀与血肿：口底、舌根、咽侧及颈部损伤后，可发生血肿或组织水肿，进而压迫呼吸道引起窒息。

2. 吸入性窒息　主要见于昏迷伤员，直接将血液、唾液、呕吐物或其他异物吸入气管、支气管或肺泡内而引起窒息。

（二）临床表现

前驱症状是患者烦躁不安、出汗、鼻翼扇动、吸气长于呼气，或出现喉鸣；严重时出现发绀、三凹症状（吸气时胸骨上窝、锁骨上窝、肋间隙深陷），呼吸急速而表浅；继之出现脉弱、脉快、血压下降、瞳孔散大。如不及时抢救，可致昏迷，呼吸心跳停止而死亡。

（三）急救

窒息是口腔颌面部伤后的一种危急并发症，严重威胁伤员的生命。急救的关键在于早期发现，及时处理。如已出现呼吸困难，更应分秒必争，立即进行抢救。

抢救窒息时应分秒必争，当机立断，可因地制宜、就地取材。

1. 使患者平卧，松解颈部和胸部衣扣。如患者清醒，让其面部向下，使口腔中血液或分泌物自然流出。

2. 用缠裹纱布的手指迅速掏出口内异物，用吸引器或大号注射器吸尽血液及分泌物、呕吐物。

3. 如是舌后坠引起窒息可用舌钳迅速牵出后坠舌体，必要时在舌头后2cm处用粗线或别针贯穿全层舌组织，将舌体前端牵出口外，将牵拉线固定在颌前衣扣或绷带上。

4. 昏迷患者采用侧卧位或俯卧位，颈部垫高，头偏向健侧，便于分泌物外流，防止误吸。

5. 上颌骨横断骨折后，游离部分下坠至舌背也可致窒息。可在清除口腔分泌物后，以木质压舌板横放于上颌磨牙胎面上，将移位的上颌骨折起并用绷带固定于头上。

6. 昏迷患者经上述处理后，再放入导气管。因下颌前部损伤呈粉碎性骨折的患者，即使患者清醒也要放入导气管，以保持口咽腔道的通畅。

7. 如上述处理均不奏效，须行紧急气管切开术。

二、出血

对于出血的急救，应根据损伤部位、出血的性质（毛细血管渗血，静脉出血，动脉破裂出血）和现场条件而采取相应的处置措施。

（一）压迫止血

1. 指压止血法　指压止血法是用手指压迫出血部位供应动脉的近心端，适用于出血较多的紧急情况，作为暂时性止血，然后再改用其他确定性方法做进一步止血。如在咬肌止端前缘的下颌骨面上压迫面动脉，在耳屏前压迫颞浅动脉等。在口腔、咽部及颈部严重出血时，可直接压迫患侧颈总动脉：用拇指在胸锁乳突肌前缘、环状软骨平面将搏动的颈总动脉压闭至第6颈椎横突上。压迫颈总动脉时，持续时间一般不超过5分钟，也禁止双侧同时压迫，否则会导致脑缺血。

2. 包扎止血法　包扎止血法可用于毛细血管、小静脉及小动脉的出血或创面渗血。方法是先清理创面，将软组织复位，然后在损伤部位覆盖或填塞吸收性明胶海绵，覆盖多层纱布敷料，再用绷带行加压包扎。注意包扎的压力要合适，不要造成颏部皮肤过度受压缺血，也不要加重骨折块移位和影响呼吸道通畅。

3. 填塞止血法　填塞止血法可用于开放性和洞穿性创口，也可用于窦腔出血。紧急情况时，可将纱布块填塞于创口内，再用绷带行加压包扎，常规填塞时可用碘仿纱条或油纱条。在颈部或口底创口填塞纱布时，应注意保持呼吸道通畅，防止发生窒息。

（二）结扎止血

这是常用而可靠的止血方法。如条件允许，对于创口内活跃出血的血管断端都应以血管钳夹住做结扎或缝扎止血。在战时或大批伤员等待的紧急情况下，可先以止血钳夹住血管断端，连同止血钳一起妥善包扎并后送伤员，口腔颌面部较严重的出血。如局部不能妥善止血时，可考虑结扎颈外动脉。

（三）药物止血

药物用于伤口局部或全身起到止血目的。

三、包扎

包扎是急救过程中不可缺少的治疗措施，起到压迫止血，暂时固定骨折，保护创面、防止再污染的作用。颌面部常用的包扎方法。

1. 四尾带包扎法　将绷带撕（剪）成四尾形，颏部衬以棉垫，将左右后两尾结在头顶前，左右前两尾结在枕骨结下，然后再将二尾末端结扎于头顶部起包扎和制动作用。

2. "十字"绷带包扎法　用绷带先围绕额枕部缠绕2～3圈后，自一侧反折由耳前区向下绕过颏部至对侧，再由耳前区向上越过顶部呈环形包绕，如此反复数次，末端用胶布固定。或在围绕额枕部2～3圈后将绷带穿越绕头绷带而不用反折方法亦可达到同样效果。

四、合并颅脑损伤的急救

由于口腔颌面部邻近颅脑，因此，常常伴发颅脑损伤。根据最新调查结果显示，颌面伤最常见的伴发伤是颅脑损伤，占40%。如果处理不当或不及时，可能危及伤员生命或导致严重并发症。颅脑损伤包括脑震荡、脑挫裂伤、颅内血肿、颅骨及颅底骨折和脑脊液漏等。脑震荡是头面部外伤后即刻发生的短暂性意识障碍，是轻微的脑损伤；颌面外科医师最常见的情况是颅内血肿，包括硬膜外血肿、硬膜下血肿、脑内血肿、脑室内血肿及颅后窝血肿。其次是颅骨及颅前底骨折。

五、休克

口腔颌面部严重创伤可引起休克，其原因多为出血性和创伤性。因此对严重创伤的患者应严密观察全身情况，注意测量血压、脉搏、呼吸，并做好记录。同时应做好急救准备。

六、运送

运送伤员时应注意保持呼吸道通畅。对昏迷的伤员，应采用俯卧位，额部垫高，使口鼻悬空，以利于引流和防止舌后坠。一般伤员可采用侧卧位，避免血凝块及分泌物堆积在咽部。运送途中，应严密观察全身与局部情况，防止发生窒息和休克等危重情况。

七、预防与控制感染

口腔颌面部的开放性创面，常被细菌、泥土、沙石等污染，甚至异物嵌入组织内，因此感染对患者的危害性，有时比原发损伤更为严重。所以，预防和控制感染，也是急救治疗中的主要问题。其中最重要的手段之一是尽早清创，一般颌面伤感染的发生率低于其他部位，因此清创时间没有其他部位伤要求6～8小时内进行那样严格，有条件时应尽早进行清创缝合术，无条件时应将创口包扎，防止外界细菌继续污染。伤后应及早使用广谱抗生素，特别是对颌面部火器伤，伤后3小时使用可以推迟感染发生的时间，提高组织愈合的能力。平时创伤多以被动免疫为主，如注射破伤风抗毒素预防破伤风，动物咬伤后要注意发生狂犬病的可能，并预防性注射狂犬病疫苗。

附：环甲膜穿刺术

遇到紧急喉腔阻塞的患者，在无条件立即行气管切开时，可行紧急环甲膜穿刺或切开，以达呼吸道通畅、抢救患者生命的目的。

（一）适应证

1. 注射麻醉药物，为气管内其他操作做准备，如支气管镜检查时做气管内麻醉。
2. 注射治疗药物，如支气管内膜结核的治疗。
3. 湿化痰液。

（二）禁忌证

有明显出血倾向者及不能合作的患者。

（三）物品准备

备常规消毒用治疗盘、环甲膜穿刺包[内有细硅胶管（长15～20cm）、血管钳、5ml和10ml注射器、7～9号针头（解除喉梗阻时用粗套针）、16～18号针头（留置导管用）]、纱布、棉球、无菌手套、2%普鲁卡因、1%丁卡因。

（四）操作方法

1. 穿刺前向患者说明目的，消除顾虑，以取得合作。
2. 有剧烈咳嗽者术前半小时给予可待因0.03g（急救者除外）。
3. 做普鲁卡因皮内试验（急救者除外）。
4. 取平卧位或半卧位，垫高肩背部，头向后仰，常规消毒皮肤，铺孔巾。
5. 术者以一手的拇指及中指固定气管，食指紧压穿刺点，另一手持连接橡皮管的穿刺针头于穿刺点垂直刺入，当达到喉腔待有落空感即形成人工气道，患者可有反射性咳嗽，拔出针芯，留置导管于气管内，以胶布固定，外露部分以无菌纱布覆盖。

（五）注意事项

1. 穿刺时进针不要过深，以免损伤喉后壁黏膜。
2. 必须回抽有空气，确定针尖在喉腔内才可注射药物。
3. 注射药物时嘱患者勿吞咽及咳嗽，注射速度要快，注射完毕后迅速拔出注射器及针头。
4. 用无菌干棉球压迫穿刺点片刻。针头拔出以前应防止喉部上下运动，否则容易损伤喉部的黏膜。
5. 注入药物以等渗盐水配制，pH值要适宜，以减少对气管黏膜的刺激。
6. 在初期复苏成功后应改做正规气管切开或立即做消除病因（如异物的摘除等）的处理。
7. 环甲膜穿刺通气用的针头及T形管应作为急救常规装备则消毒备用。接口必须紧密不漏气。

8. 个别情况下穿刺部位有较明显的出血时应注意止血，以免血液反流入气管内。

附：气管切开术

气管位于气管三角区内，由马蹄形软骨环组成，软骨环后壁缺口处，由软组织连成完整的环形。颈部气管的前面有皮肤、颈阔肌和颈筋膜覆盖。颈筋膜的浅面，有连接两侧颈前静脉的横支跨越；损伤此静脉横支，往往引起较多的出血。颈筋膜中层包绕着遮盖气管两侧的胸骨舌骨肌和胸骨甲状肌，在颈中线相连接，形成白线。气管切开术应循白线切开，以便分离两肌而显露气管。在气管的第2～第3软骨环处，有甲状腺峡横越；此峡内有左、右甲状腺上、下动脉终末支相吻合，切断后易引起出血。气管的两侧有颈内静脉和颈总动脉等重要血管；越近胸骨上缘，这些大血管越靠近气管，所以在切开气管时，切口应保持正中位置，以免损伤重要血管。颈部气管上、下段的深浅不同；近环状软骨处最浅，极易摸到；胸骨上缘的气管段则较深，一般不易扪到。颈部气管的深浅又和头的俯仰有密切关系；俯时深，仰时浅。了解这些解剖情况，对施行气管切开的手术操作，有实际指导意义。

气管切开术一般应在已用其他方法的人工气道或人工通气的情况下进行，不作为气道阻塞和复苏的紧急抢救手段，气管切开可以建立一条较为理想的气道，切开的位置在声门以下，避开了声门和上呼吸道顶部，从而减少了许多并发症的发生。置管后患者耐受性比较好，且不妨碍患者的进食。易于外固定和分泌物的排出，气道阻力较小，解剖无效腔较小，应用呼吸机时也易于和呼吸机相连。

（一）适应证

1. 人工气道需持续维持一周以上者。

2. 喉反射消失，吞咽能力丧失者。

3. 严重肺部感染，为充分进行洗涤者。

4. 需建立人工气道但颌面部有明显外伤者。

（二）禁忌证

严重出血性疾病或气管切开部位以下占位性病变引起的呼吸道梗阻者。

（三）物品准备

气管切开包、2%碘酒棉球、75%酒精棉球、无菌钳1把（消毒皮肤用）、无菌纱布数块、弯盘1个、10ml注射器及7号针头各1个、皮下麻醉剂。

（四）操作方法

1. 患者仰卧肩背部垫一小枕，头向后仰并固定于正中位。如患者呼吸极度困难，不能平卧，可先采取半卧位，显露气管时再平卧。患者头部必须保持正中位，必要时，由专人固定患者的头部。

2. 颈部皮肤常规消毒后，在颈正中线，甲状软骨下，做局部浸润麻醉。

3. 以左手拇指、中指固定甲状软骨，食指置于环状软骨上方，右手持刀在颈前正中自环状软骨至胸骨上凹上1.0～1.5cm处，做一3～5cm长的切口。分离皮下组织。再沿中线切开颈浅筋膜，分离舌骨下肌群，将甲状腺峡部向上推开，暴露气管。

4. 切开气管的第3、第4或第4、第5软骨环，撑开气管切口，吸出气管内分泌物及血液。

5. 插入合适的气管套管或带气囊气管套管（用于接人工呼吸机），如气管切口过小可适当延长，也可将已切开的软骨环切除部分，使其成圆孔。

6. 在切口缝合1～2针，套管口周围覆盖消毒湿纱布。将气管套管系带在颈后结扎，使套管固定。

（五）术后并发症

1. 皮下气肿是气管切开术后的常见并发症。此症是由于组织分离过多、缝合切口过紧、气管套管周围溢出的空气进入皮下所致。多见于颈部伤口周围，触及捻发音，重者可波及面部和胸部。处理：及时拆除缝线，保持呼吸通畅，减少刺激性咳嗽，气肿可停止发展、自行吸收。

2. 纵隔气肿和气胸。手术分离气管前筋膜时有可能导致纵隔气肿，胸膜顶损伤或肺泡破裂可导致气胸。气胸可沿着血管周围进入肺门，发展成纵隔气肿。纵隔气肿也可因胸膜破裂发展成气胸。因此，两者可同时存在，且多见于呼吸严重困难的小儿。表现是术后呼吸困难，不但无好转，反而加剧，重者可危及生命。X线检查有助于诊断。嘱患者安静，保持呼吸道通畅，给氧，争取自行吸收。若病情继续发展，可做纵隔排气、胸腔穿刺抽气或闭式引流术。

3. 出血。小量出血，常因术中止血不充分所致，应及时检查处理。也有个别患者因套管不合适（过弯、过长、过粗）、切口过低或血管畸形等，套管远端磨伤气管前壁和无名动脉，造成致命性大出血。若发现咯出鲜血或套管有搏动，应及时检查原因，进行处理，切不可等闲视之。

4. 脱管。可因缚带过松或的结不牢、套管阻塞、呼吸困难而挣扎、剧烈咳嗽、患者自行拔管，致套管完全脱出。若套管脱出气管，停留在软组织内而未发现，造成气管受压，则更加危险。因此，术后应密切观察患者，发现脱管，立即重新插入。

5. 吞气症和进食呛咳。气管切开后，由于呼吸改道不习惯，有的患者不断做吞咽动作，将空气咽入胃内引起腹胀，压迫横膈引起呼吸困难。对此，可行胃减压术。也有患者咽下食物或饮料时出现呛咳，少量饮食自套管咳出。这多是由于套管暂不适应，影响喉部保护功能所致。如果长期呛咳或咳出大量饮食，应考虑气管食管瘘。

6. 肺部感染。因呼吸改道，吸入的空气冷、干、脏，常可导致肺部感染。

7. 拔管困难原因很多，如喉梗阻未解除、喉或气管内有肉芽形成及精神因素等。

针对病因处理，多可解决。

（六）注意事项

1. 危急患者，以紧急切开气道为原则，可不麻醉，先切开气道后止血。或者先做环甲膜穿刺，保证气道通气后再做气管切开。

2. 术后最好有专人护理，初期吞咽流质可发生呛咳，成人应训练吞咽食物后呼吸稍停。婴儿可给鼻饲。

3. 注意检查气管套系带的松紧度，太紧容易压迫颈部血管，太松容易使套管脱管。一般系带与颈部皮肤之间能插入一食指较为适宜。定时更换套管口处覆盖的湿纱布。术后，将盐水湿纱布（无菌）双层轻盖套管口上面，经常更换，保持湿润，以便湿润空气、滤过空气并防止异物坠入气管。

4. 必须经常保持套管通畅，气管内分泌物较多时，应及时清除，分泌物过于黏稠，可采用0.5%～2.0%新霉素或庆大霉素4万IU以及糜蛋白酶液套管内滴入，每日3次（或随时滴入）；蒸气吸入疗法，或雾化疗法，每日2～3次。此外，内管需每1～2小时取出清理1次，每日消毒3次。在拔出内管时，应固定好外管，以防一并拔出。并鼓励患者咳嗽。应注意无菌操作，防止感染。外管要在手术1周后方可更换。伤口纱布根据污染情况，每日最少更换1次。如患者呼吸困难，应检查内管是否堵塞。用氧时不可将橡皮管直接插入套管内，可用漏斗或面罩。

5. 注意观察有无创口出血、皮下气肿及感染情况。皮下气肿伴有呼吸困难者，应想到并发气胸、纵隔障气肿的可能。如发生异常情况，应及时报告医师，予以处理。

6. 气管切开术后，应禁用吗啡、可待因、阿托品等镇咳剂及麻醉剂，防止抑制咳嗽，使气管内分泌物不易咳出。如果咳嗽剧烈影响休息或促使皮下气肿扩展以及加重伤口出血时，可考虑给以少量祛痰药或缓和性镇咳药。

7. 拔管前，先试行堵管24～48小时，若发生呼吸困难、烦躁不安、面色发绀，应立即拔除堵塞物，并通知医师。无呼吸困难者可拔管。拔管后仍应注意患者的呼吸，继续观察1～2天。伤口处以蝶形胶布拉紧皮肤，盖以无菌敷料，一般不需缝合。

8. 气管切开手术后或插管患者，口腔正常的咀嚼减少或停止，很容易导致口腔黏膜或牙龈感染、溃疡。正确的口腔清洁冲洗每日不少于2次，用过氧化氢液+生理盐水，1：5000呋喃西林，4%碳酸氢钠漱口液等，用纱球清洗后再用注射器冲洗口腔，导管给予吸引。昏迷患者禁忌漱口。每日清晨口腔护理前采集分泌物标本，进行涂片和细菌培养检查，指导临床护理及用药。

第三节　口腔颌面部软组织损伤急救与护理

口腔颌面部血运丰富，具有伤口愈合快的有利条件，因此对有可能存活的软硬组织，早期缝合的适应证更广，甚至包括已游离的组织应予以保存和复位缝合。此外，颌面部损伤后初期处理的时间没有明确规定，主要根据处理前伤口的状态决定，如果伤口没有严重感染，伤后3天都可以进行清创缝合，这与其他部位伤的处理有明显不同。

一、闭合性损伤

软组织闭合性损伤指体表软组织浅层及其他无伤口的软组织损伤。常见的有擦伤和挫伤。

（一）擦伤

面部擦伤多发生于较为突出的部位，如颏、额、颧、鼻唇等。临床表现主要是表皮破损，并有少量渗血和疼痛，创面上常附有砂粒或其他异物。

治疗：主要是清洗创面和预防感染。多数情况下可任创面暴露而无须包扎，待其干燥结痂，自行愈合。如发生感染，应行湿敷，一般1周左右即能愈合。

（二）挫伤

挫伤是皮下组织遭受损伤而无开放性创口。多由钝性物体撞击或跌、打伤所致。伤处的小血管和淋巴管破裂，常有组织内溢血，形成瘀斑，甚至发生血肿。主要特点是局部皮肤变色、软组织肿胀和疼痛。挫伤的治疗主要是止血、镇痛、预防感染、促进血肿吸收和恢复功能。小面积的血肿早期可用冷敷和加压包扎止血。如血肿较大，可在无菌条件下，用粗针头将血液抽出，然后加压包扎。已形成血肿者，1~2天后可用热敷、理疗或以中药外敷，促进血肿吸收及消散。血肿如有感染，应予切开，清除脓液及腐败血凝块，建立引流，并应用抗生素控制感染。

二、开放性损伤

开放性损伤指皮肤或口腔黏膜的完整性受到破坏而有伤口的损伤。常见的有割伤、刺伤、撕裂伤、挫裂伤、咬伤、烧伤、火器伤及混合性损伤等。

（一）刺、割伤

刺伤是因尖锐的刀、锥、钉、笔尖、树枝等物的刺入而发生。创口小而伤道深，多为非贯通伤。刺入物可将砂土和细菌带至创口深处。切割伤的组织边缘整齐，深浅不一，伤及大血管时可大量出血。如切断面神经，则发生面瘫。刺、割伤的治疗应行早期外科处理，即清创术。

1. 清创　先清洗局部皮肤，剪短伤口周围毛发，伤口用无菌纱布保护，然后用肥皂水、生理盐水或新苯扎氯铵溶液将周围皮肤洗净。需要时，用酒精或乙醚擦洗皮肤上油垢。然后，在麻醉下用1.5%～3.0%的大量过氧化氢溶液和生理盐水冲洗伤口，并用纱布拭平。

2. 缝合　首先要彻底止血，缝合前检查有无贯通道口，防止感染扩散。暴露的骨面应用细针、细线或无损伤尼龙线缝合，以减少瘢痕形成。

（二）撕裂或撕脱伤

撕裂或撕脱伤为较大的机械力量将组织撕裂或撕脱，如长发辫被卷入机器中，可将大块头皮撕脱，严重者甚至可将整个头皮连同耳郭、眉毛及上眼睑同时撕脱。撕脱伤伤情重，出血多，疼痛剧烈，易发生休克。其创缘多不整齐，皮下及肌组织均有挫伤，常有骨面裸露。撕裂伤的处理应及时清创，复位缝合。如撕脱伤有血管可行吻合者，应即行血管吻合组织再植术；如无血管可供吻合，在伤后6小时内，将撕脱的皮肤在清创后，切削成全厚或中厚层皮片做再植术。如撕脱的组织瓣损伤过重，伤后已超过6小时，组织已不能利用时，则在清创后，切取皮片游离移植，消灭创面。

（三）咬伤

常被犬、鼠、猪等动物咬伤。被人咬伤的也有发生。大动物咬伤可造成面颊或唇部组织撕裂、撕脱或缺损，甚至骨面裸露。处理咬伤时，应根据伤情，清创后将卷缩、移位的组织复位、缝合；如有组织缺损则用邻近皮瓣及时修复；缺损范围较大者，先做游离植皮，修复创面，待后期再行整复。如有骨面裸露，无软组织可供覆盖者，可行局部湿敷，控制感染，等到肉芽组织覆盖创面后，再做游离植皮。对狗咬伤的病例，应预防狂犬病。

（四）颌面部特殊部位损伤的治疗与监护

1. 颊部贯通伤。颊部贯通伤的治疗原则是尽量关闭创口和消灭创面。

（1）无组织缺损或缺损较少者，可将口腔黏膜、肌和皮肤分层缝合。

（2）口腔黏膜无缺损或缺损较少而皮肤缺损较大者，应严密缝合口腔创口，隔绝与口腔相通。颊部皮肤缺损应立即行皮瓣转移或游离皮瓣修复，或做定向拉拢缝合，遗留的缺损待后期修复。

（3）较大的面颊部全层洞穿型缺损，可直接将创缘的口腔黏膜与皮肤相对缝合，消灭创面。遗留的洞穿缺损待后期进行修复。但伤情条件允许时，也可在清创后用带蒂皮瓣、吻合血管的游离皮瓣及植皮术早期修复洞穿缺损。

2. 舌外伤。舌为肌性器官，血运丰富，活动度大，黏膜较脆易撕，缝合时应采用粗针粗线深缝合，针孔距创缘约5mm以上，以防创口裂开或缝线松脱，大的损伤最好用褥式加间断缝合法，有利于消除无效腔和防止创口裂开。

3. 腭部损伤。多见于儿童，也可见于成年人，常因玩耍时用竹筷或玩具刺伤腭部。局部如无组织缺损，清创后应进行严密缝合，较小的损伤不缝合也可自愈；如有组织缺损而致口腔鼻腔穿通，不能直接缝合时，应转移邻近黏骨膜瓣以关闭通道；缺损不多者，可在腭部两侧做松弛切口，拉拢缝合；缺损较多者，应做黏骨膜瓣转移修补。

4. 腮腺与导管损伤。清创缝合时应严密分层缝合腺体包膜、皮下组织及皮肤，局部加压包扎。术后肌内注射阿托品以减少唾液的分泌。当导管损伤后，应及时找出断端，自涎腺导管开口穿入塑料管，然后将断端对位缝合，1周后取出塑料管；对于严重损伤无法保留腮腺功能者，可将导管结扎，腮腺区加压包扎，使用药物抑制腺体分泌，使腮腺萎缩而达到治疗目的。

5. 鼻部损伤。如无组织缺损，应按正常解剖位置做对位缝合；组织缺损不大者，可做转移瓣或游离植皮关闭创面；如缺损较大或伴有软骨断裂，在清创缝合时，应将软骨置于骨膜中，然后关闭创面，术后患侧鼻孔可放置橡皮管，这样既可起到鼻成形的作用，又可促进伤口的愈合。

6. 眉睑部损伤。眉部损伤后及时做准确的对位缝合，避免出现眉毛断裂，错位畸形。睑部损伤缝合时应保持眉毛下缘到上睑缘的垂直长度，如有组织缺损应做全厚皮片移植术。以防睑外翻畸形。术后涂抗生素药膏于结膜囊内以减少摩擦和预防感染。

（五）颜面部烧伤

面部烧伤在战时与和平时期均常见。颜面部烧伤除具有一般烧伤的共性外，其特殊性如下：①头面部皮下组织疏松，血管、神经及淋巴管丰富，烧伤后组织反应大而快，水肿严重，渗出多。在伤后24小时内水肿逐渐加重，48小时后最明显。②颜面凹凸不平，烧伤深度常不一致，加上颜面为人体仪表至关重要的部位，鼻、唇、眼睑、耳、面等处烧伤后，组织缺损或瘢痕挛缩畸形造成容貌的毁损，如睑外翻、唇外翻、鼻孔缩窄、小口畸形等，伤员的精神创伤较其他部位的烧伤更为严重。③颜面烧伤的同时，常可因热空气或烟雾吸入而发生呼吸道灼伤，伤后由于黏膜水肿，可出现呼吸困难，甚至窒息的危险。必要时需立即进行气管造口术。④颜面烧伤创面易受到口鼻腔分泌物或进食时的污染而感染，不易护理。⑤颜面部与颈部相连，该部位烧伤常伴有颈部烧伤，可引起颏、颈粘连以及颈部活动受限。

治疗：颜面部烧伤的治疗应遵循全身与局部相结合的原则，并注意颜面部烧伤的特点。全身治疗与一般外科相同。Ⅰ度烧伤局部创面无须特殊处理，主要是防止创面的再度损伤。Ⅱ度烧伤主要是防治感染。清创前，应剃净创面周围的毛发，然后用灭菌生理盐水或消毒液冲洗创面，并清除污物。水疱完整的可以保留，较大的水疱可抽出其内的液体。颜面部的烧伤创面一般都采用暴露疗法，创面上可喷涂虎杖、桉叶浓煎剂。促使创面迅速干燥，争取早期愈合。如痂下积液、积脓，应及时用抗生素液湿敷，脱痂引流，以免创面加深。对Ⅲ度烧伤患者，清创后应待创面生长肉芽组织，尽早进行刃厚皮片移植以消灭创面。应注意固定头颈部成仰伸位，以防止瘢痕粘连可能造成的颏颈挛缩。

（六）口腔颌面部火器伤

口腔颌面部火器伤是指由于枪弹伤及爆破伤引起的口腔颌面部多器官损伤。

诊断：

1. 损伤类型有非贯通伤、贯通伤、切线伤及不规则软、硬组织撕裂缺损等，常引起功能障碍。

2. 创面多不规则，创口内存在骨碎片、牙碎片、弹片或其他各种异物，它们常被挤压至周围组织内。

3. 由于组织损伤、移位、水肿及异物与分泌物的存在，可发生呼吸道梗阻，甚至窒息。伤口大量出血及疼痛可导致休克。

4. 注意生命体征变化，同时确定有无颌面部以外的其他部位损伤。

5. X线摄片可了解组织损伤情况，如异物深部定位。

治疗：口腔颌面部火器伤由于致伤因素复杂，伤道周围又分为坏死区、挫伤区和震荡区，坏死区和挫伤区不易区分，因此处理比较特殊。清创时切除坏死组织一般不超过5毫米，这与普通创伤和其他部位伤的处理是不同的，清创时要敞开创面，清除异物，彻底止血，充分引流，尽早使用抗生素控制感染。伤后2～3天如无感染征象，进一步清创后可做初期缝合。对于严重肿胀或因大量组织缺损而难以做到初期缝合的伤口，可用定向减张缝合以缩小创面。对于有骨膜相连的骨折片，应尽量保留，在延期缝合时做妥善固定。对深部非贯通伤，缝合后必须做引流。如有创面裸露，则用抗生素溶液湿敷，待新鲜肉芽组织形成后尽早用皮瓣技术修复。

第四节　牙和牙槽骨损伤急救与护理

牙和牙槽骨损伤，在颌面部损伤中较为常见，尤其是上下颌前牙位于牙弓前缘突出部分，损伤机会更多。

一、牙挫伤

牙挫伤是由于直接或间接外力撞击所致。其主要特点是牙周膜和牙髓受损而产生充血、水肿。临床表现为受伤牙松动、疼痛、伸长，有牙周膜炎甚至牙髓炎的表现。若牙龈同时受伤，则可伴发出血，局部肿胀。治疗时，对牙周膜损伤的牙，应做简单结扎固定。如牙髓受损，应做牙髓或根管治疗。

二、牙折断

按解剖位置可分为冠折、根折和冠根联合性折断。冠折最为常见，如冠部有轻微的折断，无明显刺激症状或感觉异常，又不影响功能和美观，可不做特殊处理。如部分冠，有刺激症状又影响功能，可先行脱敏治疗，观察确无症状后，可用釉质黏合剂及同类材料修补缺损部位，如冠折露髓者，先行牙髓治疗，再做套冠、桩冠等专科治疗处理，如冠根、根联合折断者，将患牙拔除。

三、牙脱位

较大的外力撞击，可能使牙脱位。根据损伤程度又可分为部分脱位和完全脱位两类。部分脱位又有牙的移位、半脱位及嵌入深部等。半脱位或嵌入深部者复位后用金属丝做牙间固定2周～3周，完全脱位者可按牙再植术处理。

四、牙槽突骨折

检查时摇动一牙，相邻数牙向同一方向移动，则证实该部位牙槽突骨折。治疗时，先将牙槽骨复位，一般用弓杆单颌固定3周～4周。

第五节　颌骨骨折急救与护理

颌骨骨折有一般骨折的共性，但由于颌骨解剖生理上的特点，使颌骨骨折的临床表现及处理原则具有特殊性。

一、上颌骨骨折

上颌骨是面中部最大的骨骼，主要占据面中1／3，左右各一，在中线相连，参与构成鼻腔外侧壁。上颌骨上方与颅骨中的额骨、颞骨、筛骨及蝶骨相连；上颌骨两侧与颧骨、鼻骨和泪骨相连，参与构成部分眼眶；上颌骨的后面与腭骨相连参与构成口腔的顶部。由于上颌骨主要维持面中部的外形并邻近颅脑。因此，骨折时常常影响眼、鼻、咬合与容貌，严重时可并发颅脑损伤与颅底骨折。

上颌骨及其周围骨骼通过骨缝构成垂直的支柱结构。如颧上颌支柱、鼻上颌支柱、翼上颌支柱等，而牙弓、眶下缘及颧骨颧弓、眶上缘则构成水平支柱，在解剖上它们维持面部的外形，如高度、弧度和突度，在生物力学上它们起着分散殆力，抵抗外力的作用。当上颌骨受到轻度外力时，外力常被这些支柱结构消散而不引起骨折；但当遭受较大外力打击时，上颌骨与其他骨骼的连接遭到破坏，可形成多个骨骼和多个结构的损伤。根据打击的力量和方向，常形成高、中、低位骨折。

（一）临床表现

1. 上颌骨骨折局部表现肿痛、淤血、张闭口运动异常或受限等与下颌骨骨折相似。

2. 若并发颅脑创伤，可有昏迷、喷射性呕吐及头痛史，并可有脑脊液鼻漏。

3. 眶内眶周组织内出血者则有"眼镜症状"，结膜下出血，眼球移位则有复视。

（二）诊断

1. 上颌骨骨折分为三型

（1）Le fort Ⅰ型：骨折线自梨状孔底部，牙槽突及上颌结节上方向两侧水平延伸至翼突。

（2）Le fort Ⅱ型：骨折线横过鼻骨，沿眶内侧壁斜向外下到眶底，再经上颌缝到翼突，还波及筛窦、额窦及颅前窝，并可出现脑脊液鼻漏。

（3）Le fort Ⅲ型：骨折线横过鼻骨，经眶尖、颧额缝向后达翼突根部，形成颅面分离，常同时有颅脑伤，出现颅底骨折或眼球创伤等。

临床上骨折可不典型，三型表现可互有交叉，也可同时伴有鼻骨、颧骨等骨折。

2. 可有骨块移位及咬合错乱，摇动上前牙上颌骨可随之活动。上颌骨常向后下移位，出现后牙早接触，前牙开𬌗，面中1／3变长。

3. 颅脑伤或眼球创伤均可出现瞳孔散大或失明，应加以鉴别。

4. X线可明确诊断，一般可采取华特位、头颅后前位或CT片等。

二、下颌骨骨折

下颌骨有较强大的升颌肌群和降颌肌群附着，骨折时，常常受附着在骨块上的肌肉牵引力方向和打击力的方向的综合影响，使骨折块发生移位，导致各种形式的咬合错乱。

（一）解剖特点

下颌骨有四处相对的薄弱区，也是骨折的好发部位。

下颌颏部正中联合区：位于两侧下颌突连接处。

颏孔区：位于下颌骨牙弓弯曲的部位。

下颌角区：位于下颌体与下颌升支交界处。

髁状突颈部：此处骨面薄而细小，无论直接或间接暴力均容易发生骨折。

（二）临床表现

1. 骨折移位　下颌骨骨折后，造成骨折片移位的因素很多，如骨折的部位、外力的大小和方向、骨折线的方向和倾斜度以及肌肉牵引的方向等，其中咀嚼肌的牵拉作用起主要作用。

颏部并发骨折无明显错位，如为双侧骨折由于附着肌的牵引，骨折片可向下后移位；如为粉碎性骨折或有骨缺损，骨折片由于下颌舌骨肌及开颌肌群的牵引，可造成舌后坠而引起呼吸困难，甚至窒息的危险。

颏孔区骨折，由于开颌肌群和降颌肌群的作用使前牙开𬌗。

髁状区突骨折后，如双侧骨折线均在翼外肌附着下方，双侧下颌升支被拉向上方，可出现后牙早接触，前牙呈开𬌗状；如髁状突高位骨折，骨折片移位不明显，咬合关系多无异常。

2. 𬌗关系错乱　这是颌骨骨折最常见的体征。当下颌骨骨折后，由于骨折片的移位而导致咬合关系的紊乱，根据骨折不同的部位，可有不同程度的牙齿早接触、反𬌗或开𬌗等，影响咀嚼功能。

3. 功能障碍　张口受限、局部出血、血肿、水肿、疼痛等，致使咀嚼、呼吸、吞咽、语言等功能障碍。严重的颏部粉碎性骨折，可发生呼吸窘迫和呼吸道梗阻，必须引起足够的重视。

（三）X线检查

常拍摄下颌骨骨侧位片、后前位片和全景片，髁突骨折的伤员应加拍颞下颌关节片，必要时拍摄颞下颌关节断层片，从而明确骨折类型、范围、性质，以及有无邻近骨骼的损伤。

下颌骨骨折，诊断并不困难，但应注意骨折后的一些并发症，如髁突区受到严重创伤，可同时伴有颞骨骨板的损伤，致使此区肿胀明显，外耳道流血；如并发颅中凹骨折时，可出现脑脊液耳漏，应注意鉴别。

（四）诊断

1. 有张口受限、张闭口运动异常、疼痛及下唇麻木等。

2. 骨折各段移位的状况，并导致咬合错乱程度和状况。

3. 骨折处牙龈撕裂及出血。

4. 骨折部位触诊可有台阶状、骨擦音及假关节活动。

5. 髁突骨折可见后牙早接触、前牙开𬌗、耳前肿胀压痛及张口受限；外耳道及颅中窝骨折时，可发生耳道出血或脑脊液瘘。

6. 摄X线片或CT片，明确骨折部位。

三、颌骨骨折的治疗与护理

颌骨骨折治疗原则是尽早进行复位和固定，恢复正常咬合关系，同时注意整体与局部的关系，发现有生命体征时，要以抢救生命为主，待全身情况稳定后，再进行清创复位固定，及时给予抗感染、镇痛等药物。必要时使用营养疗法增加其抵抗能力，为骨折的愈合创造良好的有利条件。

（一）并发软组织伤的处理

清创后先缝合口内创口。再行骨折固定，最后缝合外部创口。有裸露的创面应采用皮瓣或皮片覆盖修复。

（二）骨折线上牙的处理

在颌骨骨折治疗中常利用牙行骨折段的固定，应尽量保存，即使在骨折线上的牙也可考虑保留；但如骨折线上的牙已松动、折断、龋坏、牙根裸露过多或有炎症者，则应予拔除，以防骨创感染或并发颌骨骨髓炎。儿童期颌骨骨折后，如恒牙胚已暴露并有感染可能者，也应去除。

（三）骨折的复位与固定

骨折的复位与固定必须协调一致，有时复位后立即进行固定，有时先牵引复位后才能固定。一般情况下，上颌骨骨折以颅面骨为复位、固定的基础，称为颅颌牵引固定。下颌骨以上颌骨为复位、固定的基础，称为颌间牵引固定。

1. 复位方法　常见的复位方法有手法复位、牵引复位和切开复位，可根据不同骨折情况选用。

（1）手法复位：对单纯颌骨骨折的早期，骨折尚未发生纤维性愈合，骨折片活动，用手可将其恢复到正常位置。复位可在局麻下进行，时间越早效果越好，尽量争取1周内复位固定。

（2）牵引复位：用于手法复位不满意，骨折时间长或多发性骨折。牵引复位分为颌间牵引和口外牵引2种。颌间牵引是先在上下颌牙列上放置牙弓夹板，而后按骨折片需要复位的方向套橡皮圈作牵引，使其逐渐恢复到正常咬合位置；口外牵引法主要用于上颌骨骨折，当上颌骨骨折应用颌间牵引无效，又有其他骨面骨折，骨折片呈后退嵌入式时应用。

（3）切开复位：用于开放性骨折、不能用手法复位复杂性骨折或已发生错位愈合的骨折病例，可根据解剖位置切开软组织，显露出骨折断端，在骨折线两侧钻孔，用不锈钢丝或微型钢板固定，以便恢复正常殆关系，促进骨折准确愈合。

2. 固定方法。

（1）单颌固定：适应于无明显移位的单纯性颌骨骨折。方法是将牙弓夹板置于已骨折的颌骨上做牙间固定，此方法的优点是固定后患者仍可张口活动，能保持口腔清洁卫生，同时还可因功能性运动增加局部血运，有利骨折的愈合；缺点是固定力量较差。

（2）颌间固定：颌间固定是临床最常用的固定方法，优点是使骨折的颌骨能在正常咬合关系的位置上愈合。可用于治疗各个部位的颌骨骨折。颌间固定是利用上下颌牙齿做结扎或安置夹板，将上下颌固定在正常咬合关系的位置上。双侧上颌骨骨折时，也可用颌间固定来保持正常关系，但为了限制下颌骨运动，所以必须加颅颌固定。常用的结扎固定方法有以下几种：

1）简单颌间结扎法：是将上下颌相对的几组单个牙各自用不透钢丝结扎后，再用手法把骨折片恢复到正常位置，最后使各牙的结扎丝相对扭结在一起，必要时可进行交叉结扎固定。此法简便，但应注意选择好适应证。

2）孔环颌间结扎法：也称"8"字栓丝法，此法适用于骨折片无明显移位的单纯性下颌骨骨折的早期，经手法复位良好，而且骨折线两侧上下颌都有2个以上稳固的牙齿，否则不宜采用。操作方法是采用直径为0.2~0.5mm的不锈钢丝，以每2个相邻的牙作为一个结扎单位，左右上下颌各1~2组，在两牙之间的唇颊侧形成一个眼孔状小环，先将其扭结固定，在上下颌需要的相对部位都结扎成小环，再用一不锈钢丝穿过上下颌的小环，交叉相互扭紧，即可将上下颌固定在一起。

3）带钩牙弓夹板固定法：用有一定强度和弯曲度的带钩金属成品夹板（也可用铝丝临时制作），分别用不锈钢丝拴结在上下颌牙齿上，再利用橡皮圈套在上下颌夹板的挂钩上，做弹性牵引复位和固定。此法简便易行，对恢复咬合关系最为准确和稳固。

（3）颅颌固定：主要用于双侧上颌骨横断骨折或颅颌分离的骨折，是利用头颅部固定骨折的上颌骨。有外固定法和内固定法2种。

1）外固定法：有以下几种方法：

口内牙弓夹板石膏帽固定法：先在上、下颌牙列上安置牙弓夹板。再在头部打石膏帽，在其两侧埋置向外伸出的金属支架，备作牵引固定用。然后两侧各用一根直径为0.5mm的不锈钢丝，一端结扎在第一磨牙处的牙弓夹板上，另一端自前庭沟顶部穿出颧面部皮肤，固定于两侧石帽伸出的支架上。

口外须牙弓夹板或金属托盘固定法：用特制的焊有口外须的牙弓夹板固定在上颌牙列上或将金属托盘（加印模膏或碘仿纱布）戴入上颌，用乳胶管和或其他弹性材料将伸出口外的口外须悬吊在石膏帽上，行弹性牵引固定。

头颏石膏绷带固定法：先做颌间固定，恢复正常咬合关系后，将下颌往上提，用石膏绷带按交叉十字绷带法缠绕，从而将颅骨与上、下颌骨整体固定在一起。此法简便，但应注意在枕突、额突及下颌颏部等骨性突起处，要衬以棉垫，以防发生压伤。缺点是石膏较重，目前应用已不多。

2）内固定法：又分以下几种方法：

金属丝颅骨悬吊法：在上颌牙弓上安置牙弓夹板，然后用不锈钢丝将牙弓夹板悬吊固定在颅骨上。根据上颌骨高、中、低位骨折的不同部位，可以固定在额骨颧突、颧骨或眶下缘等部位。在确定固定部位后，做小切口，显露骨缘，钻一小孔，穿过不锈钢丝，将其两端穿入腰椎穿刺针头，将针头由切口内刺入，通过软组织至口腔前庭，使钢丝带入口内；也可用有孔探针将钢丝引入口内。然后在复位的情况下，将钢丝结扎固定在两侧牙弓夹板上。待骨折愈合后，可从口内抽去结扎丝。

骨间结扎固定法：根据X线摄片所显示的骨折部位，分别做小切口，分离至骨折处，撬动复位，或切断、凿断错位愈合处的纤维组织或骨组织，使之重新复位。然后在骨折线两侧的骨断端旁钻孔，穿过不锈钢丝做结扎固定。常做骨间结扎固定的部位有眶下缘、颧额缝及颧上颌缝等处。

近年国内外已较多采用小型钢板和螺钉，对骨折固定更加牢固可靠，称为坚强内固定。

（四）髁突骨折的治疗原则

1. 闭合性高位髁状突骨折以保守治疗为主。单侧或双侧后牙垫以橡皮垫，加用吊颌帽或殆间牵引，使下颌骨升支下降，恢复殆关系。

2. 开放性骨折或低位斜行骨折，如错殆明显应考虑骨间结扎。

3. 固定一般2～3周，早期练习张闭口运动，防止继发关节强直。

（五）儿童颌骨骨折的治疗原则

儿童颌骨骨折较少见，即使骨折，移位一般也不很大。由于儿童期正值恒乳牙交替，在恒牙萌出后，其咬合关系还要自动进行调整，因此对复位，特别是对咬合关系恢复的要求不如成年人高。在乳牙列的儿童，由于牙冠较短，牙根吸收，不甚牢固，很难做牙间或颌间结扎固定。鉴于上述种种原因，儿童期的颌骨骨折多用保守治疗，特别是多采用颅颌绷带及自凝塑胶夹板固定。对严重开放性创伤，或骨折片移位大者也可采用手术复位，但应尽量避免损伤恒牙胚。

第六节　颧骨及颧弓骨折急救与护理

颧骨是上颌骨和颅骨之间的主要连接支架，构成面中部的外侧面，在面部的外形中起着重要的作用。

颧骨颧弓骨折的分类方法很多，简单的可分为颧骨骨折、颧弓骨折、颧骨颧弓联合骨折和复杂骨折。颧弓骨折分为双线型和三线型。

一、临床表现

1. 骨折移位　颧弓骨折段由于打击力量的方向而向内移位，尚可因咬肌的牵拉而向下移位，局部呈现塌陷畸形。但在受伤数小时后，由于局部反应性肿胀，塌陷畸形变得不明显，此时容易造成漏诊。

2. 张口受限　因内陷的骨折段压迫颞肌并阻碍喙突运动而出现张口受限。内陷不明显的伤员，则可不出现张口受限或轻微受限。

3. 复视　颧骨构成眶外侧壁和眶下缘的大部分，颧骨骨折移位后，眼球可因失去支持，眼肌撕裂及外侧韧带随着下移，而发生移位性复视。移位2mm以内者可自行调整恢复，重者可发生持久性复视。

4. 出血和淤血　如骨折拌有上颌窦黏膜破裂出血，血液可由患侧鼻腔流出。颧骨眶壁损伤后局部出血，可浸入眶周皮下、眼睑和结膜下。眶周皮下组织疏松，在眶周可形成明显瘀斑。

5. 神经症状　如伤及眶下神经，可出现眶下区皮肤麻木感。如面神经颧支受损，可出现患侧眼睑闭合不全。

二、诊断

颧骨、颧弓骨折的诊断，主要依据损伤病史，临床表现以及X线摄片检查明确诊断，除视诊外，还应该进行触诊检查，了解骨折局部有无明显的移位和骨擦音。做X线检查时，常取鼻颏位和颧弓位，读片时应作两侧对比研究，一般颧骨或颧弓骨折均可做出明确的诊断。

三、治疗与护理

颧骨、颧弓骨折的治疗，主要是正确的复位。凡有张口受限的患者，都应进行复位，对畸形严重者，虽无功能障碍，根据情况，也应考虑进行复位。如移位不大，畸形不明显，又无功能障碍者，也可不予特殊治疗。颧骨、颧弓骨折的复位主要靠手术复位，视伤情，可选择以下几种常用的手术复位方法：

（一）巾钳牵拉复位法

用于单纯颧弓骨折。不用做皮肤切口。在局部消毒及麻醉后，利用巾钳的锐利钳尖刺入皮肤，深入到塌陷的骨折片深面或钳住移位的骨折片，紧握钳柄向外提拉、牵引复位。颧弓骨折复位的标准是伤员不再有张口受限。如用此法达不到目的，可改用其他方法。

（二）颧弓部单齿钩切开复位法

在颧弓骨折处表面皮肤做一小横切口，切开皮肤、皮下组织，直达颧弓表面，探明骨折片移位情况，用单齿钩插入骨折片深部，将移位的骨折片拉回原位。

（三）口内切开复位法

1. 前庭沟切口法　自上颌第一磨牙远中沿前庭沟向后做lcm长切口，切开黏膜及黏膜上组织，然后用长而扁平的骨膜分离器从切口伸向颧骨和颧弓的深面，向外、向前和向上撬动，另一手放在颧面部，用手指感觉复位的情况。复位后缝合口内创口。

2. 下颌支前缘切口法　在口内下颌支前缘部做约1cm长纵切口，将扁平骨膜分离器插入切口，在喙突外侧经喙突颞肌腱和颞肌浅面达骨折的颧弓下方，向外侧殆起骨折片，然后将钝器前后移动，以恢复颧弓完整的外形。

（四）颞部切开复位法

在伤侧颞部常规消毒铺无菌巾，局麻下平行发际缘做2～3cm长的切口，切开皮肤、皮下组织、颞筋膜，在筋膜与颞肌之间，伸入细长的骨膜分离器，直达颧骨或颧弓下方。骨膜分离器下方垫一纱布卷作为支点，用力将骨片向外撬动复位。复位时另一手放在颧骨、颧弓颊侧皮肤上，即可感觉到凹陷的骨面抬起，同时可听到骨折断端相接触的响声，张口范围增大，证明复位成功，最后逐层缝合切口。此法简单易行，可达到良好的效果。

对于多发性骨折或游离的骨折片，用上述复位方法不能复位者，可采用局部切口，直接暴露骨折面进行复位。必要时，可在骨折断端上钻孔用不锈钢丝拴结固定，复位时要注意外形的恢复及检查张口度。

参考文献

1. 尤黎明，吴瑛. 内科护理学［M］. 北京：人民卫生出版社，2006.

2. 王桂兰，刘义兰，赵光红. 专科疾病护理常规及操作规程［M］. 武汉：湖北科学技术出版社，2006.

3. 李小寒，尚少梅. 基础护理学［M］. 北京：人民卫生出版社，2008.

4. 卢美秀. 现代护理务实全书［M］. 深圳：海天出版社，2010.

5. 尚少梅，鲁昌盛. 外科护理技术［M］. 北京：北京出版社，2011.

6. 刘玲，李晓玲. 临床护理指南丛书：泌尿外科护理手册［M］. 北京：科学出版社，2011.

7. 刘新民. 现代妇产科疾病诊断与治疗［M］. 北京：人民卫生出版社，2012.

8. 刘梅娟，王礼慧. 内科护理细节问答全书［M］. 北京：化学工业出版社，2013.

9. 周宏珍，石红梅. 神经内科护理细节问答全书［M］. 北京：化学工业出版社，2013.